生殖系统肿瘤

陈永胜　主编

中国纺织出版社有限公司

内 容 提 要

本书介绍了男性及女性泌尿生殖系统肿瘤的各种检查及诊疗技术，包括每项技术的操作方法、临床应用、适应证、禁忌证及诊断思维程序等，从病因、发病机制、病理临床表现、诊断、鉴别诊断、治疗及预后等方面对肿瘤进行了具体阐述，重点介绍了肿瘤的手术方法、适应证、禁忌证及注意事项等。全书内容实用、全面，有一定的创新性，适合于泌尿生殖科医生借鉴。

图书在版编目（CIP）数据

生殖系统肿瘤 / 陈永胜主编. -- 北京 ： 中国纺织出版社有限公司，2020.10（2025.1重印）
ISBN 978－7－5180－7995－7

Ⅰ. ①生… Ⅱ. ①陈… Ⅲ. ①泌尿生殖系统－肿瘤－诊疗 Ⅳ. ①R737

中国版本图书馆CIP数据核字(2020)第198387号

责任编辑：段子君　　责任校对：高　涵　　责任印制：储志伟

中国纺织出版社有限公司出版发行
地址：北京市朝阳区百子湾东里A407号楼　邮政编码：100124
销售电话：010—67004422　传真：010—87155801
http：//www. c-textilep. com
E-mail：faxing@c-textilep. com
中国纺织出版社天猫旗舰店
官方微博 http：//weibo.com / 2119887771
三河市悦鑫印务有限公司印刷　各地新华书店经销
2020 年10月第 1 版　2025 年1月第 2 次印刷
开本：710×1000　1/16　印张：16.5
字数：357千字　定价：98.00元

前　言

近年来，泌尿生殖系统肿瘤的发病率有明显上升的趋势，随着对肿瘤生物学行为、人体神经功能解剖及微创外科技术研究的深入，泌尿生殖系统肿瘤的外科治疗技术不断完善并发展。在注重控制肿瘤发展的前提下，治疗更重视保留器官功能、提高生存质量和减少手术创伤。传统经典术式被不断创新和改良，腹腔镜技术渗透到泌尿生殖系统肿瘤外科领域，一些术式已经成为治疗指南推荐的标准。从事泌尿生殖系统肿瘤外科工作的医师不仅要设法控制肿瘤发病率的上升趋势，还要在肿瘤的诊治方面下功夫，将恶性肿瘤对人类健康的危害降至最低，既要有娴熟的开放手术技能，又必须掌握代表未来发展方向的腹腔镜技术等微创手术技术。鉴于此，我们组织了长期从事临床一线工作的专家，结合当前泌尿外科学的最新研究成果和临床需要，编写了《生殖系统肿瘤》一书。本书收集了国内外在泌尿生殖系统肿瘤诊断与治疗方面的新进展、新技术、新方法和新的诊治观念，同时还详解了各类泌尿生殖系统肿瘤手术的整体设计、临床解剖要点、手术步骤和手术技巧、术中注意事项和术后处理等。

本书介绍了泌尿生殖系统肿瘤的各种检查及诊疗技术，包括每项技术的操作方法、临床应用、适应证、禁忌证及诊断思维程序等，从病因、发病机制、病理临床表现、诊断、鉴别诊断、治疗及预后等方面对肿瘤等进行了具体阐述，重点介绍了肿瘤的手术方法、适应证、禁忌证及注意事项等。

本书可供临床医师、泌尿生殖系统肿瘤专业医师、外科医师、医学院校研究生阅读参考。

泌尿生殖系统肿瘤的诊疗进展日新月异，由于时间和经验的限制，本书尚有疏漏和不完善的地方，欢迎同道们给予批评指正。

编　者

2020 年 6 月

前言

编者

2020年5月

目　录

第一章　泌尿生殖系统肿瘤的实验室检查

第一节　尿液检查

泌尿系统的炎症、结石、肿瘤以及肾移植术后发生排斥反应时，各种病变产物会直接进入尿液内，引起尿液成分的变化。因此，尿液检查是泌尿系统疾病，包括泌尿系统肿瘤诊断和疗效观察的必要项目。

一、尿液标本的种类和收集

1. 尿液标本的种类

尿液标本种类的选择和收集取决于临床医师的送检目的、患者的状况和试验要求。临床常用尿液标本种类有以下几种。

（1）晨尿：清晨起床后，在未进餐和做其他运动之前排泄的尿液，称为首次晨尿。住院患者最适宜收集此类标本。若采集后2h内不能进行分析的，可采取防腐措施。晨尿常用于筛查、直立性蛋白尿检查和细胞学检查。

（2）随机尿：随时排泄，无须患者做任何准备的尿液，称为随机尿，适用于常规及急诊筛查，但是，如摄入大量液体或剧烈运动后将直接影响尿液成分，从而不能准确反映患者疾病状况。

（3）计时尿：收集一段时间内的尿液标本，如治疗后、进餐后、24h内全部尿液等。计时尿常用于定量测定和细胞学研究。

2. 收集尿液时的注意事项

（1）留尿前需清洗外阴及尿道口，包皮过长者应翻开包皮清洗，留中段尿送检。

（2）容器上应贴上标记，内容包括患者的姓名、可识别患者的标本特异性编码和标本采集时间。

（3）婴幼儿尿液标本的收集，可用黏附剂将收集袋贴附于婴幼儿的阴部皮肤。

（4）尿液标本应避免经血、白带、精液、粪便等污染。

（5）标本留取后，须2h内送检，以免细菌繁殖、细胞溶解等。

二、尿标本的保存与防腐

尿标本从排出到检验应在30min内完成。对于不能及时送检或需留大量标本时，必须防腐。常用的防腐方法有以下两种。

1. 冷藏

置4℃冰箱冷藏可防止一般细菌生长，能维持一个略酸性的pH条件，有利于有形成分的保存。如尿液pH为碱性，可加冰醋酸少许，使呈弱酸性后冷藏。但冷藏时间不得超过8h。因为有些标本冷藏时析出磷酸盐和尿酸盐结晶而沉淀，妨碍对有形成分的观察。

2. 加入化学防腐剂

大多数防腐剂的作用是抑制细菌生长和维持酸性pH。常用的防腐剂有甲苯、麝香草酚、甲醛、盐酸、碳酸钠等，各有其适应情况。与泌尿系统和生殖系统肿瘤检测关系比较密切的防腐剂有甲苯和盐酸等。

（1）甲苯：甲苯10mL加入尿液内，使其在尿液表面形成保护膜，防止细菌生长繁殖，适于24h尿液总氮、非蛋白氮、尿素氮、肌酐、肌酸、尿酸、氯化物、钾、钠等物质的测定。

（2）盐酸：化学纯盐酸10mL加入尿液内，使尿液保持酸性，抑制细菌生长，从而避免尿液变碱，分解腐败。适于17-羟皮质类固醇、17-酮皮质类固醇、儿茶酚胺和钙等物质的测定。

三、尿液一般性状检查

尿液的一般性状检查又称尿液的理学检查，其内容包括尿量、尿液外观（包括颜色及透明度，如血尿、血红蛋白尿、胆红素尿、乳糜尿、脓尿、盐类结晶尿等）、尿比重、渗透压、尿pH等。以下仅介绍与泌尿生殖系统肿瘤检查关系较密切的内容。

1. 尿量

正常成年人每昼夜尿量常为1000～2000mL（约每小时1mL/kg）。小儿每千克体重的排尿量为成年人的3～4倍，1～6岁为300～1000mL/24h；6～12岁为500～1500mL/24h，白天尿量与夜间尿量之比为（3～4）：1。通常每日4～6次，每日2次以下或10次以上者为病态，尿频是指尿量不增多而仅排尿次数增多。

（1）多尿：一昼夜尿量多于2500mL为多尿。多尿可由生理性及多种病理性疾病引起，如与泌尿系统肿瘤有关的原发性醛固酮增多症。

（2）少尿：24h尿量＜400mL或每小时＜17mL者称为少尿，24h尿量＜100mL者称为无尿或闭尿。少尿的病因很多，与泌尿系统肿瘤有关的是肿瘤压迫造成的肾缺血。肾盂或输尿管部位的结石和肿瘤所致的尿路梗阻可造成少尿。

2. 血尿

血尿是指尿中含有过多的红细胞、正常人尿镜检每高倍视野可见到 0 ~ 2 个红细胞，离心后每高倍视野红细胞如超过 2 个即为不正常。血尿程度取决于尿内出血量多少。出血多时，肉眼可见，称为肉眼血尿，其颜色呈浅粉红色至深褐色不等，甚至有血凝块。出血少时肉眼看不出血色，仅在显微镜检查时发现红细胞数超出正常数值，称为镜下血尿。

肉眼血尿往往是泌尿系统许多肿瘤的主要症状之一。肾癌往往骤然发生肉眼血尿，不伴疼痛，且多呈间歇性。膀胱癌主要症状为血尿，70% 呈肉眼血尿，多为全程血尿，亦可为起始血尿或终末血尿，血尿可伴较大的血块或腐烂组织。此外，前列腺癌及输尿管肿瘤，亦可发生血尿。当然，许多疾病都可发生血尿，如急慢性肾小球肾炎、肾结核、急慢性肾盂肾炎及其他泌尿系炎症或结石均可引起血尿，但在血尿时，应将泌尿系肿瘤考虑在内。

四、尿细胞学检查

尿细胞学检查是指在患者的尿液沉渣或膀胱冲洗液中通过显微镜观察恶性肿瘤细胞。这些肿瘤细胞有特殊的大核仁，内含不规则粗大染色质。正常情况下不能找到肿瘤细胞。

要求尿液新鲜，尿量不少于 50mL，最好留晨间首次尿的中、后段尿液。收集的尿液应及时离心，沉淀物涂片必须在尿液排出后 1 ~ 2h 完成。如不能及时涂片，可在尿液中加入 1/10 尿量的浓甲醛溶液或 95% 乙醇溶液固定。

细胞学检查适用于普查及初步诊断，但观察不到组织结构。如检查报告为“找到肿瘤细胞”，约 95% 为移行上皮细胞癌。尿细胞学检查在膀胱肿瘤诊断和随访中有重要作用。尿液或膀胱冲洗液尿细胞学检查发现恶性肿瘤细胞表明在患者泌尿系统有可能存在高级别尿路上皮肿瘤，从肾小球到尿道口的任何部位都有可能。

诊断恶性肿瘤最重要的依据是细胞核的变化，包括核大，核质比例增大，核大小不一，形态不一，数目不一，染色质增多、增粗，核仁增多、增大，核边增厚，出现裸核及病理性有丝分裂。但只有分化较好、较成熟的癌肿才能根据涂片进行分类。

第二节　肾上腺激素测定

一、肾上腺皮质激素测定

1. 皮质醇测定

（1）血浆皮质醇测定：皮质醇是肾上腺皮质分泌的主要激素之一。皮质醇在外周血中 90% 以上是结合型，其中 80% 和皮质类固醇结合球蛋白（CBG）结合。皮质醇的分泌有明显的昼夜节律变化。一般在上午 8 时左右分泌最多，以后逐渐下降，至午夜 24 时最少。

临床意义：皮质醇增高常见于皮质醇症、休克或严重创伤所致的应激反应等。其他如肥胖、肝硬化、妊娠等也可致血皮质醇水平升高。皮质醇减低常见于肾上腺皮质功能减退症、Graves 病、家族性皮质醇结合球蛋白缺陷症等。服用苯妥英钠、水杨酸钠以及严重的肝病、肾病和低蛋白血症也可引起血皮质醇水平降低。

（2）24h 尿游离皮质醇（UTF）测定：虽然尿中所含皮质醇量只占肾上腺皮质分泌总量的 1%，但因为它不受皮质类固醇结合球蛋白增加的影响，故可作为诊断肾上腺皮质功能亢进的指标。皮质醇能经肾小球过滤，只回收一小部分，所以血浆皮质醇增加时，尿中游离皮质醇含量明显增加。

2. 促肾上腺皮质激素（ACTH）测定

促肾上腺皮质激素为腺垂体分泌的一种激素，能刺激肾上腺皮质激素的分泌。此试验的目的在于观察肾上腺皮质对 ACTH 的反应，借以对肾上腺皮质功能及肾上腺皮质功能亢进症的病变性质做出估计。此试验方法有静脉滴注法和肌内注射 ACTH 凝胶。在注射时间上有 4h 与 8h 之不同，亦有连续注射 2 ~ 3d 及注射单剂者一般多采用静脉滴注 8h 法。

方法：①试验前一天上午 8 时排尿弃去，然后收集尿液至次日（即试验日）上午 8 时，送做 17- 羟皮质类固醇及 17- 酮类固醇测定。同时在试验日开始试验前做嗜酸性细胞计数（索恩试验）。②试验日患者禁食。将 25mg ACTH 溶解于 15% 葡萄糖溶液中，进行静脉滴注，于上午 8 时至下午 4 时 8h 内注射完毕。③试验完毕后做嗜酸性细胞计数。自试验日上午 8 时起，再收集尿液至次日上午 8 时，送做 17- 羟皮质类固醇及 17- 酮类固醇测定。

临床意义：ACTH 增高常见于库欣综合征。ACTH 减低常见于腺垂体功能低下和 Addison 病等。

3. 血醛固酮（ALD）测定

醛固酮是肾上腺皮质球状带合成和分泌的类固醇激素，是一个非常强的电解质排泄的调节因子，其作用是增加 Na^+ 和 Cl^- 的回收，排出 K^+ 和 H^+。由于它能影响电解质和水的排泄及血容量，所以对维持机体内环境的恒定起着重要作用。醛固酮含量可用放射免疫分析法测定。血浆醛固酮可受体位和饮食中钾、钠含量的影响，受血钾、血钠浓度的调节，其排泄受肝功能、肾功能影响。测定血浆醛固酮的患者应停服利尿药至少 3 周，停服抗高血压药物 1 周。测定尿醛固酮时，在试验前要给予高盐饮食，因为高血压患者多低盐饮食，会导致尿醛固酮增加而呈假阳性。

（1）血标本采集：①原位，血标本早晨起床前（6 ~ 8 时）采静脉肝素抗凝血。②立位，起床后 2h 采静脉肝素抗凝血。溶血可造成结果偏高。

（2）尿标本采集：收集 24h 尿，混匀取 0.5mL。

临床意义：血浆醛固酮增高见于原发性醛固酮增多症，肾性高血压、Banter 综合征和肾素瘤等引起的继发性醛固酮增多症。血浆醛固酮减低见于肾上腺皮质功能减退症或醛固酮合成酶缺陷症等。

4. 血浆肾素活性（PRA）测定

肾素由肾近球体分泌，分子量为 40 000。它作用于血管紧张素原产生血管紧张素Ⅰ。血管紧张素Ⅰ在转换酶的作用下形成血管紧张素Ⅱ。

肾素－血管紧张素－醛固酮系统在机体维持恒定的血压、水和电解质平衡的调节上起着重要作用。因此，"血浆肾素活性"（PRA）和 AD 浓度的测定已成为原发性高血压和继发性高血压的诊断及研究的重要指标。血浆肾素活性的测定是以血管紧张素Ⅰ（AⅠ）产生的速率来表示的；AⅡ是直接测定血浆中的含量。二者均采用加酶抑制药来阻断转换酶和血管紧张素酶的活性。以达准确测定 PRA 和 AD 的目的。

临床意义：血浆肾素活性增高提示肾性高血压。血浆肾素活性减低见于 17α－羟化酶缺乏、11β－羟化酶缺乏、Liddle 综合征、肾疾病等。

注意事项：① β 受体阻滞药、血管扩张药、利尿药及留体激素、甘草等影响体内肾素水平，一般要在停药后 2 周测定 PRA。利血平等代谢慢的药物应在停药后 3 周测定。不适于停药的患者应改服狐乙啶等影响 PRA 较小的降压药。②钠摄入量影响机体 PRA 水平，故测定 PRA 3d 前应适当减少食盐摄入量。患者应测定取血前 24h 尿钠含量，以供分析 PRA 结果时参考。③激发试验：患者清晨不起床或空腹平卧 2h，在 6 ～ 8 时抽取基础态血标本，然后肌内注射呋塞米 0.7mg/kg。总剂量＜ 50mg，保持立位 2h（可以走动），即坐位取激发态血标本。④注射呋塞米后 2h 内随尿排出的水及电解质量较多，如患者血钾过低，检查前应适当给予补充。试验过程中患者可能出现口渴、无力、出汗等，但一般不重。如过重，应酌情终止试验，让患者平卧，并给予糖盐茶水。

5. 尿 17- 羟皮质类固醇（17-OHCS）测定

肾上腺皮质激素在体内合成、分解、灭活的最终产物，包括皮质醇、皮质素及其代谢产物四氢皮质醇、四氢皮质素、六氢皮质醇、六氢皮质素等，而无性激素。尿中排出的则以四氢皮质醇及四氢皮质素为主。与尿 17 酮类固醇一样，17-OHCS 同属环戊烷多氢菲衍生物，在第 17 位及第 21 位碳原子上有一羟基，20 位碳原子上有一酮基。正常情况下每日尿中排出量相当于每日皮质醇分泌量的 25%～40%。其排出量反映肾上腺皮质功能。

临床意义：尿 17-OHCS 增高见于肾上腺皮质增生、肾上腺皮质肿瘤、库欣综合征等，尤以肾上腺皮质肿瘤时最为显著。尿 17-OHCS 减低见于肾上腺皮质功能不全，如 Addison 病。

6. 尿 17- 酮类固醇（17-KS）测定

尿中的此类化合物主要包括雄酮、异雄酮、脱氢异雄酮及原胆烷醇酮等，都是环戊烷多氢菲的衍生物，在第 17 碳原子上都有一个酮基。尿中 17- 酮类固醇是肾上腺皮质激素和雄性激素代谢的产物。所以，实际上这些类固醇的测定是评价肾上腺皮质与性腺功能的。男性尿中 17-KS 的 2/3 来自肾上腺糖皮质激素，1/3 则来自睾丸的雄性激素。而女性几乎全来自肾上腺皮质，故较男性更能反映肾上腺皮质功能。

尿中 17–KS 含量随年龄增加而逐渐升高，至青春期达成年人水平。老年人较中年人为低，青春期以前无性别差异。

临床意义：尿 17–KS 增高见于肾上腺皮质增生、肾上腺皮质癌、库欣综合征、睾丸间质细胞瘤等。尿 17–KS 减低见于男性原发性性腺功能减退（Klinefelter 综合征）、继发性性腺功能减退（垂体功能减退）以及某些慢性病如结核、肝病和糖尿病等。

二、肾上腺髓质激素测定

1. 血浆肾上腺素和去甲肾上腺素的测定

肾上腺素、去甲肾上腺素及多巴胺统称儿茶酚胺。基础状态下血浆肾上腺素主要来自肾上腺髓质，而去甲肾上腺素主要来自交感神经节后神经元轴突，来自肾上腺者不到 10%。尿儿茶酚胺可进行荧光性试验和定量试验，定性试验正常应为阴性。

临床意义：①增高：嗜铬细胞瘤、低血糖、进行性肌营养不良、重症肌无力和大面积烧伤患者、神经高度紧张、重大外伤、心肌梗死等及剧烈运动后，凡使下丘脑兴奋的因素都能增加儿茶酚胺的排出。儿茶酚胺升高，主要见于嗜铬细胞瘤患者，90% 的嗜铬细胞瘤发生于肾上腺髓质，发作期患者血、尿儿茶酚胺总量急剧升高，高于正常人 10 ~ 100 倍。尿 3- 甲基 -4 羟基苦杏仁酸（VMA）值亦升高，发作间期可正常，故应反复检查，以免漏诊。②降低：见于肾上腺全切除、神经节药物封闭；利血平、哌替啶等药物也能起抑制作用。③原发性高血压、肾性高血压、妊娠高血压等非嗜铬细胞瘤引起的高血压时，尿中儿茶酚胺及其代谢产物基本正常，可用以鉴别诊断。

2. 尿 3- 甲基 -4 羟基苦杏仁酸（VMA）的测定

VMA，即香草基扁桃酸的缩写，化学名为 3- 甲氧基 -4 羟基苦杏仁酸（MHMA）。它是肾上腺素和去甲肾上腺素的共同最终代谢产物。其测定方法为化学法，有斑点试验，为定性试验，正常人阴性；也有定量测定（对硝基苯胺显色法）。

临床意义：基本上与儿茶酚胺相同。主要对嗜铬细胞瘤进行诊断，阳性率为 70% 左右。阳性结果对诊断意义较大，但阴性不能排除本病，其原因为：①处于肿瘤不发作期。②尿中 VMA 正常而其前身儿茶酚胺升高。③有些患者尿中 VMA 基础值低，即使发生肿瘤仍不超过正常范围，在发作时留尿更有诊断意义。

有的病例尿中儿茶酚胺水平正常，但其 VMA 的水平升高。有的学者报道，VMA/ 儿茶酚胺比值降低，一般患者症状出现较早，肿瘤小，而比值升高则出现症状晚，肿瘤大。

第三节　性激素测定

一、睾酮测定

雄激素主要是睾酮（T）和双氢睾酮（DHT）。睾酮是一种C19类固醇激素，男性睾酮主要由睾丸间质细胞合成，少量来自肾上腺皮质。睾酮经代谢生成生物活性更强的双氢睾酮（DHT），也可被芳香化为雌二醇。睾酮的分泌受黄体生成素（LH）的调节，与下丘脑－垂体轴之间存在负反馈关系。睾酮分泌具有生理节律，通常清晨最高，中午时最低，正常男性睾丸每天分泌4～9mg睾酮。60%的睾酮与清蛋白结合，40%与β－球蛋白（TEBG）结合。这种球蛋白也可结合雌激素，故又称性激素结合球蛋白（SHBG），游离的睾酮只有2%，而在精液中33%的激素呈非特异结合，67%为游离状态，睾酮主要在肝中被灭活。睾酮主要与清蛋白和性腺结合球蛋白结合后在体内运输。其主要生理作用是刺激男性性征的出现，促进蛋白质的合成，伴有水钠潴留和钙磷沉积；此外，睾酮还与卵泡刺激素（FSH）协同维持生精作用。

（一）参考值

1. 3H标记放免法

成年人男性：血清（20±5.5）nmol/L。

成年人女性：（2.1±0.8）nmol/L。

2. ^{125}I标记放免法

成年人男性：（22.5±0.9）nmol/L。

成年人女性：（1.9±0.13）nmol/L。

3. 化学发光法

男性：（19.5±5）nmol/L。

女性：（1.2±0.48）nmol/L。

（二）临床意义

1. 血清睾酮增高

常见于睾丸间质细胞瘤、先天性肾上腺皮质增生及肾上腺肿瘤、部分多囊卵巢综合征、女性男性化、女性多毛症等患者。

2. 血清睾酮降低

见于先天性睾丸发育不全综合征、睾丸炎或X线照射后等，腺垂体功能减退、性腺功能减退、类睾综合征（Kallman综合征）、先天性嗅觉缺陷及睾丸不发育或睾丸消失综合征患者。

二、雄烯二酮测定

雄烯二酮的生物活性介于活性很强的雄性激素睾酮和雄性激素很弱的去氢表雄酮之间。它是肾上腺皮质所分泌的中间产物，也是睾酮和雌激素的前体。女性雄烯二酮的50%来自卵巢，50%来自肾上腺。女性日产率超过3000μg，男性则更高。成年男性雄烯二酮浓度略低于同龄女性，绝经妇女因肾上腺及卵巢的产生量均减少致血液循环中的浓度下降。

（一）参考值

成年人：（0.87 ± 0.07）ng/mL。

女性：妊娠中、晚期母体血中雄烯二酮上升2～3倍。

卵泡期：（1.68 ± 0.08）ng/mL。

排卵期：（1.93 ± 0.06）ng/mL。

绝经期：（0.83 ± 0.05）ng/mL。

（二）临床意义

1. 增高

常见于先天性肾上腺皮质增生、多毛症、男性化疾病的女性雄烯二酮上升；多囊卵巢疾病轻度升高。肾上腺或卵巢的男性化肿瘤患者雄烯二酮水平可波动于正常至明显升高的水平之间。

2. 降低

见于男性发育延迟、侏儒症。

三、去氢表雄酮硫酸酯测定

血清中去氢表雄酮（DHEA）大部分（约90%）以硫酸结合物（DHEA–S）的形式存在。血液循环中的DHEA–S来自肾上腺皮质网状带，血清中浓度多用于评价疑有肾上腺雄激素分泌过多的情况。血清DHEA–S与24h尿17–酮类固醇的排出量密切相关。

（一）参考值

青春期前：0.1～0.5μmol/L。

尿：5.36～10.7μmol/24h。

（二）临床意义

肾上腺肿瘤 DHEA–S 增高，多囊卵巢综合征 DHEA–S 轻度增高，迟发型 21– 羟化酶缺乏的肾上腺皮质增生时 DHEA–S 常正常。

建立参考值时应筛选正常人，以除外有隐匿的多囊卵巢疾病及高泌乳素血症患者；服用类固醇皮质激素、营养不良时 DHEA–S 下降。随妊娠月份的增加 DHEA–S 下降。

四、血浆双氢睾酮测定

双氢睾酮（DHT）属 19 碳类固醇雄性激素。血液循环中的 DHT 一部分来自睾丸间质细胞的合成分泌，一部分由睾酮代谢转换而来，在有的靶细胞内睾酮必须代谢至 DHT 后，再和相应的特异受体相结合发挥生理效应。

（一）参考值

男性：（1.5 ± 0.4）nmol/L（范围 1.03 ~ 2.75nmol/L）。

女性：（0.34 ± 0.09）nmol/L（范围 0.10 ~ 0.41nmol/L）。

儿童：0.21nmol/L 左右。

（二）临床意义

1. 增高

常见于男性睾丸间质细胞瘤、前列腺肥大、前列腺癌、多囊卵巢综合征、真性性早熟等。

2. 降低

常见于睾丸发育不良；男性少精、精子活动度减弱、输精管结扎术后。

五、血浆脱氢异雄酮测定

血浆脱氢异雄酮（DHA）系雄烯二酮及睾酮的前体，是肾上腺皮质分泌主要雄激素。卵巢与睾丸也有少量产生，可用放射免疫分析法测定。

（一）参考值

男性：（32.3 ± 12.1）nmol/L（范围 20.8 ~ 45nmol/L）。

女性：（21.4 ± 8.3）nmol/L（范围 13.8 ~ 31.2nmol/L）。

（二）临床意义

肾上腺皮质肿瘤患者能产生大量的 DHA，尤其是恶性肾上腺肿瘤。先天性肾上腺皮质增生症中少见的3β－羟基类固醇脱氢酶缺陷型患儿尿中DHA的排量也增多。

六、血浆雌酮测定

男性雌酮主要来自雄烯二酮，只有10%由睾丸直接分泌，该激素可用放射免疫分析法测定。

（一）参考值

男性：（206.7±70.4）pmol/L（范围110.7～387.4pmol/L）。

女性：卵泡期（265±67.8）pmol/L（范围166～387.4pmol/L）；排卵期（1480±418.8）pmol/L（范围1007.3～2490.7pmol/L）；黄体期（799.6±143.9）pmol/L（范围608.8～1040.5pmol/L）。

（二）临床意义

（1）肾上腺肿瘤或睾丸肿瘤，有时这类肿瘤的唯一表现是血浆雌酮等雌激素水平增高，故测定雌激素有助于临床早期诊断。

（2）卵巢颗粒细胞肿瘤时，雌酮和雌二醇（E_2）异常增高。

（3）雌酮降低见于垂体促性腺激素细胞功能低下、高催乳素症、神经厌食、Turner综合征等。

七、黄体生成素测定

黄体生成素（LH）由腺垂体分泌。

（一）参考值

正常成年男性：5～20U/L。

（二）临床意义

对于男性，能促使睾丸间质细胞增殖并合成雄激素，协同卵泡刺激素促进精子成熟。正常情况下，下丘脑－垂体－性腺系统通过促性腺激素释放激素（GnRH）刺激黄体生成素与卵泡刺激素脉冲式释放。

八、卵泡雌激素测定

卵泡刺激素（FSH）由腺垂体分泌，是刺激卵泡发育的重要激素。对于男性，FSH可刺激睾丸支持细胞发育，并促进产生性激素结合球蛋白（SHBG），使发育的生殖细胞获得稳定又高浓度的雄性激素，促进生殖细胞发育、分化为成熟精子。

（一）参考值

正常成年男性：5～20U/L。

（二）临床意义

FSH 一般与 LH 联合测定，是判断下丘脑－垂体－性腺系统功能的常规检查方法。

九、泌乳素

泌乳素（PRL）是由腺垂体分泌的一种蛋白质。对于男性，在睾丸存在的条件下，对男性前列腺及精囊的生长有促进作用，还可增强 LH 对 Leydig 细胞的作用，使睾酮合成增加。

（一）参考值

正常情况下，PRL 浓度＜ 400mU/L。

（二）临床意义

PRL 的测定对诊断垂体疾病如垂体瘤和泌乳综合征有特殊重要的价值，并对月经异常、男性性功能异常和不孕的诊断有重要意义。

第四节　肿瘤标志物检测

肿瘤标志物系指在血液或其他体液中能提示肿瘤存在的生化物质。它们在肿瘤诊断、疗效观察、提示肿瘤复发、预后评估等方面有较大价值。

一、酸性磷酸酶与前列腺酸性磷酸酶

酸性磷酸酶（ACP）存在于红细胞、肝、肾及骨骼等几乎所有体内细胞的溶酶体和前列腺中，但以前列腺内的活性最高。ACP 作为前列腺癌的肿瘤标志物已有很长的历史，尽管该酶的敏感性低，现已很少用来诊断前列腺癌，但它的临床价值仍然不亚于其他前列腺检查。成年男子血清中 1/3～1/2 的 ACP 来自前列腺，其余 ACP 及女子血清中的 ACP 可能来自血细胞及破骨细胞。ACP 有 20 多种不同的同工酶，其中前列腺酸性磷酸酶（PAP）在前列腺中的含量较其他细胞高出 100～1000 倍。PAP 降解精液内磷酸单酯，尤其是磷酸胆碱裂解的酶。PAP 由前列腺葡萄状上皮产生，有免疫特性，是前列腺的特征性酶。当前列腺细胞恶变时，便扩散进入细胞间隙，并出现在血液中。

（一）测定方法

1. 酶活性测定法

此法是利用一些底物在样品中的 PAP 作用下发生水解的原理，使用底物有多种，但灵敏度较低。

2. 酶免疫学测定法

较适用的是对流免疫电泳法和竞争性结合分析法。它们的特点是有较高的准确性，但灵敏度不高。

3. 放射免疫分析法

其灵敏度、特异性和准确性均优于上述两种方法。

（二）参考值

总 ACP（酶法）：0 ~ 6U/L。

总 ACP（α - 茶酚磷磷酸法）：2.4 ~ 5.0U/L。

PAP（α - 茶酚磷磷酸法）：0 ~ 1.2U/L。

PAP（放射免疫分析法）：

男性：（0.82 ± 0.62）g/L（范围 0 ~ 2.5 μg/L）；女性：（0.39 ± 0.44）g/L（范围 0 ~ 1.40 μg/L）（国内）。

男性：（0.39 ± 0.40）g/L（范围 0 ~ 2.26 μg/L）；女性：（1.94 ± 0.66）g/L（范围 0.3 ~ 3.6 μg/L）（国外）。

（三）临床意义

（1）前列腺癌特别是转移时，血清 ACP 可显著增高。轻度增高见于急性尿潴留、变形性骨炎、近期做过直肠检查者。

（2）PAP 是前列腺癌诊断、分期、疗效观察及预后的重要指标，尤其是前列腺癌伴骨转移时 PAP 水平升高显著（范围 1.78 ~ 474 μg/L）。

（3）前列腺癌手术动态监测：手术前高，手术切除后血清 PAP 下降或正常。

（4）前列腺增生与前列腺癌的鉴别诊断：前列腺增生血清 PAP 水平为（1.30 ± 0.84）g/L（范围 0 ~ 4.14 μg/L），但有 8% ~ 20% 的患者 PAP 增高，其水平与前列腺大小有关。其他恶性肿瘤 PAP 均在正常范围，曾有报道膀胱移行细胞癌可见 PAP 增高。

二、前列腺特异性抗原

前列腺特异性抗原（PSA）是一种与前列腺癌相关的抗原，主要由前列腺导管上皮细胞合成，分泌入精浆，微量进入血液循环。正常情况下 PSA 分泌进入精液，在精液中对精子囊胞的分裂和精液的液化发挥着其生理作用。在前列腺液中 PSA 水平约高于血清 PSA 水平的 100 万倍，前列腺导管上皮细胞层、基底细胞层和基底膜将 PSA 局限于前列腺管内。虽然绝大多数 PSA 位于前列腺管中，但有一小部分被吸收进入血液，在血液与抗胰酶（ACT）和巨球蛋白结合形成复合物（PSA–ACT）。但上述屏障受到损害时，PSA 进入组织间隙和淋巴管增多，导致血清 PSA 水平的升高。血清中 PSA 浓度的增加反映前列腺发生病理变化，包括前列腺良性增生和前列腺癌。PSA 被认为是特异性高、敏感性强的诊断前列腺癌不可缺少的首选肿瘤标志物。也是目前前列腺癌肿瘤标志物中最具应用价值的物质。PSA 不论作为免疫组化标记，还是作为病情监视、分期和诊断，以及早期诊断等都得到了广泛的应用。

（一）测定方法

前列腺特异性抗原测定方法有免疫放射法、酶联免疫吸附测定（ELISA）、放射免疫分析法、微板酶免疫法测量法。这些方法主要用于进行早期前列腺癌普查筛选以及后期的病情监测。由于 PSA 的半衰期为 2 ~ 3d［（3.15 ± 0.09）d］，虽然 PSA 的产生并无生理性节律变化，但在同一天的不同时间从同一患者中采集的标本的值可有 6% ~ 7% 的差异。活动时的值大于静坐时的值。住院 24h 内，数值最多可降低 50%（平均 18%）。不同的方法测得的值可有不同，可相差 1.4 ~ 1.8 倍。

（二）参考值

免疫放射法：0 ~ 4.0 μ g/L。

酶联免疫吸附测定法：0 ~ 4.0 μ g/L。

放射免疫分析法：0 ~ 0.25 μ g/L。

微板酶免疫法测量法：0 ~ 4.0 μ g/L。

（三）临床意义

1. 筛选和诊断前列腺癌

PSA 检测前列腺癌的阳性率高于 ACP，临床 A 期可达 55%，B 期达 75%，C 期可达 80% ~ 90%，D 期可达 90% 以上。但良性前列腺肥大也可高达 50% ~ 60%，因此在诊断时要充分考虑到这一点。PSA ＜ 4 μ g/L，提示癌症相对率较低，4 ~ 10 μ g/L 或以上，则癌症相对率较高。

2. 判断是否发生骨转移

血清 PSA 水平的检测是判断初治患者是否有骨转移的可靠指标。血清 PSA 水平＜ 10 μ g/L，并有骨扫描阳性的患者的概率约为 1.4%。

3. 进行疗效评估

在前列腺癌根治术后或放射治疗后，PSA是反映疾病变化和转归的第一指标。如果在根治术后患者的PSA降不到现有检测方法检测不出的水平，说明患者有活动前列腺癌病灶。如果手术后跟踪检测3～6个月，PSA＜0.2μg/L的患者，仅有11%复发，而PSA＞0.4μg/L者，则100%复发。PSA也是评价放射治疗（简称放疗）后前列腺癌细胞生物学行为的有用指标。在放疗以后，血清PSA水平呈现进行性下降，半衰期为1.4～2.6个月。在激素治疗过程中，PSA降到最低点，也是反映治疗显效的重要指标。一般来说，激素治疗后，PSA水平降至4.0μg/L以下，其缓解期比不能降至正常水平的患者显著延长。没有一个PSA降至正常的患者出现病情恶化的迹象。相反，PSA水平的升高则预示着病情的恶化。这些结果提示PSA的检测特别是动态监测是判断激素治疗是否有效的重要指标。

三、γ－精浆蛋白

γ－精浆蛋白（γ-Sm）是精液中与前列腺有关的一种特异糖蛋白，位于前列腺上皮细胞。前列腺癌时，癌细胞及转移癌细胞中均可测出，并可逸散于血液中。被公认为前列腺癌的特异标志物，并较另一前列腺癌标志物（前列腺酸性磷酸酶）更敏感、特异。

（一）测定方法

放射免疫分析法和ELISA法。

（二）参考值

1. 放射免疫分析法

女性测不出。

男性＜3.125μg/L，以＞4μg/L为肿瘤界值。

2. ELISA法

男性＞2.96μg/L为异常。女性＜0.1μg/L。

（三）临床意义

前列腺癌患者血清 γ-Sm水平与病情密切相关，病情越重，水平越高。

四、β－精液微球蛋白

前列腺分泌3种主要蛋白，即前列腺酸性磷酸酶、前列腺特异性抗原和 β－精液微球蛋白。该蛋白的生物学功能尚不明白，最初认为它具有抑制垂体分泌FSH的作用，故称抑素，现认为称抑素不妥当，其具有前列腺疾病的生化标志。

（一）参考值

男性：1.0～14.7μg/L。

女性：0～10.6μg/L。

（二）临床意义

前列腺癌时明显增高，随病情的发展加重，浓度升高，与临床病期相关。

五、血清甲胎蛋白

甲胎蛋白（AFP）是哺乳动物在胚胎期由肝和卵黄囊合成的胚胎性血清糖蛋白。AFP 在胎儿生长发育中起蛋白载体的作用，并维持胶体渗透压。到成年期，AFP 主要来自起源于内胚层的恶性肿瘤，如肝癌及性腺肿瘤等。在细胞恶变过程中，某些细胞基因被重新激活，原来已丧失合成 AFP 能力的细胞又重新开始合成 AFP，以致其含量在肿瘤患者体内明显增加。现已公认，AFP 是原发性肝细胞性肝癌最灵敏、最特异的肿瘤标志物。

（一）测定方法

单克隆抗体酶联免疫吸附试验（ELISA）、免疫放射测量技术（IRMA）是目前检测的常用技术。利用各种疾病血清 AFP 糖链结构的不同，可用各种凝集素亲和电泳将 AFP 分成 2～5 个区带。不同疾病具有不同的区带图谱，如肝细胞癌的特点是 L3 和 L4 明显增高，肝外肿瘤则是 C1、L3、P4、P5 和 D4 明显增高，并出现 L2 和 D5。睾丸癌、卵黄囊肿瘤以出现 C1、L1、L3、P4 和 P5 为主，特别是 L2。

（二）参考值

成年人：0～25ng/mL（ELISA 法）；0～20ng/mL（放射免疫分析法）。

（三）临床意义

1. 辅助诊断睾丸癌（非精原细胞瘤）

通常与人绒毛膜促性腺素（HCG）一起，作为辅助诊断睾丸癌的肿瘤标志物、当睾丸癌（非精原细胞瘤）时，AFP 可明显升高。

2. 判断睾丸癌的预后及疗效评价

如果未见局部肿块而 AFP 不能降至正常，常预示肿瘤发生了转移。发生中枢神经系统转移时，脑脊液中可检测到 AFP。治疗效果与血清 AFP 消失也有直接关系，AFP 消失得快，表明治疗反应良好。

3. 检测原发性肝癌

AFP 是检测原发性肝癌最准确和最特异的标志物，其他如妊娠、新生儿、急慢性肝炎、肝硬化、胆管上皮癌、肝母细胞瘤、卵黄囊肿瘤、胚胎性肿瘤、胃癌、胰腺癌等也可升高。

六、人绒毛膜促性腺素

人绒毛膜促性腺素（HCG）是由胎盘滋养层细胞所分泌的糖蛋白类激素。睾丸非减数分裂精细胞癌（NSGCT）由未分化的干细胞和一些不同分化程度的细胞混合所组成。来自畸胎瘤的细胞培养表明，这些干细胞包括胚胎癌细胞、两种特征性的卵黄囊干细胞及恶性细胞滋养层干细胞等。人绒毛膜癌酷似正常滋养层细胞，具有成熟的合胞体滋养层细胞，因此人绒毛膜促性腺素的产生是该肿瘤的主要标志，以该肿瘤组织产生过量的 HCG 和高水平的血清 HCG 为特征，然而 HCG 并不仅仅产生于恶性干细胞，其他类型的 NSGCT，甚至干细胞也可产生 HCG。HCG 正常情况下只出现于妊娠女性的血清中，若在男性或非妊娠女性血清中出现，则提示可能有胚胎性肿瘤的存在。

（一）测定方法

血清 HCG 的检测以免疫及放射免疫分析检测为主。

（二）参考值

HCG < 120U/L（10μg/L）；β-HCG < 81U/L。

（三）临床意义

1. 辅助诊断睾丸癌

非精原性睾丸癌患者 HCG 和 AFP 均可升高，因而可进行辅助诊断。AFP 和 β-HCG 须同时测定，因为有可能两者同时升高，也有可能只有其中之一升高。在治疗过程中肿瘤细胞群有可能发生改变，此时 AFP 和 β-HCG 两者之一升高或两者同时升高，见于 80% 左右的非精原细胞性睾丸癌患者。如果连续动态测血清 AFP 和 HCG 的变化，在精原细胞瘤中，有不到 20% 的患者出现 β-HCG 升高，这是由于合胞体滋养层细胞的存在引起的。测定阳性能推断癌症存在，但测定阴性不能排除癌症。由于生殖细胞肿瘤常常由不同类型的细胞组成，某些 NSGCT 患者只有一种标志增高，而另一些患者中两种标志同时升高。此外，随着病情的发展、治疗的应用，各种细胞之间的比例可发生改变，导致血清标志水平的改变。所以，同时测定 AFP 和 HCG 是睾丸生殖细胞肿瘤诊断监测的基本要求。AFP 和 HCG 联用于非精原细胞瘤性睾丸癌可使灵敏度提高 24%，但对精原细胞瘤其他的生殖细胞瘤性睾丸癌则无帮助，因为这种肿瘤不产生 AFP，只有 20% 的患者产生 HCG。所以对精原细胞瘤性睾丸癌须寻找其他标志，例如，血清乳酸脱氢酶（LDH）、胎盘碱性磷酸酶、γ-谷氨酰转肽酶、胎盘蛋白，以及一些肿瘤基因产物等，AFP 和 HCG 与这些标志物的联合使用可以使精原细胞瘤等的检出率提高。

2. 判断睾丸癌是否转移、预后及疗效评价

利用 AFP 和 HCG 的检测判断肿瘤是否已转移也有很大价值，如果未见局部肿块而血清标志不能降到正常，常预示肿瘤发生了转移。肿瘤完全切除后血清 AFP 和 β-HCG 水平下降，两者水平恢复正常表明治疗成功。在 NSGCT 血清肿瘤标志物阳性的患者，随着病情的恶化，AFP 和 HCG 会进一步增高，但这并不意味着肿瘤一定发生了转移。但是，如果发生中枢神经系统转移时，脑脊液中可检测到 AFP 和 HCG，特别是脑脊液 HCG 水平高于同步血清 HCG 水平的 1/40 时，强烈提示中枢神经系统的转移。

3. 判断预后

患者的生存期取决于 AFP 和 β-HCG 的水平及肿瘤的大小。AFP 和 β-HCG 水平越低肿瘤越小，其生存期越长。治疗效果与肿瘤标志物的消失速度也直接相关，标志物消失很快，表明治疗反应良好。

4. 其他

测定血及尿中的HCG的含量及变化，可以诊断早期妊娠，还可用于绒毛膜上皮癌、葡萄胎、滋养细胞瘤、宫外孕、流产的诊断及鉴别诊断。

第二章　泌尿生殖系统肿瘤的微创检查

第一节　膀胱尿道镜检查

膀胱尿道镜是最早应用于泌尿道疾病的诊断和治疗的内镜，其应用效果最佳，技术也最为完善。每名泌尿外科工作者应熟练掌握该技术。

一、膀胱尿道镜组件

1. 硬性膀胱尿道镜

主要有光源、镜鞘、闭孔器、观察镜和操作件。

（1）光源：光导纤维的应用已将最初装在镜鞘尖端的所谓“内光源”替代为强照明度的外置灯箱。由于灯箱置于体外，可以选用大功率的灯泡而不会显著增加检查部位的温度，因而有“冷光源”之称。但长时间照射同一部位，仍能造成组织损伤。

（2）镜鞘：呈管状，根据不同功能管径有圆形和椭圆形，其间有进水通道和放水通道。可通用于膀胱和尿道的检查，尖端为唇样，便于插放。

（3）闭孔器：置于镜鞘内，使其前端的开口处闭合成为光滑的管状便于插入尿道而不损伤黏膜，成年人常用为 17F ~ 23F。

（4）观察镜：有物镜及目镜，中间有多个反射棱镜，其内的光导纤维一端连接光源接头，另一端则在镜端处向腔内照明。

（5）操作件：前端舌状调节片由两根金属丝与末端的调节杆相连，可调节其间的输尿管导管、电灼头、活体钳、碎石头等。

2. 可弯性（软性）膀胱尿道镜

无镜鞘，只有冲水及操作通道。其前端部分可在调节柄的操纵下向不同的方向转动，以观察不同的部位。与硬性膀胱镜相比，可弯性膀胱镜管径较细，操作时可以减少患者的痛苦；可以在患者处于仰卧位时进行操作；由于其前端弯曲方向可调，增加了观察的视野角度。但是，由于管径较细，其中的操作通道和冲水通道也相应较细，这就带来了操作上的困难。

3. 切除镜

切除镜包括镜鞘、操作件、观察镜及附件。其结构与膀胱尿道镜大体相似，操作件是进行切割的主要部件，由切除柄、切割电源插头、袢状电极插孔及用于切割的袢状电极组成。

4. 经尿道碎石设备

常用的经尿道碎石有机械碎石、超声碎石、液电碎石、激光碎石等。其中超声碎石及激光碎石需要特殊的内镜，其余均可通过一般膀胱尿道镜完成。

5. 活体钳镜

与碎石镜类似，碎石部分改为较小而锐利的活体钳，由于钳头较大且与操作柄连为一体，使用更加方便和有力。

6. 尿道内切开刀

尿道内切开刀包括镜鞘、操作件、观察镜。其中镜鞘及观察镜与前述相同，操作件除可插入输尿管导管外尚有可以伸缩的切开刀。

7. 其他附件

根据检查和某些治疗的需要，一些特制的附件成为膀胱镜必不可少的部分。

（1）输尿管导管：有可透光和不透光的两种，并有粗细不同的型号。

（2）活检钳：前端呈勺状，末端有钳柄，可用于取活检组织。

（3）异物钳：构造似活检钳，只是前端有齿状钳嘴，用于钳夹异物。

（4）剪刀：用于剪开输尿管口。

（5）高频电极：用于烧灼小肿瘤或电凝止血。

二、适应证与禁忌证

1. 适应证

（1）经过一般检查、B 超、CT 及 X 线检查等手段仍不能明确诊断的膀胱、尿道和上尿路疾病。如确定血尿的原因及出血部位，预行逆行造影；确定膀胱肿瘤的形态、位置及大小，以确定治疗方案；确诊及取出膀胱异物或结石等。

（2）为了解邻近器官疾病是否累及泌尿系统，如直肠癌、子宫癌、卵巢癌及腹膜后肿瘤等均可累及泌尿系统。

2. 禁忌证

（1）尿道狭窄经扩张后仍不能通过膀胱尿道镜者。

（2）膀胱容量 < 50mL，置入膀胱镜时易发生膀胱穿孔，即使未发生损伤，观察也不满意。

（3）1 周内不做重复检查，因为第一次检查后的炎症反应会加重患者再次检查的痛苦，而且检查结果也不能反映真实情况。

（4）急性炎症期原则上不做该项检查。

（5）全身出血性疾病患者应避免做此项检查及治疗。

三、检查前准备

1. 明确检查目的

检查前应认真询问病史、体格检查和必要的化验，以明确检查目的，掌握好检查时机，切忌盲目进行，从而可避免一些重复检查和某些严重并发症的发生。

2. 患者准备

主要是患者精神上准备，克服恐惧心理，从而在检查时能主动配合。

3. 器械准备

根据不同目的准备不同类型和不同粗细的膀胱尿道镜及附件器械，最好准备两套，留一套备用。术前应一一检查各器械的功能是否完好。

四、检查方法

1. 患者体位

患者取仰卧位，托起双腿，但不宜太高，以使会阴部松弛为度，以便检查。

2. 麻醉

单纯做膀胱尿道镜检查时女性患者可不用麻醉；男性患者可向尿道注入表面麻醉药即可。检查如果加取活检、电灼、切除及碎石等操作时应采用硬膜外麻醉。

3. 检查步骤

（1）插入镜鞘：取已装好闭孔器的镜鞘，打开冲水通道，准备检查。女患者比较好放，需要注意的是不要将镜鞘放入阴道内。进入尿道后镜体稍向上挑，避免损伤膀胱基底部，因为该处常被子宫顶起。男患者先将阴茎提起以解除尿道的弯曲，然后放入镜体，估计到达尿道球部时即可向下压平镜体，此时一般无阻力，犹如自身滑入膀胱一样。如果遇到前列腺肥大患者，切不可用暴力，而应当施以持续而轻柔的推力。取出闭孔器收集尿液，以测量有无残余尿，并观察其颜色及是否浑浊。尿液浑浊或有血色时应进行膀胱冲洗，尿液清亮后即可放置窥镜观察。

（2）尿道及膀胱的观察：检查尿道时用0°或5°镜即可看清尿道腔内全貌。前列腺部可看见隆起的精阜，前列腺增生时呈纵行裂隙状或6点处抬高，镜体前端上挑即可通过膀胱颈进入膀胱。膀胱的观察要有一定的顺序，以免遗漏。一般先从里面开始顺时针检查一圈，然后退出少许，再重复上述操作，最后检查膀胱颈部。

（3）放输尿管导管：输尿管导管的插放不但可以收集双肾尿液并行逆行造影，而且也是输尿管镜检查前进行输尿管扩张的基础工作。在看清输尿管口之后，将镜端靠近一般可以顺利插入。在插放困难时，可用调节杆变换导管方向，再仔细插入。成年人一般插入25～27cm即可，再根据需要进行相应的检查。

（4）取出镜体：检查完毕后，先排空膀胱，再轻轻退出镜体。如果进行了输尿管插管，则向外退镜的同时要向膀胱内送导管，且送导管的长度要与退出的镜体相当，既不能让导管脱出又要防止其在膀胱内弯曲。

五、经膀胱尿道镜取活组织检查

经膀胱尿道镜取活组织检查的目的在于明确诊断，估计病变范围以制订治疗方案。

1. 适应证

（1）膀胱、尿道内无法确定性质的病变。

（2）确定膀胱肿瘤的性质及恶性程度。

2. 方法

（1）首先观察膀胱内全貌，确定病变范围。

（2）诊断不明确的疾病应取病变最明显部位。

（3）膀胱肿瘤取瘤体及基底部，在行随机活检时应另在双侧输尿管口上方膀胱颈底部和三角区取黏膜送检。

（4）取出的组织较小，为防止丢失可置于一块滤纸上，再浸入固定液。

（5）遇到活动性出血应电凝止血。

六、并发症及防治

1. 发热

多见于检查前已有泌尿系感染，检查又不顺利者。发生后给予抗生素治疗多可控制。

2. 血尿

一般不严重，多饮水即可自愈。如果出血严重，可插入气囊导尿管压迫止血。

3. 腰痛

多发生于逆行造影时，无须特殊处理即可自行缓解。

4. 尿道损伤

多见于尿道有梗阻的患者。在操作过程中遇到阻力时一定不能用暴力，必要时可先行尿道扩张或取出闭孔器在直视下插放。

5. 膀胱损伤

一般发生于膀胱容量明显缩小，而检查前又未考虑到。如果及时发现，由尿道置导尿管引流即可，未能及时发现而发生严重尿外渗时则需要手术治疗。

第二节　输尿管镜检查

输尿管镜经尿道对某些输尿管和肾的疾病进行诊断和治疗，这是膀胱镜技术的发展。与膀胱相比，输尿管和肾内的腔隙更小，故输尿管镜的操作更为复杂，安全范围更为狭窄。因此，需要术者熟悉输尿管和肾的解剖，合理选择并熟练使用各种操作器械，严格掌握好适应证，才能更好地发挥其优势，增加手术成功率，减少并发症的发生。

一、输尿管镜的适应证

1. 诊断

① X 线造影中充盈缺损的确诊。②单侧肉眼血尿的确诊。③单侧细胞学检查。④不明原因的输尿管梗阻。⑤上尿路肿瘤保守治疗后的监测。

2. 治疗

①下段输尿管结石、体外冲击波碎石术（ESWL）失败后的上段输尿管结石、肾盂结石、ESWL 后的残石性阻塞、结石合并梗阻和（或）怀疑尿路上皮肿瘤。②选择性肿瘤切除或电灼。③解除梗阻或瘘管的输尿管插管。④取异物。⑤输尿管狭窄的扩张或切开。

二、术前患者准备

术前详细的病史询问和体格检查是必不可少的。如有盆腔手术或放疗史以及根治性前列腺切除、根治性子宫切除等都会导致下段输尿管相对固定于腹膜后；同样，既往有输尿管再植、输尿管切开取石者均会增加操作的难度，体格检查可以发现许多潜在的问题。双合诊可以评价尿道和膀胱下段输尿管的活动度。如果相对固定，则可能不利于硬性器械插入，若有成角也会对可弯性输尿管镜插入造成困难。

术前常规给予抗生素，确保尿液无菌，因为术中尿液和灌洗液会发生内渗，易引起感染。一般采用全身麻醉或硬膜外麻醉，若用可弯性输尿管镜或小号硬性输尿管镜时也可局部麻醉，辅助静脉给予镇静药即可。

三、输尿管镜的操作

（一）输尿管扩张

许多小型可弯性或硬性输尿管镜可以直接进入输尿管而不必先行输尿管口扩张，这取决于输尿管口的大小。大多数的输尿管口在3mm左右。由于解剖上的变异，有些输尿管口要稍细。因为其口径不可预测，大多数学者常规进行输尿管口扩张。扩张后提高了输尿管镜通过的成功率，而且可以取出较大的结石碎片。一般扩张至F14或F15就足够通过各种器械了，而且现有的试验和临床经验均表明：输尿管口扩张到该尺寸对其功能没有明显不利的影响。常用的输尿管扩张方法有以下几种。

1. 留置输尿管导管法（被动扩张法）

Perez-Castro及Martinez-Pineiro首先报道在输尿管内留置导管24h后成功地进行了输尿管镜检查。这种输尿管扩张方法的效果比较肯定。如果操作目的是取石，那么导管应越过结石梗阻平面，这样可以缓解疼痛，引流尿液。导管可以采用Foley导尿管，放置1～3d，具体要视患者情况和输尿管镜操作时间而定。除了导尿管外，还可采用输尿管内支撑架、双J管。与前者相比，这几种导管可减少细菌污染的机会。这种被动扩张方法也有其不利的地方：①它使得输尿管镜检查分为两个阶段，增加患者的治疗费用和时间。②异物留置于输尿管和膀胱内，可引起黏膜的炎性改变，增加尿路感染的危险性。当输尿管镜作为诊断时应避免使用该方法，因为导管或支撑架所导致的尿路损伤和炎症会掩盖患者的真实病情。

2. 输尿管一期扩张法

大量临床实践表明，许多种一期膀胱镜扩张法都是有效可行的。常用方法包括输尿管导管相继扩张法、金属探条扩张法、气囊扩张法。前两种方法都不必先行置入导丝，而气囊扩张法则要先在输尿管中插入导丝才能顺利进行。预置导丝扩张法是最为安全和有效的方法，尽管有时候比直接插入扩张器多些阻碍，但较少产生假道和输尿管损伤。

气囊扩张法最初应用于狭窄动脉的扩张，其应用的安全性和有效性使得其逐渐扩展到其他医学领域。大多数的气囊扩张装置都配有相应的导丝，一般为0.038in或0.035in。常用气囊扩张导管为F7，长70～80cm，扩张直径为5～6mm，气囊长4cm。最大的气囊压力通常为15atm，对正常输尿管口的扩张一般不超过10atm。偶尔，对再植输尿管、瘢痕或狭窄的输尿管需要较高的压力才行。

操作时首先在膀胱镜下找到输尿管口，然后将一末端柔软的导丝插入输尿管口，并将其定位于肾盂内。在扩张过程中，导丝的位置始终可以在影像设备的监测下。一般气囊内冲入稀释浓度为50%的造影剂，从而可以在操作过程中通过X线观察到。将气囊顺着导丝插入特定部位之后，缓慢充气（2atm/mm），扩张完全后可以放气退出。否则，需要重新定位再扩张气囊，移走之后导丝保留以配合下一步输尿管操作。

在扩张过程中有几个环节需要注意：①导管的置入是关系到操作成功的关键，要防止导丝插到黏膜下形成假道，尽可能顺利地插到肾盂内。②气囊在退出前一定要将气体完全放尽，否则会损伤管腔的黏膜，引起出血。③如果要扩张膀胱以上的输尿管，必须先将输尿管口扩张完全。

（二）输尿管镜的插入

硬性输尿管镜和软性输尿管镜的操作有所不同。

硬性输尿管镜进入膀胱后找到输尿管口，一般扩张后的导丝仍留在输尿管内，顺着导丝将输尿管镜插入输尿管口通常在进入输尿管口时，将输尿管镜旋转 90° ～180° 可将输尿管口上缘挑起，有助于顺利插入。输尿管镜在管腔内缓慢推进，视野必须清晰，组织碎片或血迹均应冲洗干净。如果对输尿管镜在管腔内所在的部位不清楚时，可以向腔内注入稀释的造影剂，在 X 线设备下即可明确。

1. 软性输尿管镜的插入方法

（1）导丝法：输尿管扩张完毕后，将导丝留置于输尿管腔内，可弯性输尿管镜即可在导丝引导下进入输尿管。整个过程均在影像设备监测下进行，使器械能顺利到达相应部位。此外，操作前排空膀胱可以防止输尿管镜在膀胱内扭曲，提高成功率。

（2）套管法：F12 或 F14 可弯性扩张器外层带有一套管，扩张完毕后，扩张器退出而将其套管留置于输尿管内，即为输尿管镜的进入建立了一条直接的通道。

（3）直接法：可弯性输尿管镜在直视下可以直接进入输尿管。然而，输尿管镜易在膀胱内扭曲盘绕而不易成功，输尿管皮肤造口术的患者最常采用该方法。进入输尿管之后，向通道内灌注生理盐水，以保证视野清晰，在导丝引导下进入结石或病灶处。此时，导丝可以退出。从通道中灌入造影剂即可显示输尿管腔和肾盂、肾盏的结构。

输尿管镜的操作需要大量的时间和耐心。由于工作通道空间非常有限，所能容纳的器械就更为精巧。每一次从通道内插入操作器械，如套石篮、取石钳、活检钳、电凝器、液电、激光碎石探头等，输尿管镜的前端都会发生轻微的移动，可弯性镜也变得较直、更为僵硬一些，因此影像设备的持续监测显得尤为重要。在定位结石之前，先将所需的器械置于视野之内，以免在插入器械的过程中，镜前端位置移动而失去目标。

2. 输尿管镜的活检、肿瘤切除、电灼

对输尿管和肾盂内组织活检较为困难。在膀胱内活检钳可和被检组织呈垂直状，易于钳取，而在输尿管这样的管状结构里，活剪钳和输尿管黏膜平行，因此技术上相对较为困难。如果将整个上尿路进行全面检查之后再进行活检，则病变处有可能在器械通过时被损伤或撕脱。因此，一旦发现病灶，可将 F3 或 F5 勺状钳仔细地平推至病变处，钳嘴与输尿管壁平行接近，夹取病变组织后轻轻拖出，并把标本迅速保存在固定液中，做好标记。有时标本容易在拖出管腔的过程中丢失。要避免这种情况，可将镜体先退出，在镜鞘内留出更大的空间便于操作或连同活检

钳一并带出。

输尿管内肿瘤的电切不同于膀胱内肿瘤或前列腺的切除，仅仅是腔内肿瘤切除，而不能过深，以免损伤输尿管壁。电切镜前端到达肿瘤下，切割环伸过肿瘤前方，将其套住后向后拉，靠近绝缘头，然后启动电源。这样可以确保不损伤管壁。肿瘤切除干净后，病变基底部用切割环来回轻微灼烧。

3. 放置支撑架或导管

在输尿管镜操作后一般放置内支撑架或导管。在整个操作过程中均有一根导丝在输尿管内，支撑架或导管即可在影像设备监测下顺导丝送入。如果没有输尿管的损伤，短期放置即可，若有输尿管的外渗表现则要放置 2 ~ 3 周。在拔除支撑架之前，可行排泄性尿路造影或逆行造影。

四、并发症及其处理

1. 并发症

输尿管镜操作中较常见的并发症主要有输尿管穿孔、假道形成、输尿管的撕裂。术后容易发生的并发症主要是输尿管狭窄。

2. 处理

大多数的输尿管损伤均可采取保守治疗，然而对输尿管撕裂伤的处理则取决于损伤的部位和程度。若是远端输尿管损伤，可行输尿管再植。若是中上段损伤则修补较为困难，一般需要输尿管肠替代术、自体肾移植或肾切除术。输尿管穿通伤或假道形成确诊后，置入输尿管内支撑架或输尿管导管即可彻底解决。

若逆行插入困难，可行经皮肾穿刺置管引流，同时加强抗感染治疗。导管的放置时间一般需 6 周，在取出前可行造影检查是否痊愈。输尿管狭窄的处理一般采用气囊扩张，在某些情况下也需要开放修补。

五、预防

为了预防并发症的发生，在操作中应注意以下几个因素。

（1）慎重选择患者：患者的选择要结合患者的具体情况和术者的操作经验。

（2）选择适当的操作器械：不同类型和型号的输尿管镜、各种体内碎石器械等都应当根据具体情况合理选择。

（3）适当的影像设备不仅节省操作时间，更增加手术的安全性。

（4）适时、准确的判断，建立在丰富的操作经验基础上。术者必须时刻明确什么时候该推进器械、什么时候该套出结石、什么时候该结束操作等。

第三节　前列腺穿刺活检

自从前列腺经直肠超声（TRUS）探测开展以来，因探测仪器的不断改进，目前对前列腺癌的超声诊断和鉴别诊断已成为可能。但对早期和不典型的前列腺癌声像图的识别仍有困难，需穿刺活检进行鉴别。有些专家认为，凡年龄超过40岁的男性，当前列腺特异性抗原＞4μg/L（4ng/mL），或直肠指检（DRE）及超声检查前列腺有结节者，均应进行前列腺穿刺活检。传统的前列腺穿刺活检是以手指引导经直肠进行，定位往往欠准确，活检阳性率低。而在经直肠超声引导下进行前列腺穿刺活检，活检针在超声引导下，到达前列腺的特定位置而获得病理诊断所需要的组织，使活检阳性率大大提高，已被临床医师广泛采用。根据穿刺部位的不同，分为前列腺经直肠穿刺活检和经会阴穿刺活检。

一、前列腺经直肠穿刺活检

1. 适应证

对被怀疑有早期和不典型的前列腺癌患者，或已对被诊断为前列腺肿瘤疗效评价的患者，均为前列腺经直肠穿刺活检的指征。

（1）PSA＞10μg/L，不论DRE和TRUS有无异常，即行穿刺活检。

（2）PSA 4.1～10μg/L，DRE或TRUS可疑或阳性，行穿刺活检；PSAD（PSA密度）＞0.15；游离PSA，总PSA比值（F/T）＜0.16，应考虑行穿刺活检。

（3）对非手术疗法疗效的评价：前列腺肿瘤经非手术治疗，治疗前后应做前列腺穿刺活检，以评价这种疗法的疗效。

2. 禁忌证

为发热期、高血压危象、心脏病、心功能失代偿期、严重出血倾向性疾病、糖尿病血管不稳定期等。

3. 操作方法

（1）术前准备：术前2d口服诺氟沙星0.2g，每天3次。或甲硝唑0.2g，每天3次，可加服小檗碱0.3g，每天3次。术前清洁灌肠。可明显减少或避免术后感染。

（2）器械：超声仪，可选用平面及扇扫双切面直肠探头，5～10MHz，自动活检穿刺枪（一般确定取组织长度1.75cm），18号Tru-cut穿刺针。或直接使用弹簧支撑的活组织检查探针。

在探头左侧或右侧附加一个穿刺引导装置（即穿刺架）。

（3）方法：可根据患者健康状况和医师习惯，患者取左侧卧位或胸膝卧位。可选用横断面或斜冠状切面，在腺体两侧的顶、中、尖部各取一针，重点对准后外侧，共6点，每条所取组织长 1.75cm。然后对可疑病变部位（DRE 及超声怀疑的结节部位）进行穿刺获取标本活检，根据情况取组织标本 2 ~ 4 条。穿刺顺序由 6 点区域至结节及被破坏的部位，根据需要可进入前列腺顶部、尖部，甚至内腺靠近移行带穿刺。

4. 注意事项

避免同一部位反复穿刺，这样容易引起出血及组织块不完整。有报道认为，行 12 点、13 点或饱和穿刺活检，将有助于提高穿刺活检的阳性率。术中穿刺应避免靠近中央，以减少对尿道的损伤。术后多饮水可减轻血尿。经直肠穿刺一般不需要使用麻醉药，这是因为直肠壁没有对锋利针敏感的疼痛神经纤维分布。但在穿刺过程中应避免碰到肛门括约肌，因肛门括约肌有很多疼痛神经纤维。也有报道说，术前将利多卡因灌入直肠，将有助于减轻术中疼痛。

5. 并发症

常见并发症有血尿、血便，极少数患者出现血精。一般在 1 ~ 3d 消失，不需要特殊处理。要特别重视感染问题，术前不做或不很好地做肠道准备，术后感染的机会将明显增加。严重者可引起败血症，高热达 40℃以上，血培养多为大肠埃希菌。这是经直肠穿刺时，穿刺针将细菌由直肠经直肠壁带入前列腺，而进入血流引起菌血症的结果。故应重视术前肠道准备。

二、前列腺经会阴穿刺活检

适应证和禁忌证与经直肠穿刺相同，在此仅介绍不同点。经会阴穿刺可选用前列腺超声的矢状切面。

1. 适应证

不适合经直肠穿刺者，如严重的痔疮及体弱易感染者、肛周或直肠疾病患者。

2. 禁忌证

会阴部感染者；其他与经直肠法穿刺相同。

3. 操作方法与注意事项

（1）术前准备：会阴部备皮。术前排净大便，可不必灌肠，无须口服肠道抗生素。

（2）器械：选用线阵或径向扫查直肠探头，5 ~ 10MHz，灭菌的穿刺导向器（经会阴穿刺架）；余与经直肠穿刺相同。

（3）方法：患者取截石位，垫高臀部，把阴茎、阴囊皮肤向腹部提拉固定。会阴部皮肤常规消毒、铺巾。用线阵或径向扫查直肠探头套上安全套，配以灭菌的经会阴穿刺架，按常规放入肛门。用 1% 利多卡因先于会阴部皮肤做局部麻醉，再在直肠 B 超引导下，于前列腺包膜外做浸润麻醉。显示前列腺结节或异常回声区域。测量穿刺组织与探头的距离，按此距离调整穿刺架针槽的位置，用 Tru-cut 穿刺针，经会阴皮肤探头平行进入前列腺至可疑区域，穿刺取出条状前列腺组织，放入甲醛溶液中，送病理检查。于前列腺左右侧、中央沟处分别于前列腺外周带、移行带，各做两针穿刺，对可疑区域做1～2针穿刺。拔针后穿刺部位如有出血，可稍加压迫数分钟即可止血。

4. 注意事项

（1）穿刺应避开尿道，深度勿达膀胱，以免损伤。尿道位于正中线，尿道球部在尿道膜部以下向前走，故穿刺针应自正中线两侧或膜部后方进入前列腺。线阵直肠腔内探头成像的矢状切面，可清楚地看到穿刺针进针的全过程，在穿刺的精确性和减少并发症方面，较用径向扫查的探头为好。

（2）前列腺在穿刺过程中常有“退让”现象。在穿刺前列腺两侧叶时，因穿刺针推压腺体组织，使腺体有顺时针或逆时针旋转的可能，会影响穿刺的准确性。在测定穿刺点与探头表面的距离时，要凭经验加以修正，定位时增加或减少0.5cm。线阵腔内探头对进针时组织的“退让”现象显示甚清晰，术者可根据屏幕上穿刺针的行程和目标的位置随时做出调整。

5. 并发症

血尿一般于1～2d内消失，偶可出现血精，无须处理。

第三章　泌尿生殖系统肿瘤的影像学检查

第一节　超声检查

一、肾的正常声像图

1. 二维超声

（1）正常肾的形态与内部回声：肾纵断面呈扁卵圆形，肾实质包绕肾窦。肾包膜轮廓清晰、光滑。肾皮质呈均匀的中、低回声，肾锥体呈圆形或三角形低回声区，接近无回声，数量 8 个，且排列较规则。肾窦包括肾盂、肾盏、血管和脂肪，呈不规则强回声区。肾的横断面呈卵圆形或圆形，肾门部呈马蹄形。同纵断面一样，周缘部分为均匀的中、低回声，中央部分为强回声。肾门部可见肾血管图像。

（2）输尿管：因位置深在、管腔细，一般不易显示。仅可见部分上段（近肾盂段）和下段，呈细长形管状结构。输尿管末端稍隆起，开口于膀胱，大量饮水后可见输尿管节律性喷尿，图像表现为膀胱暗区内，从底部节律性出现左右交叉一冲而过的强光带。肾和输尿管梗阻病变时，喷尿异常。

2. 彩色多普勒

在肾冠状切面上，可显示肾动、静脉血流信号，分别呈红色和蓝色，由肾门区至弓状血管逐级呈树枝状分布。输尿管喷尿时，可于充盈的膀胱内膀胱三角区由两侧交替出现红色尿流信号，喷涌而出。

3. 频谱多普勒

正常肾动脉血流频谱呈双峰波形，谱线较宽。频谱呈迅速上升的收缩期单峰，随之为缓慢下降的舒张期延长段，肾动脉阻力指数（RI）根据年龄不同有一定差异。肾的超声解剖断面与肾的解剖断面基本对应，皮质厚度基本一致。但在新生儿可见明显的分叶，肾皮质的回声强度低于肝或脾的回声强度，肾锥体的回声强度低于肾皮质。肾的集合系统、静脉、动脉及结缔组织回声形成肾中央部位的强回声群。

正常膀胱声像图在膀胱充盈良好的条件下，膀胱呈无回声区。

二、扫查技术

1. 肾

肾位于腹后壁，与矢状面和轴断面均有成角。对这种成角关系的理解极有助于选择最好的超声扫查切面以获得相对于肾的真实纵断面和横断面。

右肾的前方有肝，其上极有时甚至是整个肾均可通过肝成像。左肾的前上有脾，往往对肾的显示造成干扰。结肠位于左肾大部分的前方，因此对于左肾成像而言，最佳的成像方位应该是后斜位。对于俯卧位，由于双肾均有腰大肌的衰减，宜作为辅助扫查的体位。

双侧肾都必须横断、纵断多切面地扫查，检查者必须确认肾的所有部位都扫查到。此外，不可忽视斜断面的扫查，此类断面对于肾盂输尿管连接处的检查极有帮助。

右肾的扫查从前侧切面开始，以肝作为声窗。更靠后的扫查对于更清楚地显示右肾下极很有帮助。检查时配合吸气动作有助于移开产生遮盖的肋骨和肠气的干扰。左肾则需要更靠后的扫查。左肾上极可通过脾扫查，但左肾大部分需要通过腰肌扫查。这往往由于腰肌的声衰减造成图像质量下降，但尽量配合体位和呼吸动作可稍提高成像质量。

2. 输尿管

除非扩张，一般只有输尿管近端和远端可被超声显示，输尿管的大部分均为腹部和盆腔的肠气遮盖。即使在输尿管扩张的情况下，输尿管中、下段的显示也并不是很理想。在侧斜长轴断面上，输尿管上段特别是肾盂输尿管移行处的显示最为清楚。输尿管的下端可通过充盈的膀胱显示。输尿管的喷尿有时可清楚显示，特别是应用彩色多普勒更为清楚。强有力的喷尿可排除输尿管的阻塞。

3. 膀胱

多方位多角度的扫查对膀胱的显示至关重要。充盈膀胱的横断面和向尾部的倾斜扫查可清晰显示膀胱底部。膀胱扫查中存在以下相对的盲区需要引起重视，膀胱侧壁常规扫查时声束与壁几乎平行；膀胱底位于耻骨联合后方；膀胱前壁往往为多重反射所干扰。

4. 尿道

男性患者，尿道前列腺部可通过经直肠超声清楚显示。尿道膜部可经会阴部扫查显示，阴茎段尿道可用高频线性探头清晰显示。为更清晰显示尿道，有时可向尿道内注射无菌生理盐水扩张尿道显示。

三、肾肿瘤声像图特点

超声对肾肿瘤诊断的主要作用在于判断是单纯性的囊肿还是实质性的肿瘤。必要时超声引导活检是确诊的主要手段。

1. 成年人肾的实质性肿瘤

（1）等回声肾结节：有些肾细胞癌可呈等回声特点，但其内部由于存在较多的脂肪组织而使组织界面增多，导致回声较杂乱。另外，可见肿瘤浸润性生长对肾结构的破坏。如等回声结构位于肾的中央则需与肥大的肾柱相鉴别。鉴别点在于肾柱与肾皮质回声连续，彩色多普勒超声可显示内部正常的肾血管，鉴别困难时可行核素扫描。左肾侧斜位冠状面扫查可显示由于脾的挤迫形成的左肾局部突起，需与肾占位鉴别。

（2）低回声结节：相当一部分肾细胞癌主要呈低回声。但对于一个体积相对小、边界清晰的低回声结节应考虑嗜酸性粒细胞腺瘤的可能。典型的嗜酸性粒细胞腺瘤径线在 3 ~ 6cm，肿瘤内部包含典型的中心星形瘢痕。此种特征性表现在 CT 上表现得比较清楚，但很少在超声上有如此典型的图像显示。但如果这种特点清楚显示，就必须行超声引导下的活检，因为肾细胞癌与嗜酸性粒细胞腺瘤的手术方式截然不同。

囊肿一般呈无回声或低回声。呈低回声往往是囊肿内部伴出血。囊肿与肾细胞癌的自然病程完全不同，动态观察有助于鉴别。黄色肉芽肿性肾盂肾炎往往导致肾增大，也可形成局限性的低回声区，但这种情况往往伴发钙化。此种声像图虽然令人疑惑，但一般与肿瘤性病变容易区分。

局部的肾盂肾炎、脓肿，也可形成低回声区域，此类炎性的病灶在声像图上往往与实质性肿瘤不容易区别，但紧密结合临床和尿检一般可做出鉴别诊断。

（3）强回声结节和混合性强回声结节：同样，肾细胞癌也可表现为混合性强回声结节，这种回声类型的肾细胞癌就必须与以含高度脂肪和血管成分的血管平滑肌脂肪瘤相鉴别。较小的血管平滑肌脂肪瘤一般均呈强回声结节，这一点与肾细胞癌不同，小的肾细胞癌很少呈强回声改变，因此对于小的血管平滑肌脂肪瘤，超声一般均可做出确切的诊断。对于较大的混合性强回声型肿瘤的鉴别就有赖于 CT 和活检鉴别。

（4）肾肿瘤内部的钙化：肿瘤内部的钙化区域可由其强回声伴声影的特点识别。良、恶性肿瘤均可伴有钙化。肿瘤边缘或周边的钙化既可见于肾细胞癌，也可见于单纯囊肿或包虫囊肿。鉴别点在于良性的钙化往往边缘清晰锐利、菲薄。而恶性的钙化往往呈不规则的增厚区域，当有较多钙化时，由于有较严重的声衰减，不利于超声成像鉴别。此时有必要以 CT 确诊。

（5）浸润性的肾肿瘤：浸润性的肾病变多发生于淋巴瘤和淀粉样变性病，声像图表现为肾增大，切面形态失常，皮质与髓质分界不清，肾窦的高回声性的脂肪样回声特点消失或模糊。浸润组织本身可呈混合性的回声或低回声特点，一般不会形成强回声特点。确诊有赖于穿刺活检。

2. 儿童肾的实质性肿瘤

儿童肾的实质性肿瘤的发病与年龄密切相关，了解不同肿瘤的好发年龄有助于诊断和鉴别诊断。

（1）中胚层性肾瘤：1 岁内的婴儿，最为常见的是中胚层性肾瘤。声像图表现为边界清楚的均质性低回声肿瘤。除非内部出现坏死，一般很少呈不均匀的回声特点。偶伴同心的低回声或强回声的声晕。生物学特性可伴局部侵犯，但不侵蚀肾门血管和转移。

（2）肾母细胞瘤：＞1 岁的儿童最常见的肿瘤就是肾母细胞瘤，多出现于 5 岁前。肾母细胞瘤一般较大，呈边界清楚的强回声特点或周围伴有低回声边界（压缩的肾组织）。根据肿瘤内部伴或不伴坏死、出血、脂肪及钙化，可呈均质性或非均质性。可局部侵犯肾包膜，向肾静脉和下腔静脉播散及远处转移。

（3）肾细胞癌：肾细胞癌在儿童罕见，但还确有发生。发生的年龄最大为 9 岁，因此，5 岁以上的儿童如出现实质性肿瘤可以考虑有此可能。声像图特点与成年人类似。

（4）淋巴瘤：一般在病变的晚期累及肾，诊断也较为明确。声像图特点包括：①多发低回声结节或强回声结节（少见）。②单发性结节。③浸润性生长。④周围病变向肾局部侵犯。

（5）白血病：白血病累及肾者罕见，呈强回声或低回声肿瘤样病变。常见的病变为浸润性的，导致肾增大，皮质与髓质的界线消失。

（6）透明细胞癌：透明细胞癌声像图特点与肾母细胞瘤类似。

（7）血管平滑肌脂肪瘤：在儿童此种肿瘤少见，声像图特点与成年人类似。

第二节　X 线检查

一、X 线检查

泌尿系统 X 线片简称 KUB 或腹部 X 线片，是最基本的检查方法。由于泌尿器官与周围组织缺乏良好的自然对比，又有胃肠道内容物阴影的重叠，为获得满意的影像，需常规做好检查前清除胃肠道内容的准备工作。通常门诊患者于摄片前应行清洁灌肠。住院患者可嘱检查前 2 ~ 3d 禁服重金属药物，检查前 1d 进食少渣饮食，检查前晚临睡前服轻泻药。如排便效果不佳，可行清洁灌肠。为避免灌肠留存于结肠内的气体和液体，最好于灌肠后 0.5 ~ 1h 进行 X 线摄片。

常规于仰卧位摄片，包括两侧肾、输尿管和膀胱（即自第 11 胸椎至耻骨联合），在满意的 KUB 片中可清楚显示两侧肾和腰大肌轮廓。主要用于观察泌尿系区域有无异常密度影（如阳性结石和钙化等）和包块影，也可大致评判肾的大小和形态的改变。

二、X 线造影检查

泌尿系统造影检查是泌尿系统疾病诊断的重要手段，目前由于 CT 和 MRI 的广泛应用，泌尿系统造影检查主要着重于了解泌尿系统器官内腔情况。诸如肾实质造影、肾动脉狭窄性高血压的静脉尿路造影、腹膜后充气造影、膀胱周围充气造影等均已不多用了。

（一）静脉尿路造影

静脉尿路造影（IUP）又称静脉肾盂造影（IVP），是根据经静脉注射由肾排泄的造影剂使之显影。本法可以清楚显示肾盏、肾盂、输尿管及膀胱内腔的解剖形态，同时也可以了解两肾的排泄功能。

1. 适应证及禁忌证

凡疑有肾、输尿管及膀胱病变者，均可做静脉尿路造影。但由于所用离子型含碘造影剂有一定的不良反应，下列患者应为禁忌证。

（1）肾功能障碍，尤其是中度或重度肾功能损害者（如血尿素氮＞600mg/dL，正常为150μg/L 以下）。

（2）有造影剂或其他药物过敏史者。

（3）哮喘、荨麻疹、花粉症（枯草热）和湿疹等过敏性疾病患者。

（4）心脏病，包括充血性心力衰竭、重度心律失常、冠状动脉粥样硬化性心脏病（冠心病）、发绀型先天性心脏病和肺动脉高压等患者。

（5）多发性骨髓瘤患者。

（6）过度恐惧、精神紧张和恶病质患者。

（7）65 岁以上高龄者和 1 岁以下的婴儿。

非离子型造影剂，如阿米派克、碘海醇、碘普胺、碘帕醇等，具有与离子型造影剂相等量的碘成分，由于增加了高溶度和高亲水性，降低了毒性和渗透压，从而明显减少和减轻了造影剂的不良反应。因此，对上述患者必须做造影检查时，可选用非离子型造影剂，但这类非离子型造影剂亦非绝对安全，应在密切观察下进行造影检查。此时，也可采取一些预防措施，如注射造影剂前静脉注射地塞米松 10 ~ 20mg，检查前 1 ~ 2h 口服马来酸氯苯那敏 4mg 和西咪替丁 400mg，检查前 3d 口服泼尼松（每次 50mg，每天 3 次）。

2. 检查前的准备

（1）查肾功能。

（2）清除肠道内容物，方法同前述摄 KUB 片前住院患者的准备。

（3）检查前 12h（盛夏可 6h）禁水、禁食，以增强抗利尿及浓缩作用，增加尿路造影剂的浓度，使显影更满意。

（4）做碘过敏试验（或于造影时先注射同样造影剂 1mL，观察 15 ~ 20min 后再注射全量造影剂）。

（5）备好急救设备和药物，如血压计、氧气、地塞米松和肾上腺素等，为发生造影剂不良反应时应用。

3. 造影技术

静脉尿路造影有常规法和各种改进法。

（1）常规法：是最常用的静脉尿路造影法。患者仰卧，先摄 KUB 片（以免尿路结石为造影剂遮盖），然后静脉注射 60% 或 76% 泛影葡胺 20mL，约于 20s 注完后立即于下腹部加压两侧输尿管，以阻断输尿管尿流使肾盂、肾盏充盈满意，一般于注射造影剂 2 ~ 3min 后可见肾小盏显影，于注射完毕后 7 ~ 15min 和 25 ~ 30min 各摄两肾区 1 片，如显影满意，则解除腹压，立即摄一包括双肾、输尿管及膀胱的全腹部片。如肾盂显影不满意，应酌情增加两肾区摄片次数和延长摄片时间。对疑有肾盂积水者，宜延长摄片时间至 1 ~ 2h，少数患者可延长达 4h，此时所谓“无功能肾”亦常可产生极淡的显影（延长摄片时患者可除去腹压，离开检查台）。

儿童由于肾浓缩功能不如成年人，造影剂每千克体重含量比成年人相对要大，一般以 1 ~ 1.5mL/kg 计算。亦可参照年龄用量为 1 岁以下 4 ~ 6mL，2 ~ 6 岁 5 ~ 10mL，7 ~ 14 岁 10 ~ 15mL。注射速度宜快一些，摄片时间亦可提早些。

（2）双剂量法：即静脉注射常规法双倍的造影剂后摄片如常规法，用于肥胖患者和常规法显影欠佳者。

（3）大剂量静脉滴注法：按 2mL/kg 造影剂（最大剂量不超过 140mL）加等量 5% 葡萄糖溶液或生理盐水行快速静脉滴注（7 ~ 10min 滴完），于开始滴注后 10min、20min、30min 摄包括全泌尿系的腹部片。本法无须禁水，腹部亦不必加压，可明显提高尿路显影效果，可获全尿路（包括肾实质）清楚显影。适用于肾功能差、过度肥胖和腹部不能加压的患者（如腹部包块、创伤等）。常可替代逆行肾盂造影。

（4）肾实质造影法：于 10s 内自静脉注入 40mL 造影剂，注射完毕后 20s 时摄片，可见肾实质显影，显示肾实质内病变，并更明确肾的大小、形态，然后在 5min、10min 及 15min 时摄两肾区片观察肾盏、肾盂的情况。

（5）肾动脉狭窄性高血压的静脉尿路造影法：常采用每分钟连续摄影法，即于 20 ~ 30s 经静脉注入造影剂 20 ~ 40mL，从开始注射后 30s 时摄肾实质显影片，并在 6min 内每分钟摄肾盏、肾盂造影片 1 张。正常肾在 3min 片肾盏、肾盂显影良好，而在患肾大多数显影延迟或较淡，少数可在 1min 片上肾盏提早显影，这是因为患肾对水的再吸收功能增强之故。另有稀释静脉肾盂造影（只适用于单侧肾动脉狭窄性高血压），是经静脉快速注入造影剂 40mL 后于 0.5min、3min、5min 及 10min 摄两肾区片 1 张，然后在 10 ~ 20min 静脉滴注含 40g 尿素的生理盐水 500mL，滴完后每隔 3 ~ 5min 摄两肾区片 1 张，直到造影剂变淡为止。通常正常肾在稀释试验后肾盂、肾盏内造影剂几乎完全消失，而患侧肾在造影过程中显影较健侧浓，且稀释试验后造影剂变淡，消失亦较健侧迟缓。由于磁共振血管成像可无创性显示肾动脉，故本方法已不用于肾动脉狭窄。

（二）逆行肾盂造影

逆行肾盂造影是经膀胱镜插入导管至输尿管，注入造影剂使肾盂和输尿管显影。造影剂一般采用 10% ~ 30% 泛影葡胺或 12.5% 碘化钠（现多用刺激性较小的泛影葡胺），每侧注入 7 ~ 10mL，对肾盂积水患者应酌情加量，通常于患者略感腰部酸胀时即停止注药而摄片。注入造影剂应缓慢，压力不可过高，造影剂量不能太多，否则会引起造影剂反流及剧痛。有时可抽出碘造影剂后加用气体阴性造影剂（如空气、氧气等），以更清楚地显示阳性结石和较高密度的病变。对碘过敏患者则单独采用阴性造影剂。本法能清楚显示肾盏、肾盂、输尿管和膀胱内腔的解剖形态，常用于静脉肾盂造影显影不良或不适于静脉肾盂造影患者。禁忌证为有下尿路狭窄或感染，不适于做膀胱镜检查者。

（三）膀胱造影

膀胱造影主要用于膀胱肿瘤、膀胱憩室和前列腺增生等疾病的诊断。

1. 逆行法膀胱造影

通过尿道将导尿管插入膀胱，注入造影剂后行正位及两侧斜位摄片，采用碘造影剂浓度不宜过高，以免遮盖病变，一般用 3% ~ 6% 碘化钠溶液或 10% ~ 15% 泛影葡胺 100 ~ 300mL，以充盈至膀胱区有胀感为度。通常于完成碘造影后，自导尿管抽尽尿液，再注入气体（空气、氧气或二氧化碳等）充盈膀胱后摄片，可供与碘造影片对照观察病变，并可发现被碘造影剂遮盖的病变。为观察膀胱黏膜的细微病变，尚可做双重对比造影，包括碘、气或钡、气双重对比，具体应用方法较多，如先注入少量（30 ~ 50mL）12.5% 碘化钠，再注入气体约 200mL，于转动体位 360° 后摄片，可显示膀胱黏膜细节。

2. 静脉法（或排泄法）膀胱造影

用于有尿道狭窄不宜行尿道插管者或同时需检查上泌尿道者，适于常规静脉肾盂造影充盈膀胱后摄膀胱区片。

3. 膀胱周围充气造影

为显示膀胱壁及膀胱壁与周围组织间有无病变，可行膀胱周围充气造影，即于排尿后自尿道插入导尿管至膀胱，抽尽尿液后在耻骨联合上方正中穿刺，沿耻骨联合后方向下约 1cm 达膀胱周围疏松结缔组织，于抽吸证明不在血管内（无血液吸出）后，缓缓注入空气或氧气约 400mL，转动体位使气体弥散于膀胱周围间隙，另于导尿管注入气体或低浓度碘造影剂 200 ~ 300mL 充盈膀胱后摄正位及两侧斜位片。

（四）尿道造影

尿道造影通常用于检查男性尿道病变，如尿道狭窄、瘘管、畸形及肿瘤等。

1. 逆行法尿道造影

将导尿管插入前尿道，紧控龟头（为防止造影剂流出），缓缓注入 15%～25% 泛影葡胺或 12.5% 碘化钠溶液，至克服尿道括约肌阻力，有造影剂进入膀胱后，在继续注射过程中摄卧位斜位尿道片。本法可满意显示前尿道，而后尿道常因外括约肌受刺激收缩显影不良，不可误认为尿道狭窄，于造影剂内加少量局部麻醉药，可减少较高浓度造影剂对尿道的刺激，并嘱患者做排尿动作时摄片，则可较满意显示全尿道。

2. 排泄法尿道造影

此法常在逆行法造影后补做，即通过导尿管注射造影剂至膀胱充满，于排尿过程摄尿道斜位片。本法后尿道显示较好，可补充逆行法的不足，如有尿道感染或重度狭窄，不能做尿道插管或不能通过导尿管注射造影剂至膀胱，也可采用静脉肾盂造影，在膀胱充满造影剂后，排尿时摄尿道片。

3. 金属链膀胱尿道造影

主要为显示尿道的位置及与膀胱的关系，估计尿道的长度。采用长约 10cm 的金属链（由多个金属小球及金属丝连接而成，每个金属小球直径为 2mm）在常规消毒下，纵行切开尿道管前面约 10cm，将导尿管连同金属链插入尿道至头部进入膀胱，然后用夹子抵住金属链不让其退回，同时缓缓抽出导尿管，使金属链前部在膀胱内，中部在尿道内，小段尾部在尿道口外，摄片时患者取直立位，两足分开，相距约 30cm，使膀胱底部尽量下降至最低位，先在平静状态下摄正、斜位或侧位片，以后嘱患者做排尿动作时再摄 1 片，以便比较在这两种情况下尿道位置和膀胱关系的不同改变，摄片完毕将金属链抽出。

（五）血管造影

主要有肾动脉造影、肾静脉造影和膀胱动脉造影，以肾动脉造影应用较多。

1. 肾动脉造影

（1）适应证：①肾血管性疾病，如肾动脉狭窄，肾动脉瘤，肾动、静脉瘘，肾血管畸形，肾动、静脉阻塞等。②肾占位性病变，常规 X 线、B 超、CT、MRI 不能确定良、恶性病变；不能确定来源于肾或肾外组织；肾恶性肿瘤行介入治疗前应常规行选择性肾动脉造影。③不明原因的肾萎缩或血尿。④其他肾病变，如肾外伤。

（2）禁忌证：①碘过敏者。②凝血机制障碍者。③心、肾功能不全者。④一般情况差者。⑤穿刺部位感染或急性全身感染者。

（3）造影前的准备：包括器械准备和患者准备。

器械准备：除准备常规血管造影穿刺器械外，应准备合适的导丝及导管：6F ~ 7F 猪尾导管用于主动脉造影，选择性肾动脉造影可选用较细的 5F ~ 6F Cobra 导管或 Simmons 导管。超滑黑导丝便于导管超选择至段动脉。

患者准备：常规行局部麻醉药及碘过敏试验，穿刺部位备皮。术前行胃肠道准备以清除肠道粪便，可提高摄片质量。造影前肌内注射 10mL 山莨菪碱，可抑制肠道蠕动，减少运动性伪影。

（4）造影方法：主要有以下几种。

1）经腹主动脉肾动脉造影：现多采用经股动脉穿刺途径（如果股动脉狭窄可经肱动脉或锁骨下动脉穿刺）。采用 Seldinger 技术穿刺股动脉，将 6F ~ 7F 的带侧孔的猪尾导管置于第 12 胸椎水平处，即腹主动脉的分支上方，试注造影剂调整导管位置，尽量不要将侧孔对准主要分支开口，用高压注射器（压力约 $10kg/cm^2$）以 20 ~ 25mL/s 的速度注入 76% 造影剂 40 ~ 50mL，注射造影剂 30s 后开始快速摄片，每秒 1 ~ 2 张，共约 6s。若要观察静脉情况，可接着每秒 1 张，延长至 20s。此方法可显示腹主动脉的全貌及肾动脉开口处的病变，适宜于怀疑大动脉炎、肾动脉开口处狭窄等病变的检查。但肾动脉像密度较低，且腹主动脉的其他分支也同时显影，有一定程度的干扰。

2）选择性肾动脉造影：可克服经腹主动脉肾动脉造影的缺点，更清楚地显示肾内动脉情况，且使用的造影剂浓度较低、用量较少，但插管技术较复杂，不能显示腹主动脉及肾动脉开口处。采用 Seldinger 技术，经股动脉穿刺插管，用 5F ~ 6F 的 Cobra 导管或 Simmons 导管，导管置于主动脉后，扭转导管使其尖端在第 1 腰椎椎体范围小心上下探触主动脉侧壁，当导管进入血管时，抽回血，注入肝素液，试注 2 ~ 3mL 造影剂，看清导管是否位于肾动脉内。若不是肾动脉，则退出导管，重复上述操作直至导管进入肾动脉为止。如欲显示肾动脉的近端病变，则导管不宜插入过深。然后接高压注射器注入 50% ~ 60% 泛影葡胺，总量为 15 ~ 25mL，5 ~ 7mL/s，开始注射时即行快速摄片，每秒 1 ~ 2 张。摄片应包括动脉期、毛细血管期和静脉期，共约 12s。一般摄前后位片，有时为了显示病变段血管，可做斜位投照。对于肾动脉分支的病变，可进一步将导管插入病变的血管分支内，行超选择性血管造影。造影剂总量及流速应酌减，一般总量为 3 ~ 6mL，流速为 1.5 ~ 3mL/s。本检查需注意在导管探寻肾动脉时，有可能嵌入较细的腰动脉内，因此，若抽不出回血，不可用力回抽，以防损伤血管内膜，发生血管闭塞，因腰动脉有时有分支供应脊髓，有导致截瘫的可能。

如欲同时观察肾盂情况，可在肾动脉造影后 5 ~ 10min 再摄 1 张肾盂像。

3）药物性血管造影：在血管造影时使用血管活性药物者称为药物性血管造影。常用的缩血管药物为肾上腺素。肾上腺素可使正常的血管收缩，肿瘤新生血管壁因缺乏受体，不与肾上腺素发生反应。注入肾上腺素后，正常区域的血管收缩，注入的造影剂主要流入没有收缩的肿瘤血管，因而可使肿瘤的显示增强。因此，当怀疑肾恶性肿瘤，常规血管造影没有发现肿瘤血管或良、恶性病变鉴别困难时可考虑行药物性血管造影。具体方法是经导管往肾动脉内快速注入肾上腺素 5 ~ 10mL（溶于 5 ~ 10mL 生理盐水中），再行血管造影。

2. 肾静脉造影

用于肾素采样时定位和肾肿瘤及血管结构不良的诊断。

采用股静脉前壁穿刺法，将导管插入肾静脉主干远端，注入 76% 泛影葡胺约 30mL，流速为 6 ~ 8mL/min，压力约为 10kg/cm²，于注射约 5mL 造影剂时开始摄片，开始 3s 每秒 2 张，以后每秒 1 张，摄 3 ~ 4s。

3. 膀胱动脉造影

一般仅适用于：①少数浸润性膀胱肿瘤，其他方法未能诊断者。②了解膀胱肿瘤扩展的范围。③膀胱出血原因不明。④膀胱疾病介入治疗前。由于供应膀胱的各支动脉主要来自髂内动脉分支且都很细，故膀胱动脉造影常做一侧髂内动脉选择性造影。采用 Seldinger 技术，穿刺对侧股动脉，插管至造影侧髂内动脉，以流速 4 ~ 5mL/s 注入 76% 泛影葡胺 10 ~ 12mL 后立即摄片，开始 5s 每秒 2 张，然后每秒 1 张约 5s 至静脉期。如欲行双侧髂内动脉造影，则穿刺膀胱病变较轻一侧的股动脉，先行对侧髂内动脉造影，然后退回导管至同侧髂内动脉造影。也可经股动脉插管至腹主动脉分叉处上方，注射 76% 泛影葡胺 20 ~ 40mL，使两侧髂内动脉和髂外动脉同时显影，此法操作技术较为简便，但显示更多的是盆腔内血管分支，不易辨认病变部血供的细节。

数字减影血管造影（DSA）是常规血管造影与计算机结合的血管造影方法。应用于临床以来，随着其设备性能的改进，显示了明显的优越性，尤其是选择性动脉插管数字减影血管造影（IADSA），现已几乎取代了传统血管造影，如行选择性肾动脉插管 DSA，可按注射流率 5 ~ 7mL/s，总量 10 ~ 15mL，于开始曝光 1.5 ~ 2.0s 后注射造影剂。以每秒 2 ~ 6 帧的速度摄影，直至肾静脉显影为止。此外，也有使用经静脉性数字减影血管造影技术（IVDSA），即经外周静脉（肘静脉）或中心静脉（上腔静脉）注入造影剂，造影剂经肺循环至腹主动脉高峰时期摄影即能获得腹主动脉及其主要分支如肾动脉、髂动脉等图像，主要用于腹主动脉和肾动脉狭窄等病变的筛选检查及肾动脉狭窄扩张成形术后的随访检查。经肘静脉行造影时，以流速 2 ~ 3mL/s 注入 76% 泛影葡胺 40 ~ 60mL 于 12 ~ 15s 后开始摄影，经外周静脉穿刺插管至上腔静脉造影时，一般造影剂总量为 30 ~ 40mL，流速为 10 ~ 15mL/s，注药后 5s 摄影。经外周静脉造影时，由于流速低，短时间内注入的造影剂量有限，经肺循环后常被稀释，不易获得理想的图像，故选择中心静脉造影的方法较好。与选择性动脉数字减影造影相比，静脉法具有创伤小及检查时间短等优点，但显像效果较差，故较少应用。DSA 与传统的血管造影相比，其主要优点有：①可消除不需要观察的组织、器官对血管的干扰，图像清晰，并可做动态研究。②数字化信息可存储并实时显示，指示导管位置，减少术中透视次数，因而减少对患者的辐射损害。③因设备对微量碘信息的敏感性高，可减少造影剂的剂量和浓度。④仅需将选择的影像用多帧照相机摄片，减少胶片的消耗。

三、体层摄影

体层摄影是用于排除重叠影像而使特定的检查层面清楚显影的特殊摄影，如肾体层摄影可以排除胃肠道内气体和内容物的干扰，使肾轮廓及肾造影影像更为清楚，故常与肾造影检查合并应用。

1. 常规体层摄影

患者仰卧，根据胖瘦程度取 6cm、7cm、8cm 或 7cm、8cm、9cm 水平，摄一组体层片，通过不同层次的体层片，可获完整的肾影像。

2. 厚体层（区域体层）摄影

厚体层摄影是调节 X 线管摆动速度，使其走慢，曝光角度小于 10°，甚至小于 5°，这种体层片能获 4 ~ 8cm 区域内清楚显影，因此能在一张片内清楚显示全肾影像。

第三节　电子计算机体层扫描

电子计算机体层扫描（CT）是一种快速、无创、准确度高的检查方法，由于具有高于 X 线片 10 ~ 20 倍的密度分辨率，且为横断面图像，可清楚显示腹部及腹膜后诸器官，现已广泛应用于泌尿系疾病的检查。

一、肾 CT

肾 CT 扫描可清楚显示肾的轮廓、肾实质密度以及肾周围组织结构，通过增强 CT 并能获得肾盂造影影像，了解肾功能，已取代了腹膜后充气造影、肾实质造影和体层摄影检查，除泌尿系统内腔黏膜的细微病变显示不及造影检查外，基本上可用于常规影像检查。

1. 适应证

（1）临床高度怀疑有肾病，经尿路造影未发现异常者，如尚未影响肾盂、肾盏的肾实质内小肿瘤或向肾外生长的肿瘤。

（2）尿路造影或 B 超检查发现肾占位性病变，但不能定性者；或发现肾区肿块不能分辨是否来自肾者。

（3）肾盂造影发现充盈缺损，需鉴别肿瘤、阴性结石和凝血块者。

（4）肾盂造影显示为“无功能肾”，需明确其病因者，如重度肾盂积水、结核、肾癌或多囊肾病等致肾功能损害和先天性单侧无肾或重度肾发育不全等。

（5）明确肾癌的分期，以制订合理的治疗方案。

（6）肾创伤的分类和分级，以及了解其他脏器是否同时受创伤。

（7）肾先天性发育异常，如肾的大小、形态、位置、数目和结构的异常等。

（8）肾血管性病变，如肾梗死，肾静脉栓塞，肾动、静脉畸形，肾动脉狭窄，肾动脉瘤等，尤其适宜于不宜行血管造影时。

2. CT 扫描技术

肾 CT 扫描有平扫和增强扫描，前者除观察肾有无病变外，主要可了解有无结石、新鲜出血和钙化。增强扫描有利于发现平扫为等密度的病变和病变的定性，应作为常规应用，所采用的造影剂同静脉肾盂造影，无论是离子型制剂或非离子型制剂均应为 60% ~ 65% 含碘造影剂，常用量为 60 ~ 100mL。对造影剂不良反应有高危因素的患者（即静脉尿路造影所述禁忌证），最好选用非离子型造影剂。

（1）CT 检查前：①了解患者在近期是否服用过钡剂、钙或含金属药物。因胃肠道内有此等高密度内容物可产生伪影干扰肾影像，宜于停用 2 ~ 3d 后行 CT 检查。②根据临床申请单要求制订 CT 检查计划，如欲了解有无肾结石、新鲜出血、钙化或血管平滑肌脂肪瘤，则必须先行平扫。③为能清楚辨别肾区附近胃肠道，宜于 CT 扫描前 30min 及 15min 分别口服 2% 泛影葡胺 300 ~ 500mL。

患者仰卧，一般先行腹部定位扫描，获得相当于腹部 X 线片的影像，以便制订扫描的平面及范围。

（2）平扫：于平静呼吸时屏气行扫描，常规自上而下扫描包括全肾，如扫描速度较慢，需分次屏气。完成全肾扫描，则应训练患者，保持每次在同等平静呼吸状态下屏气，以保证扫描的连续性。通常以第 12 胸椎椎弓根水平为上界，最好是肾上、下极显示前、后分别有一层明确无肾，层厚和间距分别为 8 ~ 10mm，于可疑小病灶处应加做局部薄层扫描，根据病灶大小，层厚和间距可为 3 ~ 5mm。

（3）增强扫描：有两种增强方式。①静脉内快速团注法，即以 2mL/s 的速度自肘静脉注入造影剂 100mL，此法应用最广。②快速静脉内滴注法，即于肘静脉或足背静脉，以 1mL/s 滴注造影剂 100 ~ 150mL，本法适用于扫描速度较慢的 CT 机，巨块型肾癌的分期和外伤需扩大扫描范围者。扫描方法有普通增强扫描和连续动态扫描。现多采用连续动态扫描，即快速团注造影剂和快速连续扫描。连续动态扫描又分进床式动态扫描和同层动态扫描，前者扫描范围包括整个肾，主要用于发现病变，若 CT 扫描速度能满足在注射开始后 50s、100s 和快速重复扫描 3 次，则同时可反映病变在皮髓质交界期、皮髓质增强期和肾分泌期增强特征，达到定性诊断的目的。同层动态扫描是根据平扫或普通增强扫描或进床式动态扫描，选定病灶中心平面，在同一层面进行连续扫描以显示病灶在不同时期的增强表现，主要可供研究病灶的增强特征，进行定性诊断。为确保病灶（尤其是小病灶）不受呼吸运动影响而偏离扫描层面，最好采用改良式同层动态扫描，即取病灶中心和其上、下各一层，共 3 层为一组行进床式薄层连续扫描，于上述不同期限重复扫描 3 组，获得不同时期增强特性的图像。

鉴于 CT 的空间分辨率有限，尤其对肾收集系统内细微病变的显示不及肾盂造影，有学者提出 CT 尿路造影检查，即于一次团注 100mL 造影剂行排泄性尿路造影后 2h 内加做肾 CT 扫描，因为兼有尿路造影对发现肾收集系统及输尿管病变的高度敏感性和 CT 对诊断肾实质及肾周病变的高度正确性，可提高发现和诊断泌尿系病变的准确性，是一种经济、方便、准确性高的检查方法，可供泌尿系疾病筛选检查选用。

二、输尿管 CT

输尿管 CT 扫描通常在尿路造影后，疑有输尿管病变时采用，检查前的准备同肾 CT，但为同时充盈中、下腹部小肠和结肠，宜于扫描前 2h 及 30min 分别口服 2% 泛影葡胺 500mL，根据尿路造影片所示疑点，拟定扫描范围，并于可疑病变区做重点薄层扫描。通常除输尿管结石需首先平扫显示外，均宜行增强 CT 以清楚显示输尿管形态、位置和肿块性病变，如为充盈输尿管管腔，可于静脉注射造影剂 30 ~ 60mL 后 5min 扫描。

三、膀胱 CT

检查前准备基本同输尿管 CT，为使膀胱充分充盈，宜给患者喝足量水或 2% 泛影葡胺。在膀胱有胀感时进行扫描，通常于平扫后，加做进床式连续动态增强扫描，可更清楚地观察膀胱壁和肿瘤（特别是小肿瘤）的状况。

螺旋 CT 应用于临床以来，对肾病变的诊断质量有明显提高，螺旋 CT 的优点是结合使用连续快速容积扫描和静脉团注对比剂，保证了扫描层面的连续性，可在一次屏气中完成全肾扫描，无呼吸幅度不同导致的层面遗漏；能在肾增强的预定时相扫描，明显改善对血管和病灶增强特征的显示，采用计算机后处理技术可以获得质量优良的多平面和三维重建图像，克服了常规 CT 对肾小肿块、轻微异常和血管性病变的诊断不足。

四、螺旋 CT 检查技术

（1）肾先行平扫以确定增强扫描的范围、扫描时间、进床速度、层厚和螺距技术参数，并可观察病变平扫时的密度，了解有无钙化、结石和出血等。通常平扫采用层厚 5 ~ 10mm，床进速度为 5 ~ 10mm/s，螺距 1 ~ 1.5mm，重建间距 5 ~ 10mm。

1）增强扫描：自肘前静脉以压力注射器注射，碘造影剂总量为 100 ~ 120mL（碘浓度为 300 ~ 370mg/mL），注射速率为 2 ~ 4mL/s，扫描层厚为 3 ~ 8mm，进床速度为 3 ~ 8mm/s，螺距为 1 ~ 2mm，重建间距为 2 ~ 5mm，可根据患者能屏气时间的长短、扫描范围、病变大小及对图像显示细节的要求而定，一般对小病灶或拟做三维重建、多平面重建等后处理者，宜选择小的层厚（3 ~ 5mm）和螺距，而在扫描范围较大，常需增大螺距乃至增大层厚，扫描时间原则上控制在 30s 内。为对病变更好地做出定性诊断，一般应进行 3 个时相的扫描，即第一时相为注射开始后 30s 皮髓质交界期扫描；第二时相为注射开始后 100s 皮髓质增强期扫描；第三时相为造影剂注射完毕后 3 ~ 5min 肾收集系统扫描。

儿童患者因体格较小，螺旋 CT 参数与成年人略有不同，扫描层厚为 2 ~ 4mm，进床速度为 2 ~ 4mm/s。较大患儿或病灶较大时，以 4mm 间隔重建图像；婴幼儿或病灶较小时，重建间隔为 2mm，造影剂用量按 1.5 ~ 2mL/kg 计算。

2）螺旋 CT 血管造影（SCTA）：可用于肾血管性病变的诊断，是于肘前静脉注射造影剂后在肾动脉内造影剂的高峰期行螺旋 CT 扫描获得肾动脉血管影像，SCTA 前先行平扫，以 10mm 层厚、2 ：1 螺距扫描，确定肾动脉的位置，然后根据“床进 – 扫描长度（mm）/ 可屏气时间”求出进床速度。一般扫描范围自肾上极至肾下极水平，层厚 3 ~ 5mm，螺距可较大，接近 2 ：1。以 1 ~ 3mm 间隔重建，注射速度为 3 ~ 4mL/s，造影剂注射时间应与扫描时间等长，扫描延迟时间一般为 20 ~ 30s 或以小剂量试验注射确定最佳延迟扫描时间。

3）小剂量试验：扫描层面定于肾门水平，以 3.5mL/s 速度自肘前静脉注入造影剂 18 ~ 20mL，于注射后 7 ~ 9s 行单层动态扫描，层厚 5mm，每 2 秒扫描 1 次，共 20 次，获 10 幅图像，标定腹主动脉为靶血管，将全部 10 幅图像进行后处理，绘出靶血管的时间密度曲线，以峰值时间加 2s 定为最佳延迟扫描时间。

（2）输尿管扫描范围从耻骨联合下缘向上至肾门水平，层厚为 10mm，床移速度为 10mm/s，螺距为 1 ~ 1.5mm，重建间距 10mm，对小病变或拟做多平面重建者，宜加 5mm 薄层扫描，4 ~ 5mm 重建间距一般为先平扫后加做增强扫描，为观察输尿管管腔充盈情况，宜于造影剂注射完毕后 5min 扫描。

（3）膀胱检查前让患者饮适量水或 2% 的碘造影剂，在有尿意时扫描，扫描范围自耻骨联合上缘向上至膀胱顶部平面以上，一般为平扫后加增强扫描，扫描层厚为 3 ~ 5mm，床移速度为 3 ~ 5mm/s，螺距为 1。

总之，螺旋 CT 的应用，避免了扫描层面的遗漏，减少了部分容积效应的影响，成像质量高，能清楚地显示病变的密度改变和增强特性，因而提高了小病灶的检出率和肾病变的定性诊断，由于其扫描快速，能清楚显示肿瘤向肾静脉和下腔静脉的侵犯，有利于小儿的检查、肾肿瘤的分期和快速明确肾创伤的诊断。螺旋 CT 结合多平面重建和三维重建的优良图像，能更直观地显示病变的大小、位置及与周围组织结构的关系。SCTA 主要用于诊断肾动脉狭窄，常需结合多平面重建（MPR）和三维重建［包括最大强度投影（MIP），遮盖表面显示（SSD）、曲面重建（CRI）］做综合判断，CT 原始轴位像和 MPR 是诊断肾动脉狭窄的基本技术，SSD 和 CRI 可在同一幅图像上显示肾动脉全程，但难以准确显示狭窄的程度和范围，MIP 像类似血管造影像，并可以分辨血管壁的钙化，为肾动脉狭窄测量与分级的主要依据，不足的是细小动脉内造影剂密度不够高或受肾静脉重叠的影响，对于直径小于 2mm 的副肾动脉难以显示，肾段动脉因受增强的肾皮质干扰成像不良。与“金标准”DSA 相比，周存生等报道 SCTA 诊断肾动脉狭窄的敏感性为 94.1%，特异性为 100%，阳性预告值及阴性预告值分别为 100%、95.5%。Rubin 等报道 MIP 法 CTA 对大于 70% 肾动脉狭窄的敏感性为 92%，特异性为 83%。Beregi 等采用 MIP、SSD 和 2D MPR 相结合检测肾动脉狭窄，敏感性和特异性均有明显提高。SCTA 不仅提供血管管腔、管壁和相邻血管与组织结构的病理改变，对钙斑和血栓的显示更佳。但 SCTA 对判断肾动脉狭窄的程度不如 DSA 准确，常有高估现象，对＞ 70% 的肾动脉狭窄易误诊为闭塞。

近几年来多层螺旋 CT（MDCT）应用于临床，为泌尿及生殖系统肿瘤的诊断提供更准确的影像学资料。其优势具有以下几个方面。①扫描速度快：与单层或双层螺旋 CT 相比，MDCT 有多排探测器沿 Z 轴排列，形成两个以上的数据采集系统及两个以上的空间数据通道。依据采集数据，一次扫描可同时重建出多幅图像。并且扫描速度已达亚秒级，如 64 排螺旋 CT 扫描时间为每 360° 0.5s，对任何已给定的曝光时间、螺距和准直来讲，MDCT 可覆盖的扫描范围是单层螺旋 CT 的 2 倍，足以在一次屏气内完成扫描。② Z 轴分辨率高：亚秒级 64 排螺旋 CT 具有高 Z 轴分辨率的特点，在各向同性分辨率方面是一个突破，使得容积重建（VR）、最大密度投影（MIP）、薄层 MIP、多平面重建（MPR）、曲面重建（CPR）、仿真内镜（CTVE）等图像重建质量大大提高。扫描层厚设定后，图像重建层厚既可预先设定，也可回顾性选择性重建，且不受螺距及算法的影响，为正确诊断奠定了基础。

第四节 磁共振成像检查

磁共振成像（MRI）在泌尿系统疾病的诊断中，目前大多数学者认为其图像分辨率不如 CT 和超声检查，而且检查时间长和费用昂贵，故为影像检查中的非首选方法。近年来随着 MRI 新技术的开发和应用，MRI 在泌尿系统疾病诊断中的作用逐步提高。

一、常规 MRI 检查

除 MRI 检查前的常规准备外，泌尿系统 MRI 检查前应禁食 4 ~ 6h，检查输尿管或膀胱时，于检查前 2h 饮水适量，以使检查时尿路处于充盈状态。

肾 MRI 检查常规取横断位 T_1，WI 和 T_2WI 对应扫描及冠状位 T_2W_1，有时为了鉴别病变也可用矢状位扫描。膀胱 MRI 检查常规取矢状位和横断位 T_1，WI、T_2WI 对应扫描，并辅以冠状位 T_2W_1 先用快速扫描技术采集冠状位、横断位和矢状位定位像，再选用相应的序列和扫描方法做各方位扫描。

1. 横断位扫描

以冠状位图像为定位像，肾扫描范围从左肾上极至右肾下极水平，膀胱扫描范围从耻骨联合下缘至膀胱顶上缘。设定相应的层厚、层间距和扫描层数，并于扫描范围上、下两方设定平行于层向的饱和带。再取横断位像作为定位像，根据需要设定视野（FOV），并校正采集中心。

2. 冠状位扫描

以横断位图像为定位像，扫描范围包括两侧肾和（或）膀胱，设定相应的层厚、层间距和扫描层数，可于扫描范围以外的区域加垂直于层面的饱和带。再取冠状位像作为定位像，根据需要设定视野，并校正采集中心。

3. 矢状位扫描

以横断位图像为定位像，肾扫描时先移动采集中心位置使其位于一侧肾中部，设定相应的层厚、层间距和扫描层数，使扫描范围包括该侧肾；再设置第二采集包，移动采集中心至对侧肾中部，第二采集包与第一采集包成像参数相同；若单独检查膀胱，则将采集中心移至膀胱中央，设定相应的层厚、层间距和扫描层数使扫描范围包括整个膀胱。最后取矢状位像作为定位像，根据需要设定视野，并校正采集中心。

梯度回波序列的磁敏感性高，它对早期出血特别敏感，对于肾创伤的患者采用梯度回波序列有利于病变的检出。肾良性肿瘤如血管平滑肌脂肪瘤，其斑片样脂肪组织与瘤内出血在信号强度上容易混淆，采用梯度回波序列则有利于鉴别。一般各种序列均常规结合脂肪抑制和空间预饱和技术，以提高成像质量。

二、磁共振尿路造影

磁共振尿路造影（MRU）也称 MR 泌尿系统水成像。最早由 Herming 等用重 T_2 快速采集弛豫增强（RARE）序列诊断泌尿系统扩张，其成像原理是基于尿液含大量水分，具有长 T_2 弛豫时间，而含水分较少的周围软组织具有较短的 T_2 弛豫时间。因此，采用重 T_2 加权序列成像时，就可以突出尿液的高信号，并抑制周围组织的信号，从而形成良好的对比，达到 MRU 的效果。随着 MR 扫描机和软件技术的进步，此项技术不断被改进和完善，影像质量明显提高，现已可同时显示肾实质和集合系统，可观察泌尿系统各种不同的异常（包括无梗阻的泌尿道）。

MRU 检查前准备同泌尿系统常规 MRI 检查，但要强调检查前 2h 应让患者饮水适量，以使检查时尿路处于充盈状态（以膀胱有尿意时为度）、对无梗阻或轻度梗阻患者最好加用利尿药和腹部加压输尿管。为消除胃肠道内液体高信号对尿路显示的影响，近有文献提出于检查前 0.5 ~ 2h 分次口服钆喷酸葡胺稀释液 300mL（496mg/300mL）或检查前 30min 和 1h 各口服胃肠道阴性造影剂（高铁铵枸橼酸盐与牛奶混合液）300mL。

MRU 目前多采用重 T_2 快速自旋回波（FSE）序列，加脂肪抑制和空间预饱和技术，先做冠状位薄层扫描获得源像，视野要足够大，要包括整个泌尿系统（由肾上极至膀胱下缘），再用最大强度投影（MIP）技术后处理和多平面重建，并用兴趣向量（VIO）编辑进一步处理图像，即可得到尿路的三维旋转影像。另一种方法是采用重 T_2 加权单激发序列，结合厚层投射、屏气成像技术做 MRU 检查，其特点是成像时间很短，几乎无运动伪影产生，提高 MRU 图像质量。

由于 MRU 是由 MIP 重建图像，是许多资源影像叠加而成的，有时会有伪影和欠准确的重建，影响其真实性，因此，必须综合观察 MRU 和资源影像，并结合常规 MRI，才能做出较全面、准确的诊断。

MRU 作为一项新的泌尿系统无创伤性检查方法，具备无须使用造影剂和插管技术、无放射线辐射、安全无并发症、不受尿路梗阻程度和肾功能损害程度的影响等优点，可作为泌尿系统常规检查方法的一种补充，尤其是在 IVU 等其他检查有禁忌证或诊断不明确时，MRU 是理想的替代检查方法。MRU 诊断尿路梗阻存在的敏感性为 100%，特异性为 96%，梗阻水平的定位诊断准确性为 100%，对尿路扩张程度的判断和对梗阻原因的定性诊断准确性为 60% ~ 92%，均与 IVU 检查结果相符。但目前 MRU 图像的空间分辨率还不如直接法 X 线尿路造影，难以显示泌尿系统黏膜微小病变和尿路小结石，亦不能反映肾功能的情况，而且临床应用经验尚不多，对于 MRU 的成像方法和应用价值尚需进一步研究完善。

三、磁共振血管造影

磁共振血管造影（MRA）包括许多不同原理、不同技术的以流动现象为基础的 MR 成像方法，目前比较成熟的有时间飞越法（TOF）和相位对比法（PC）。这两种方法又分为若干不同的型，各种不同型的 MRA 各有优缺点及适用范围，在实际应用中需根据具体情况制定检查程序。在泌尿系统疾病的检查中，MRA 主要用于筛选肾动脉狭窄。应用 3D PC 法结合 3D TOF 技术，可有效地避免 3D PC 技术判断肾动脉开口处的不足，使诊断肾动脉狭窄的敏感性和特异性由 100% 和 65% 提高到 100% 和 90%，3D PC 法与相控阵线圈相结合检测肾动脉狭窄＞ 50% 者的敏感性和特异性分别为 90% 和 99%，总正确率高达 97%。MRA 对估价肾动脉狭窄所致肾衰竭有独特的作用，因为此种肾衰竭常为双侧肾动脉重度狭窄或闭塞所致，肾扫描肾图显示差，无法根据灌注的对称性显示双侧病变，DSA 和 CTA 均需使用碘造影剂而有高危险性，因此，MRA 为理想的无创伤检查方法。与 DSA 相比，MRA 的空间分辨力仍不够高，且低于 CTA，显示肾内动脉和管径小的副肾动脉有很大限度，对肾动脉狭窄程度的判断常是过度估计，且有较高的假阳性。总之，MRA 目前尚处于认识阶段，还需要不断发展和提高。随着各种快速成像序列的涌现，特别是平面回波成像（EPI）技术的应用，MRA 将有更为广阔的应用前景。

对比增强 MRA（即 CE–MRA），亦是临床常用检查方法，是经静脉团注造影剂（Gd–I）TPA（0.2mmol/kg），于肾动脉充盈高峰期采集数据，经计算机后处理，可获得三维动态血管图像，多采用梯度回波三维稳态进动快速成像序列，由于成像时间短，可通过屏气完成，所显示血管图像空间分辨力高，且不受血管腔内复杂血流的影响，是诊断肾血管病变（如肾动脉狭窄），显示肾实质早期灌注和鉴别肾肿瘤性病变的安全、无创伤检查方法。

第五节 放射性核素显像

常用的放射性核素显像方法有肾静态显像、肾动态显像、膀胱 – 输尿管反流显像、肾功能测定、介入试验、阴囊显像、肾上腺显像、泌尿生殖系统肿瘤显像等。

一、肾静态显像

静脉注射的慢速通过型肾显像剂，经过一定时间在体内达到平衡并被肾小管上皮细胞选择性浓聚于肾实质内，利用显像剂所放出的 γ 射线，通过 γ 照相机或 SPECT 进行肾脏静态平面及断层显像，可以显示肾的位置、大小、形态及放射性分布等，称为肾静态显像。常用的肾静态显像剂为 ^{99m}Tc-DMSA（二巯基丁二酸）和 ^{99m}Tc-GH（葡庚糖酸盐），成年人注射剂量为 185 ~ 370MBq，儿童按 18.5MBq（0.5mCi）/kg 计算。Tc-DMSA 易与血浆蛋白结合，难以从肾小球滤过，血液流经肾时被肾小管上皮细胞摄取，并与肾内一种重金属结合蛋白相结合而固定于肾内，肾皮质与肾髓质的比值为 22 ∶ 1。静脉注射后 1h，肾显像剂的 50% 与肾皮质结合，并在 5h 内放射性浓度保持相对稳定，可提供肾的功能结构改变，影像十分清晰，是肾静态显像的首选显像剂。当血清尿素氮（BUN）> 17.9mmol/L（50mg/mL），血清肌酐（Scr）> 442Mmol/L（5mg/dL）时，仍可显示残余的肾组织，较静脉肾盂造影（IVP）灵敏。

^{99m}Tc-GH 也是一种优良的肾显像剂，既能从肾小球滤过也能被肾小管排泄。静脉注射后部分经肾小球滤过，迅速从血液循环中清除，部分被肾小管重吸收并滞留在肾皮质内。注射 1h 后 15% ~ 25% 的 ^{99m}Tc-GH 滞留在肾皮质内，并随着时间的延长而逐渐增加。

正常情况下双肾呈蚕豆形，轮廓清晰，边缘整齐，除肾门处放射性略显稀疏外，其余部位分布均匀，两肾也无明显差异。两肾长轴呈“八”字形，位于第 12 胸椎与第 3 腰椎之间，肾门平第 1 ~ 2 腰椎，右肾较左肾稍低、稍宽，左肾较右肾稍长。当肾血流障碍、肾功能受损或肾占位性病变时，肾对显像剂的选择性摄取、浓聚的能力就会直接或间接地降低，表现为肾的相应部位出现弥漫性或局限性的放射性分布稀疏或缺损区。

肾静态显像主要用于：①先天性肾解剖异常的诊断。②肾内占位性病变、缺血性病变和破坏性病变的诊断。③了解肾的位置、大小和形态，了解有无位置异常、肾畸形、肾萎缩等。④鉴别上腹部肿块与肾的关系。

二、肾动态显像

肾动态显像包括反映肾血供的灌注显像和反映肾功能的动态显像。以“弹丸”方式静脉注射能被肾小球滤过或被肾小管上皮细胞摄取、浓聚和排泄的放射性显像剂后，使用 γ 照相机或 SPECT 连续采集放射性核素通过腹主动脉、肾的一系列影像，经过计算机系统处理后，可获得肾血流灌注图像、功能动态图像，从而了解肾血流灌注、肾摄取和排泄的动态功能，以及肾形态和上尿路通畅情况。根据双肾的系列动态图像和计算机感兴趣区（ROI）技术，可以绘制出双肾的时间 - 放射性曲线（相当于肾图曲线），进行定量或半定量分析。利用特殊的计算机软件，还可同时获得总肾和分肾的肾小球滤过率（GRF）与有效肾血浆流量（ERPF）。常用的肾动态显像剂为 ^{99m}Tc-DTPA（二乙三胺五乙酸）、^{99m}Tc-MAG3（巯基乙酰基三甘氨酸）和 ^{99m}Tc-EC（双半胱氨酸），成年人注射剂量为 370 ~ 740MBq（10 ~ 20mCi）。

^{99m}Tc-DTPA 是最常用的肾动态显像剂，属于肾小球滤过型显像剂，90% 以上由肾小球滤过进入尿液，再通过集合管、肾盂、输尿管到达膀胱，主要用于测定 GRF，肾血流灌注以及肾摄取、通过和排泄功能。^{99m}Tc-MAG 和 ^{99m}Tc-EC 属于肾小管分泌型显像剂，除了可获得很好的

肾动态图像外，还可用于计算 ERPF。

正常情况下，在腹主动脉显影后 2 ~ 4s 可见双肾同时显影，此为肾内小动脉和毛细血管床的灌注影像，其放射性分布与肾的血供多少有关。2 ~ 4min 时肾内放射性分布达到高峰，此时肾影像清晰完整，与肾静态显像基本相同。此后，肾影周边的放射性逐渐减低、变淡，而肾盏、肾盂部位逐渐增高。15 ~ 20min 时肾影基本消退，大部分显像剂集中在膀胱内。立位显像时，输尿管一般不显影，但仰卧位时输尿管隐约可见。肾血流障碍、功能受损、占位性病变以及尿路梗阻时，可出现相应的改变。

肾动态显像主要用于：①分肾功能测定，了解患肾的残留功能。②诊断 L 尿路梗阻。③诊断肾血管性病变，如肾动脉血管狭窄（肾血管性高血压性肾梗死、肾萎缩等。④肾移植术后的监测。⑤肾内占位性病变良、恶性的判断。⑥了解肾的位置、形态、大小，以及腹部包块与肾的关系。⑦膀胱输尿管尿液反流的判断。⑧了解有无尿瘘。肾动态显像对肾功能的判断明显优于 IVP 检测，当 IVP 不显影时，部分患者肾仍可显影。另外，肾动态显像无明确的禁忌证，对碘造影剂过敏者需了解肾血流、肾功能时，可采用该方法。

三、膀胱 – 输尿管反流显像

膀胱 – 输尿管反流显像有直接法（导尿管膀胱灌注显像剂）和间接法（肾动态显像之后）两种方法。当膀胱内充满含有显像剂的液体时，将 γ 照相机或 SPECT 探头对准膀胱及肾区，嘱患者用力憋尿或局部加压后再排尿。与此同时动态监测输尿管、肾及膀胱内的放射性计数和影像的变化，应用计算机勾画双侧输尿管上、中、下段，获得不同感兴趣区的时间 – 放射性曲线及尿反流量（%），从而判断有无膀胱 – 输尿管（肾）反流。

正常人憋尿或排尿时，输尿管和肾区均无显像剂出现，当有放射性出现时即视为异常。仅输尿管下段有放射性出现为轻度尿反流；如在输尿管上段有放射性出现，为中度尿反流；如肾区有放射性出现或不憋尿输尿管即可出现放射性，则为重度尿反流。

本法主要用于诊断膀胱输尿管反流和计算膀胱残余尿，其中直接法适用于儿童，结果不受肾功能和肾积水的影响；间接法适用于肾功能良好、无肾积水，并且没有尿失禁的年龄较大、能配合的儿童和成年人。

四、肾功能测定

肾功能测定包括肾图、肾小球滤过率和有效肾血浆流量的测定等，其中最常用的是肾图。

（1）肾图检查所使用的放射性药物 ^{131}I– 邻碘马尿酸（^{131}I–OIH），与体内代谢产物对氨基马尿酸（PAH）的生物学性质相似，静脉注射后随血供到达肾，以 98% 的速率被肾清除，其中 80% 左右由近端肾小管上皮细胞摄取并分泌到肾小管腔内，汇集直接由肾小球滤出的其余的 20%，随尿液流入肾盏、肾盂，进而排出肾。^{131}I–OIH 在肾的聚集速率和从肾排出的速率分别与肾血流量、肾小管功能、肾小球滤过率、尿流量以及尿路通畅情况有关。应用肾图仪可以从体外分别描绘出双肾清除的时间－放射性曲线（肾图曲线），通过对肾图曲线的形态及其有关参数进行分析，可以反映肾的功能状态及上尿路的通畅情况。肾图曲线的获得，除了使用传统的肾图仪（^{131}I–OIH）外，还可通过肾动态显像所得到的系列肾影像（常用的有 ^{99m}Tc–DTPA、^{99m}Tc–EC 等），利用计算机的 ROI 技术，获得时间－放射性曲线。后一种方法可以避免使用肾图仪时由于肾定位不准而造成的误差。

正常肾图分为三段，即示踪剂出现段（a）、聚集段（b）和排泄段（c）。a 段是指静脉注射后迅速出现的上升曲线，持续约 10s，代表肾周围血管床（占 60%）、肾内血管床（10%）和肾小管上皮细胞早期摄取（30%）的放射性总和；b 段是继 a 段之后呈斜行上升的曲线，通常 2 ~ 4min 达到高峰，主要反映有效肾血浆流量和肾小管的分泌功能；c 段是曲线达到高峰后呈迅速下降的一段，其下降的斜率与尿流量密切相关，主要反映尿路通畅情况及尿流量。常用于肾图半定量分析的指标有峰时（Tb）、半排出时间（$C_{1/2}$），15min 残留率、肾指数（RI）、分浓缩率等。常见的异常肾图有急剧上升型、高水平延长线型、抛物线型、低水平延长线型、低水平递减型、阶梯状下降型及两侧对比异常 7 种类型。

肾图检查常用于：①各种疾病情况下肾及分肾功能状态的监测。②观察尿路通畅情况，尿路梗阻的诊断和鉴别诊断。③动态观察手术、药物等治疗后肾功能的改变。④肾切除术前的肾功能评价与肾移植术后监测。⑤化疗、放疗后肾损害的监测。⑥急性尿闭的鉴别诊断。

（2）肾小球滤过率（GFR）是指单位时间内从肾小球滤过的血浆容量（mL/min）。^{99m}Tc–DTPA 主要经肾小球滤过而无肾小管的分泌和重吸收，所以肾对它的清除率即等于肾小球滤过率。GFR 测量的方法很多，目前最常用的是肾摄取法。

GFR 是判断总肾和分肾功能的重要指标之一，在肾功能障碍时，GFR 可先于 BUN 或肌酐清除率出现改变；通过对肾小球滤过功能的判断，早期发现肾小球功能受损，可作为病情判断、疗效观察及肾移植手术后有无并发症的客观指标；与 ERPF 结合，可鉴别肾损害的主要部位，进行肾病的诊断和鉴别诊断；GFR 还可用于肾衰竭程度估计和治疗方案的选择，如（JFRC 10mL/min），应立即开始透析治疗。

（3）有效肾血浆流量（ERPF）是指单位时间流经肾的血浆流量。注入体内后，以 98% 的速率被肾清除，其中 80% 左右由肾小管上皮细胞摄取并分泌至肾小管管腔内，另 20% 由肾小球滤过；几乎全部从肾小管排泄。由于流经肾单位以外的血流无清除示踪剂的作用，所以肾在单位时间内对血浆中上述示踪剂的清除率相当于肾的有效血浆流量。

ERPF 反映肾血流动力学，也是评价肾功能的重要指标之一，测定 ERPF 有助于判断各种肾病时的功能改变和观察疗效，并可作为肾功能的临床分型依据。肾移植围术期 ERPF 的测定，对监测移植后并发症具有十分重要的价值。

五、介入试验

有些轻度异常所致的功能变化，可能由于机体的代偿机制而掩盖或造成鉴别诊断的困难。

利用某些药物的特殊药理作用，通过药物介入的方式可以改变机体的某些功能状态和示踪剂的代谢分布，突出特定疾病的功能特点，从而提高疾病的诊断与鉴别诊断效果。目前常用的介入试验方法有卡托普利介入试验和利尿试验。

1. 卡托普利介入试验

卡托普利是一种常用的血管紧张素转化酶抑制药，临床上用于治疗高血压，降压作用迅速。当肾动脉狭窄引起肾血流减低时，肾素分泌增加，血管紧张素Ⅱ增多，直接作用于肾小球出球动脉，靠动脉收缩使灌注压及肾小球滤过压维持在相对正常水平，GRF 可保持正常。口服卡托普利后，由于抑制了血管紧张素Ⅰ转换为血管紧张素Ⅱ，外周血管阻力降低，出球动脉扩张，进而减低了灌注压和滤过压，结果 GRF 明显下降。与之相对，健侧肾并不发生上述变化，服用卡托普利前后并无明显改变，因而增加了双侧肾图及肾动态显像时的不对称性，可以更灵敏、更特异地检出单侧肾动脉狭窄所致的肾血管性高血压。^{99m}Tc-DTPA-Captopril 肾动态显像诊断肾血管性高血压的特异性可达 93% ~ 100%（平均为 97.8%），灵敏度为 48% ~ 94%（平均为 81.2%）。另外，对经皮肾动脉成形术（PTRA）的疗效评价也有一定的帮助。

2. 利尿试验

对肾动态显像或肾图呈现梗阻征象的患者应进行利尿试验。尿路梗阻有功能性梗阻和机械性梗阻，临床上需要进行鉴别。利尿药的作用是在最短时间内大量增加尿液，尿流速度加快。功能性梗阻是由于肾盂扩张，张力降低，改变了尿流动力学，使尿流速率减慢，使上尿路出现“梗阻”征象。注射利尿药后，可以明显加速滞留在上尿路尿液的排泄，使肾动态显像或肾图上的梗阻征象得以改善或恢复正常。而机械性梗阻在造成梗阻的原因被解除之前，示踪剂在上尿路的滞留并不会因为注射利尿药而出现明显变化。借助利尿试验，可以鉴别单纯性肾盂扩张与机械性尿路梗阻，监测和随访肾盂积水及成形术后的动态变化。

六、阴囊显像

阴囊显像主要是了解阴囊的血供情况，包括血流灌注和血池分布。睾丸的血供来自睾丸动脉，而阴囊壁的血供由阴囊动脉分支供应。当睾丸发生扭转、炎症、外伤血肿等病变时，其血供会发生不同的改变，通过阴囊血流血池显像可对疾病的诊断和鉴别诊断提供依据。

正常时，动脉相和静脉相可见髂动脉和股动脉影，睾丸和阴囊的显像剂出现较晚，放射性较低，分布大致均匀。血池相阴囊影与下肢相似，两侧均匀对称，阴囊内结构不易分辨，阴茎部位放射性增多。急性睾丸扭转时，患侧动脉相和静脉相放射性正常或轻度增高，血池相睾丸部位呈“冷”区改变；晚期睾丸扭转，在睾丸缺损区周围可出现环状放射性增高，环状征越明显，睾丸救治的机会越少。急性睾丸附睾炎时，动脉相和静脉相均可见阴部血管过度充盈，血流增加，血池相患侧呈“热”区改变。

急性阴囊疼痛的常见原因是急性睾丸扭转和急性附睾炎，单纯从临床上很难加以鉴别，而两者的早期鉴别诊断及处理直接关系到疾病的预后，尤其是急性睾丸扭转时，睾丸的存活率取决于发病至手术之间隔时间的长短，阴囊显像可以早期检出或排除睾丸扭转，因此成为急诊核医学的重要检查项目之一。

七、肾上腺显像

肾上腺显像对了解肾上腺功能状态、确定病变部位、鉴定病变性质、探寻残留复发或转移病灶等，都具有重要的意义和实用价值，是一种灵敏、特异、安全、简便的非创伤性检查方法。肾上腺分为皮质和髓质两部分，两者的组织来源、生理功能以及病变的表现形式和特点均各不相同，因此，肾上腺显像也分为肾上腺皮质显像和肾上腺髓质显像两类。

1. 肾上腺皮质显像

胆固醇是合成肾上腺皮质激素的共同前体，能被肾上腺皮质细胞摄取，摄取的数量和速度与皮质功能有关。因此，静脉注射放射性核素标记的胆固醇或胆固醇类似物可使肾上腺皮质显像。肾上腺的影像不仅可以显示肾上腺皮质的位置、形态、大小，而且还可以反映皮质的功能状态，有助于诊断某些肾上腺疾病。口服地塞米松后，垂体分泌促肾上腺皮质激素（ACTH）的量减少，正常和增生的肾上腺皮质的功能随之降低，但腺瘤的功能多为自主性，不受ACTH的影响。因此，观察对地塞米松的反应，可以进一步了解肾上腺-垂体轴是否正常，对肾上腺皮质增生和腺瘤的诊断与鉴别诊断有独特的价值。本方法一般使用标记的碘代胆固醇为显像剂，如 ^{131}I-6-碘甲基-19-去甲基胆固醇（NP-59）、^{131}I-19-碘化胆固醇（NM-145）等，检查时间需5～9d。

除少数情况外，正常人于注射显像剂后5～9d肾上腺显影清晰。两侧肾上腺位于两肾的上极，大多数情况下右侧肾上腺的放射性高于左侧，位置也稍高于左侧，少数两侧接近。一般右侧肾上腺多呈圆形，左侧多呈椭圆形，放射性分布中心部位较周边部位稍浓。地塞米松抑制试验阳性。常见的异常影像有双侧肾上腺增大，放射性增高，显影提前；两侧影像不对称性失常，一侧放射性明显高于对侧；单侧肾上腺显影；双侧均不显影或影像很淡；肾上腺位置异常等。

肾上腺皮质显像主要用于：①各种肾上腺皮质功能亢进性疾病的病理诊断和定位诊断（如皮质醇增多症、原发性醛固酮增多症、先天性肾上腺增生症等）。②了解肾上腺手术后残留腺体的大小和功能，探查术后复发病灶。③监测移植肾上腺组织。④异位肾上腺的定位诊断。⑤肾上腺皮质增生、腺瘤及皮质癌的鉴别诊断。

2. 肾上腺髓质显像

碘苄胍类化合物是一类肾上腺神经元阻滞药，能与肾上腺素能受体结合进入细胞，随后被浓聚在胞质儿茶酚胺储藏颗粒内，具有高度的特异性，其中以间位碘代苄胍对肾上腺髓质的趋向能力最强。临床上常用标记的间碘苄胍（^{131}I-MIBG）作为肾上腺髓质显像的显像剂。除了肾上腺髓质外，其他富含交感神经末梢或神经内分泌细胞的组织如腮腺、心肌、脾等，也有较高浓度的聚集。

肾上腺髓质显像主要用于：①嗜铬细胞瘤的定位诊断，其灵敏度可达90%左右，特异性在95%以上，是定位诊断的首选方法。②恶性嗜铬细胞瘤转移灶的诊断。③交感神经节细胞瘤和交感神经母细胞瘤的诊断。

八、泌尿生殖系统肿瘤显像

核素肿瘤显像不仅提供肿瘤的位置、形态、大小等解剖学资料，更重要的是提供肿瘤组织本身及局部组织器官的功能变化资料，反映血流量和代谢变化。这些信息对肿瘤的定位诊断、鉴别诊断、临床分期、疗效判断和随访观察都有很大价值。与其他影像方法（如超声、CT、MRI等）相比具有一定的优势和特色。

肿瘤显像可以分为非特异性肿瘤阳性显像、特异性肿瘤阳性显像、肿瘤代谢显像等，还有一类显像技术虽然是使用非肿瘤相关示踪剂，但对肿瘤患者临床分期、随诊及治疗监测有特殊的参考价值，主要包括全身骨显像和淋巴显像。

1. 非特异性肿瘤阳性显像

这种显像方法具有方法简便、费用相对较低、应用范围广等特点，因而成为常规核素探测肿瘤的最重要的方式，但往往缺乏特异性。除了恶性肿瘤组织能选择性浓聚外，某些良性病变也能摄取，因此对结果的判断应密切结合临床和其他检查方法。

2. 特异性肿瘤阳性显像

特异性肿瘤阳性显像是利用某些放射性药物能选择性地浓集在特定肿瘤细胞某个部位的原理。例如，放射性核素标记的受体配体只与该受体结合（放射受体显像），或放射性标记的抗体只与相应的抗原结合（放射免疫显像，RⅡ），从而可使受体分布丰富或含有特殊抗原的肿瘤组织显影，因此具有高度的特异性。嗜铬细胞瘤富含肾上腺素能受体，而放射性碘标记的间位碘代苄胍能与肾上腺素能受体特异性结合，根据此原理设计的^{131}I-MIBG（间碘苄胍）已常规用于探测嗜铬细胞瘤、恶性嗜铬细胞瘤及其转移病灶、神经母细胞瘤等；血管活性肠肽（VIP）受体广泛分布于全身，除了消化道和神经内分泌肿瘤外，在膀胱癌、结肠癌等肿瘤中也有高度表达，利用^{123}I标记可以对上述肿瘤进行显像诊断；采用标记的抗膀胱癌单克隆抗体BDI-1进行膀胱内灌注RII，膀胱癌患者肿瘤阳性率达88.5%，原发性和复发性肿瘤均可获得清晰显像，检出的肿瘤其最小直径仅为0.5cm。

3. 肿瘤代谢显像

肿瘤细胞，特别是恶性肿瘤细胞的分裂增殖比正常细胞快，能量消耗相应增加，而葡萄糖为肿瘤细胞能量的主要来源之一，恶性肿瘤细胞的异常增殖需要葡萄糖的过度利用。根据这个特点，利用正电子发射计算机断层显像仪（PET）和18F标记的脱氧葡萄糖（18F-FDG），可以对肿瘤进行代谢显像。PET在肿瘤学中的应用可以归纳为以下几个方面。①肿瘤诊断：肿瘤的早期诊断，鉴别良、恶性肿瘤。②肿瘤评价：鉴别肿瘤复发或残留病灶与组织坏死或瘢痕形成。③肿瘤分期：根据肿瘤病变的累及范围，为肿瘤分期提供依据。④肿瘤定位：为发现淋巴结等远处转移的患者寻找原发灶。⑤肿瘤监测：评价肿瘤的治疗反应。

4. 全身骨显像

全身骨显像对泌尿生殖系统肿瘤本身的诊断并不具有特殊意义，但某些泌尿生殖系统肿瘤（如前列腺癌）很容易发生骨转移，而肿瘤是否发生转移以及转移范围的确定，对于肿瘤患者的临床分期、确定手术方案、随诊及治疗监测等方面，具有特殊的参考价值，最常用的骨显像剂是 ^{99m}Tc-MDP（亚甲基二膦酸）。^{99m}Tc-MDP 在骨骼内沉积的多少受到局部血流量和骨骼无机盐代谢及成骨活跃程度等因素的影响。当发生肿瘤骨转移时，由于病灶局部肿瘤组织代谢旺盛、血流丰富，放射性分布呈异常浓聚，并且放射性增高的程度常与病变的性质、范围及恶性程度有关，如恶性骨肿瘤常较良性骨肿瘤呈现更高的放射活性。多发性、形态不一、大小不等、涉及多处骨质尤其是以轴心骨为主的异常放射性浓聚灶，是肿瘤骨转移的典型表现。骨显像是一种非特异性的显像方法，肿瘤患者骨显像出现放射性异常浓聚并不意味着一定是转移性病变，尤其是单发浓聚灶，可能是外伤或其他良性病变所致，应结合临床和其他检查方法综合判断。

第四章　泌尿生殖系统肿瘤的一般治疗

第一节　综合治疗

经过 40 余年的努力，肿瘤的治疗已进入综合治疗的时代，即根据患者的机体状况、肿瘤的病理类型、分期和发展趋向，合理地、有计划地综合应用现有的治疗手段，以期较大幅度地提高治愈率和改善患者的生活质量。

由于肿瘤患者的早期诊断和综合治疗的进展，已使恶性肿瘤诊断后 5 年生存率达 50%，某些肿瘤患者的生存率更高。

根据患者的身体状况、肿瘤的病理类型、侵犯范围（病期）和发展趋向，有计划地、合理地应用现有的治疗手段，以期较大幅度地提高治愈率，而且应当改善患者的生活质量。

在进行综合治疗时，必须做到合理、有计划。由于普遍重视开展综合治疗，使睾丸肿瘤、肾母细胞瘤、肾癌、膀胱癌及前列腺癌的治愈率有了很大的提高。

近年来，由于新药的不断涌现和集落刺激因子、淋巴因子、隔离环境、成分输血和其他支持治疗的发展，使得临床医师可以将以往的“常规剂量”提高数倍，从而使治愈率有相当幅度的提高。

一、综合治疗的目的要明确

肿瘤治疗失败造成患者死亡的原因，仍为局部未控或转移，以及上述原因的各种组合。在处理患者时，应该明确以下几点。

1. 全身状况对治疗的影响

肿瘤患者的全身状况，特别是免疫状况对肿瘤的治疗有很大影响，同时，肿瘤的存在又会严重地影响患者的免疫功能。因此，合理地、辩证地进行治疗是非常需要的。治疗肿瘤时，应争取尽可能除去肿瘤，使患者体力各方面得到恢复，特别是着重患者免疫功能的重建。以后再视情况进行强化治疗，同时，不断提高患者的免疫功能，促进康复。

2. 准确判断病变的范围

治疗患者，首先要确定病变的范围及需要解决的问题，采用不同的综合治疗方法进行针对性的治疗。局限性的病变，尽可能先行手术治疗，再采用其他治疗方法；不能切除或已有播散的病变，则应先采用放疗或化学治疗（简称化疗），待病灶局限、病情稳定后，再手术治疗，术后再采取相应的辅助化疗和预防性照射即比较容易成功。

3. 权衡利弊

合理的治疗不但要提高生存率，而且要提高生活质量，同时要考虑对患者的机体和精神上的影响。根治性手术，要尽可能保留患者的器官和正常生理及功能，大面积放疗及高剂量化疗，能引起发热的生物治疗，相当多的中药都有一定的不良反应，使用时需特别慎重。姑息治疗时，大面积照射和高剂量化疗会给患者带来相反的效果，使患者肿瘤播散更快。

二、治疗方案安排要合理

在充分衡量机体的免疫状况、患者重要脏器的生理功能及局限与播散之间的情况下，制订合理、有计划的综合治疗方案是很重要的。对于某些肿瘤，局部控制相对是个主要问题。局部切除、放疗或化疗都可将其治愈，无须再加用其他治疗，如扩大切除或预防照射都是不必要的。而另一些肿瘤，虽尽量扩大切除或照射都不能消除远处播散的可能，则需要采取必要的全身措施才能达到根治的目的。综合治疗的方法主要有以下几种。

1. 先手术治疗后放疗或化疗

对于局限的肿瘤先手术治疗，根据手术情况加用放疗和（或）化疗，睾丸精原细胞瘤、肾胚胎瘤就是比较成功的例子，即使已有远处转移，手术后加用放疗或化疗，亦能控制病变，达到痊愈。

2. 先化疗或放疗后手术治疗

对于局部已有浸润或区域性转移的肿瘤，可先化疗或放疗以后再行手术治疗。可使治愈率明显提高，同时可以消灭肿瘤四周的亚临床灶，使肿瘤缩小，手术范围缩小，较好地保存患者手术后的生理和生活功能。目前，先期化疗很受重视，在一定程度上代表了一种趋向。膀胱癌的术前放射治疗的指征是肿瘤> 4cm 或病理为分化差的肿瘤。

对于已无手术机会的患者，应尽可能先行化疗，以避免放疗后引起血管栓塞，使化疗药物难以进入体内，必要时化疗与放疗同时进行。肾癌及软组织肉瘤在手术不彻底时都应做术后放射治疗。多在伤口愈合后立即开始。放射剂量应尽力给予根治量或接近于根治量。

3. 生物治疗

多作为辅助应用提高机体的免疫功能，尚无单用生物疗法可以治愈晚期肿瘤的证明。

第二节 外科治疗

肿瘤外科学是在肿瘤学和外科学的基础上发展起来的一门重要临床学科。当外科学与肿瘤生物学相结合后，肿瘤的外科治疗在观念上有了很大改变，手术作为单一治疗手段的历史已经过去，但在肿瘤的综合治疗中，外科治疗仍占有首要地位，是大多数肿瘤治疗的第一选择。

正确的手术治疗不但可以切除肿瘤，而且可间接改善机体对肿瘤的免疫功能。

恶性肿瘤外科治疗效果的提高，是通过早期发现、早期诊断和早期手术切除来实现的。应正确掌握手术适应证和遵守治疗规范，按照肿瘤的类型及其发展程度确定手术切除范围，而不应盲目地单纯扩大手术切除范围，因为临床上所确定的癌症病例，其中约有 70% 已发生转移，无论手术切除范围如何扩大，治疗的效果总是有限的。但是，可以通过手术切除肿瘤及其邻近正常组织做出正确的临床分期，以便制订合理的综合治疗方案，即使肿瘤已经转移，手术切除原发瘤，也利于化疗、放疗的成功实施，因此，手术在综合治疗中也起着重要的作用。

手术还用于切除转移癌（瘤），对于晚期癌患者，仍可减轻疼痛及因肿瘤发生的其他症状。

肿瘤常发生急症，如出血及泌尿系梗阻、急性肾衰竭等，需要外科紧急手术处理。

总之，当病变仍局限于原发组织及所属区域淋巴结时，应彻底切除肿瘤，才能提高疗效。当术中发现远处的亚临床微小转移灶时，术后必须进行有计划的、合理的综合治疗，以提高疗效。

外科治疗的一般原则适用于肿瘤治疗，但肿瘤的生物学特性又决定肿瘤外科必须遵循一定的原则。

一、正确的诊断是合理治疗的关键

应用现代影像（B 超、CT、ECT、MRI）技术对肿瘤的性质及范围做出准确的判断，便于制订合理的治疗方案。如果肿瘤局限，则可先采用手术治疗，辅以必要的化疗、放疗及免疫治疗；如果肿瘤巨大不能切除且已有播散，则需先行放疗或化疗，再行手术治疗。又如已经固定浸润的前列腺癌，则无须行前列腺根治术，而应行睾丸切除再辅以内分泌治疗；范围广泛的膀胱肿瘤，则应行全膀胱切除及肠代膀胱术。如能在术前做出完整的病理学检查，即肿瘤的性质、生物学行为、病灶范围、浸润深度、淋巴结转移等情况，则可以帮助外科医师对肿瘤做出更为准确的分期及选择不同的手术方式及辅助治疗。各种恶性肿瘤，对放疗或化疗的敏感性不同，因此，病理诊断是十分重要的。如前列腺肉瘤，分类复杂，无论术前、术中及术后，其合理的治疗方案均完全依赖病理学诊断；如睾丸肿瘤伴有腹膜后淋巴结转移者，经睾丸切除病理诊断为精原细胞瘤者，术后仅需要补充放疗和（或）化疗即可获得治愈的可能，如病理诊断为胚胎性癌者，则需要再进行腹膜后淋巴结清除术。

二、正确掌握手术治疗的适应证和禁忌证

肿瘤手术有两个目的，即明确诊断和治疗肿瘤。

1. 适应证

在对肿瘤做出明确诊断后，即应决定是否手术及选择何种术式，在某种意义上说，合理的手术可能只有1次，因此，应严格掌握适应证。

（1）明确诊断可采用细针吸取细胞、针吸活组织检查、肿瘤组织的切取或切除进行活检，明确诊断及进行临床及病理分期。

（2）根治早期恶性肿瘤：早期恶性肿瘤，因为原发肿瘤局限，对周围组织或器官没有侵犯或侵犯少。通过根治性手术可以及时彻底切除肿瘤，从而达到根治的目的。

（3）治疗某些激素依赖性肿瘤而需做内分泌腺体切除者，如对晚期前列腺癌患者行睾丸切除术。

2. 禁忌证

（1）全身情况差、年老体弱、严重贫血、代谢紊乱，处于恶病质状态，不能在短期内纠正而无法耐受手术者。

（2）合并有严重的心、肺、肝、肾器质性病变或严重传染病不能耐受手术者。

（3）肿瘤广泛转移或广泛外侵并和邻近重要器官固定，且不能连同受累器官或肢体一并切除者。

（4）因肿瘤部位原因，手术切除有困难或易造成重要脏器损伤者。

三、预防恶性肿瘤医源性播散和种植

在对恶性肿瘤进行检查和手术治疗时，应严格遵循“无瘤操作”的原则，防止因不适当的操作造成肿瘤的转移和播散。

1. 术前触诊

对肿瘤的触诊检查，术中对肿瘤部位的探查应轻柔，不应用力过猛或挤压，尽量减少检查次数。例如，小儿胚胎瘤、睾丸肿瘤的触诊及前列腺肿瘤的肛门指诊。

2. 正确选择活检方法

睾丸肿瘤一般不做活检，前列腺活检应按要求进行，诊断性手术与根治性手术衔接得越近越好，尽可能在手术中做冷冻切片。

3. 手术操作要稳准轻快，尽量采用锐性解剖，少用钝性分离

（1）术中应先处理手术切除的周围部分，再处理肿瘤邻近部位，要最大限度地切除肿瘤组织，切除范围要包括病变周围一部分正常组织，如膀胱肿瘤切除范围应在肿瘤旁2cm。肾肿

瘤切除时，应将肾周围脂肪囊一并切除。

（2）切除肿瘤时，应先分离阻断血管，移去肿瘤组织，再清理淋巴结，如睾丸肿瘤切除时，应先在腹股沟结扎精索，再切除睾丸。

4. 保护好手术野

无瘤区创面及切缘应采用纱布垫保护，以肿瘤为主的“瘤区”必须严格隔离。肿瘤不慎被切开或破裂，应及时移去肿瘤组织，用手术巾保护，手术巾湿透时应及时更换。

手术器械应勤更换，特别是接触肿瘤后应及时用蒸馏水冲洗后再用或更换，手术者的手套不应直接接触肿瘤。

四、尽量保留泌尿功能及性功能

1. 双肾肾癌

（1）对较大癌肿的一侧做根治性肾切除术。

（2）对较小一侧的癌肿行部分肾切除、肿瘤局部切除或剜除术。

（3）两侧病变范围均较局限时，宜行双侧部分肾切除或剜除术。

2. 孤立肾肾癌

无论是先天性或后天性孤立肾肾癌，手术治疗仍然是最佳选择，其目的是尽可能切除肿瘤，保留足够的正常肾组织，争取不用透析而使患者继续存活，如为多发性肿瘤或肿瘤范围较广泛，可进行选择抗癌药物栓塞治疗或根治性肾切除，以及血液透析。

3. 前列腺癌

近 10 年来，又开展了保留性神经前列腺根治术，术后神经功能障碍由 90% 减低到 30% 左右。根治术适用于 B 期以前的肿瘤，少数 B 期以上、经过激素治疗降期的病例也可行根治术。手术切除率一般为 20% 左右。

前列腺癌、膀胱癌行根治性手术治疗时，应最大限度地保留患者的性功能，提高患者的生存质量。

4. 阴茎癌

（1）阴茎部分切除术：根据具体病理情况，肿瘤在冠状沟前、肿瘤以上阴茎皮肤完好，海绵体无肿瘤浸润者，可距肿瘤边缘 2cm 处做阴茎部分切除（TNMT_1 期以前 Jackson Ⅰ期）。

（2）阴茎全切除：TNMT_2 期、Jackson Ⅱ期以上的肿瘤行阴茎全切术。对于可疑或已有淋巴结转移的病例，应当施行Ⅰ期或Ⅱ期淋巴结清扫术。

阴茎癌在切除肿瘤的同时若能保留部分阴茎，则有利于患者的排尿及性功能的维持。

第三节 化学治疗

化学治疗的发展史较短，目前单独应用在多数肿瘤处于姑息性治疗的水平，但对于某些肿瘤已取得相当高的治愈率。因此，大多数学者认为，化学治疗正在从姑息治疗向根治水平过渡。

早在20世纪中期开始用化学药物治疗肿瘤，直到20世纪后期，由于基础理论研究发展迅速，加之新技术的应用，推动了肿瘤各种治疗手段的改进，使肿瘤的诊断和治疗水平都有明显的提高，因此，各种治疗方法的适应证不断扩大，疗效亦明显提高，单一应用手术治疗实体瘤的时代已经过去，综合治疗已成为当前肿瘤治疗的主要方向。化学治疗和手术治疗、放射治疗成为肿瘤治疗的三大手段，其中化学治疗有其自身的优点而受到专业医师的高度重视。

手术治疗和放射治疗通常用于局部肿瘤的治疗，而化学治疗是一种全身性的治疗方法。在肿瘤得到确诊时，有相当一部分肿瘤已发生癌瘤的转移，只是大多数病灶微小而不易发现，因此需要使用化疗药物进行全身治疗，以便杀灭扩散的癌细胞。

化学治疗对某些患者有时是唯一的治疗方法，它可以治愈某些癌，且可防止癌的扩散，减慢癌的生长速度以及减轻癌瘤引起的症状，即使肿瘤已经发展到不能治愈的程度，化学治疗也有助于延长患者的生存期。一般情况下，化学治疗与放射治疗、手术治疗联合应用，可提高疗效。

一、化学药物治疗的理论基础

近年来，化学治疗在药物的种类或给药途径、适应范围方面都有了很大的发展。

化学治疗肿瘤的药物与临床常用的药物有很大区别，一般要根据细胞增殖周期的不同、作用点及肿瘤倍增时间，巧妙地联合用药以达到最高疗效。

实验证明，人体细胞的代谢、增殖是有一定规律的，细胞的繁殖涉及细胞生长、基因复制以及一个亲代细胞分裂成为两个子代细胞。由于每个子代细胞继续繁殖，所以每次由一个细胞分裂为两个细胞的整个过程可以视为一个细胞的生命周期，细胞群中一般只有部分细胞处于增殖周期。细胞增殖周期分为4个阶段，在每个阶段，细胞执行不同的任务：一个细胞分裂为两个子细胞的阶段称为有丝分裂期（M期），需1h左右，有丝分裂期后细胞进入第1个间歇期（G_1期），又称合成前期，在G期，细胞代谢活跃，体积增大，但它并不直接进行DNA复制，而是进行RNA的合成，历时数小时到数天，G_1期后，细胞进入DNA合成期（S期）。在S期，细胞进行DNA复制，其基因增加1倍，此期历时需5～30h。然后细胞进入第2个间歇期（G_2），一般需1～2.5h，并准备分裂。至此细胞完成了一个周期。整个细胞周期时间约为20h。体内细胞分裂是受严格控制的，不同种类的细胞繁殖速度有很大差别，主要是由细胞周期中合成前期G_1期的长短所决定，而它们的S期、G_2期及M期的时限并无大的区别。对于分裂缓慢的细胞而言，其期的进程并不是一个连续的过程，它们停留在G_1期不再继续进展，而是进入静止状态，称为G期。除非有一个外界信号刺激，诱导细胞重新进入DNA复制合成期（S期），才能恢复繁殖能力、与正常组织相似，各种肿瘤细胞在繁殖分裂速度上也不一样。抗癌药物一般是通过干扰破坏细胞分裂过程的某些环节而杀伤肿瘤细胞达到治疗目的。

二、化疗药物的分类

1. 损伤DNA的药物

这类药物以不同方式抑制细胞的分裂增殖，直接破坏细胞的DNA。其中最大的一组损伤细胞DNA的药物是烷化剂，它们使DNA成分烷基化，从而导致DNA中嘌呤解离，DNA键断裂或形成交链，从而阻断DNA的进一步复制。有的抗生素类抗癌药物不但造成肿瘤细胞DNA的断裂，而且可通过抑制DNA连接酶而影响DNA的修复，这类药物前者包括环磷酰胺、氮芥、塞替派、白消安等，后者包括博来霉素、丝裂霉素C、顺铂等。

2. 干扰DNA合成的抗代谢药物

该类药物主要是通过干扰细胞DNA合成中的一个或数个环节而达到杀伤肿瘤细胞的目的。由于在细胞分裂时，基因必须进行成倍的复制，这些药物阻断了细胞的分裂，导致细胞死亡，这类药物主要包括氟尿嘧啶、巯嘌呤、甲氨蝶呤、阿糖胞苷、多柔比星等。这些药物或是抑制细胞的核酸合成，或是抑制DNA本身的合成，以致使细胞DNA不能复制，结果导致细胞不能分裂而最终死亡。

3. 其他化疗药物

有几种化学药物是通过影响细胞的其他活动而干扰细胞分裂的，其中有的通过干扰DNA切割再接酶的反应达到破坏DNA的作用；有的是直接结合到DNA上，或通过结合到细胞的微管蛋白上，在细胞有丝分裂期干扰纺锤体的形成而阻断有丝分裂过程。还有的可以降解天冬氨酸，天冬氨酸是合成蛋白质的基本氨基酸，也是肿瘤细胞生长所需的氨基酸，天冬酰胺酶破坏血中的天冬氨酸，从而阻止肿瘤细胞的生长增殖。

三、目前常用的化疗药物

1. 烷化剂

烷化剂直接作用于DNA上，防止癌细胞再生。此类药物对慢性白血病、恶性淋巴瘤、霍奇金病、多发性骨髓瘤、肺癌、乳腺癌和卵巢癌具有疗效。烷化剂主要有白消安、顺铂、环磷酰胺、达卡巴嗪、异环磷酰胺、二氯甲二乙胺（盐酸氮芥）和美法仑。

2. 抗代谢药

抗代谢药干扰DNA和RNA的合成，用于治疗慢性白血病、乳腺癌、卵巢癌、胃癌和结直肠癌。抗代谢药主要有氟尿嘧啶、甲氨蝶呤、阿糖胞苷和安西他滨。

3. 抗肿瘤抗生素

抗肿瘤抗生素通过抑制酶的作用和有丝分裂或改变细胞膜来干扰DNA。抗肿瘤抗生素为细胞周期非特异性药物，广泛用于对癌症的治疗。抗肿瘤抗生素主要有博来霉素、放线菌素D、柔红霉素、多柔比星和阿霉素。

4. 植物类抗癌药

植物类抗癌药都是植物碱和天然产品，它们可以抑制有丝分裂或酶的作用，从而防止细胞再生必需的蛋白质合成。植物类抗癌药常与其他抗癌药合用于多种癌瘤的治疗。植物类抗癌药主要有长春碱、长春新碱、三尖杉碱、依托泊苷和替尼泊苷。

5. 杂类

另外一些化疗药物具有不同的作用机制，不属于上面几类，其中包括天冬酰胺酶和维A酸。

6. 激素类

类固醇皮质激素用于治疗淋巴瘤、白血病和多发性骨髓瘤等癌症。当激素用于杀死癌细胞或减缓癌细胞生长时，可以把它们看成化疗药物。类固醇皮质激素有泼尼松和地塞米松。性激素用于减缓乳腺癌、前列腺癌和子宫内膜癌的生长。它包括雌激素、抗雌激素、黄体酮和男性激素。性激素的作用方式不同于细胞毒素药物，属于特殊的化疗范畴。

四、合理应用化疗药物

1. 注意给药方法及给药途径

人们把整个增殖周期中对细胞均有杀灭作用的药物称为周期非特异性药物（CCNSA），而把只对某一时期有杀伤作用的药物称为周期特异性药物（CCSA）。

CCNSA类对肿瘤细胞的作用较强而快，能迅速杀灭癌细胞；CCSA类一般作用较弱而慢，需要一定时间才能发挥作用。一般来说，为了发挥化疗药物的最大效用，CCNSA应1次静脉注射，而CCSA则以缓慢静脉滴注、肌内注射或口服为宜。

2. 给药的剂量原则

剂量强度（DI）的概念是由于发现某些肿瘤的疗效与化学治疗在单位时间内的剂量相关，DI定义是“每周药物按体表面积每平方米的剂量（mg/m^2）”，而不计较给药途径。剂量强度的基础是以剂量－反应曲线为线性关系的，因此，剂量越高疗效也越好。不言而喻，这必须是药物敏感的肿瘤。由于患者的机体状况不同、肿瘤的均一性不同，因此在剂量上必须遵循个别对待的基本原则，参考患者肿瘤负荷，骨髓和肝功能、肾功能而决定，因此临床医师的经验很重要。最近已有学者根据药物代谢曲线来具体计算患者的合适剂量，从而达到最大耐量，取得最大疗效并避免不可耐受的毒性。

在制订化学治疗计划和方案时，还应区别治疗的目的是根治还是姑息。如果以姑息为目的，制订具体方案时不应给患者带来很大痛苦和风险，必须衡量治疗可能导致的得失。但在根治治疗时应最大限度地消灭肿瘤细胞，并采用必要的巩固和强化治疗，以期达到治愈的目的。

3. 用药注意事项

（1）治疗中应根据病情变化和药物不良反应，随时调整治疗用药及进行必要的处理。

（2）用药过程中密切观察血常规、肝功能、肾功能和心电图变化，血常规一般每周检查 1 次或 2 次，直到化学治疗结束后血常规恢复正常为止。肝功能、肾功能应每周检查 1 次。

（3）既往化学治疗、放射治疗后患者骨髓抑制严重者慎用。

（4）严重贫血的患者应先纠正贫血。

（5）年龄＞ 65 岁或一般情况较差者应酌情减量用药。

4. 化学治疗的适应证和禁忌证

选择化学治疗时，必须对患者进行全面了解及周密考虑。首先，要明确诊断肿瘤的种类、大小及肿瘤浸润的范围；其次，要根据患者当前需解决的主要矛盾，明确化学治疗的目的及预计可能达到的结果，决定采取局部治疗或是全身治疗。整个过程要有肿瘤治疗的综合治疗观念，即与必要的放射治疗和手术治疗相结合，进行总体安排。

（1）适应证：①对化学治疗敏感的全身性恶性肿瘤。②已无手术治疗和放射治疗指征的播散性晚期肿瘤或术后、放射治疗后复发转移的患者。③具有化学治疗、生物治疗指征的患者，手术前后可辅助化学治疗者。

（2）禁忌证：①白细胞总数＜ 4.0×10^9/L 或血小板＜ 8.0×10^9/L。②肝功能、肾功能异常者。③一般情况衰竭或有严重感染的患者。④妊娠妇女，可先行引产或人工流产。⑤过敏体质患者慎用。

第四节　放射治疗

放射治疗学是一个发展极为迅速的学科，自伦琴发现 γ 射线，到居里夫人发现放射性镭应用于肿瘤治疗，逐渐形成一门独立的学科。目前，放射治疗已从最早的 X 线发展到 20 世纪 50 年代的 ^{60}Co，60 年代的直线加速器，70 年代的快中子和 90 年代的质子放射治疗和立体定位放射治疗，成为肿瘤治疗的三大重要手段之一。据统计，约有 50% 的肿瘤患者需要接受放射治疗。

放射治疗是局部治疗手段，其目的有：①以根治治疗为目的的放射治疗主要应用于未发生远处广泛转移的肿瘤患者；②以姑息治疗为目的，主要用来减轻由于原发肿瘤或转移灶而引起的某些症状，对肿瘤进行有效控制，从而减轻患者痛苦，提高生存质量。

一、作用机制

使用高能放射线或粒子辐射治疗疾病称为放射治疗，通常使用的是直线加速器产生的高能射线或由放射性核素 ^{60}Co、^{131}I、^{198}Au 等产生的 γ 射线、β 射线，作用于肿瘤组织细胞，以杀死癌细胞而达到治疗目的。

根据现代生物学和肿瘤放射生物学理论，生物体中任何生理细胞被放射线作用都是传递能量的过程，放射线对病变细胞的作用也是传递能量的过程。组织细胞吸收能量后，各种成分产生电离，每个电离或激发动作传递的能量约可使 100 个氢键断裂，在不同瞬间继续引起显微结构的不同位置发生千百个激活作用，使另一些稳定大分子也变成不稳定状态，一连串的这种能量传递使显微结构系统许多环节都出现结构有序系统变成紊乱。在继放射线作用于组织细胞散逸能量的物理过程之后出现化学增强机制，即那些被激活的细胞中分子、离子重新组合形成大量的 H_2O_2、H1 和 OFT 等强氧化剂和大离子集团。激发态的分子也产生次级离子，结果使一种物质转化为另一种物质，在有序大分子系统中出现一环又一环的链式反应，使细胞物质稳定的胶体状态遭到破坏，胶粒和拟脂显微结构的表面聚集许多阴性基因，致使细胞通透性和吸附性发生变化，代谢过程的协调性被破坏。显微结构中层次级的高聚合物质复杂蛋白如核蛋白、脱氧核糖核酸（DNA）和透明质酸等解聚、加速有协调性的酶系统崩溃。由于染色体断裂、核酸合成受到抑制，酶的作用丧失，异常代谢产物的不断增加，对细胞产生毒性作用，终于导致并加速细胞的死亡，病变组织不复存在。

二、影响放射治疗效果的因素

放射治疗效果受许多因素影响，如放射源的选择、照射位置的准确性，照射剂量和时间，以及肿瘤对放射性的敏感性等诸多因素，而后者是难以人为控制的。它是一个极其复杂的过程。根据临床多年经验及研究肿瘤对放射敏感性与以下因素有关。

1. 组织类型

放射敏感性肿瘤如精原细胞瘤、肾母细胞瘤，不敏感的大多数为腺癌，鳞状细胞癌多为中度敏感。

2. 分化程度

分化程度越高，对放射线敏感性越差。

3. 生长形状

外生型比内生型对放射线敏感，浸润型和龟裂型对放射线抗拒。

4. 临床分期

早期肿瘤血供好，氧细胞少，放射线易于杀灭肿瘤细胞。反之，对放射线敏感性就差。

5. 营养状况

可影响到敏感性，营养不佳伴有贫血时对放射线敏感性就差。

6. 年龄

患者越年轻对放射线越敏感。

7. 以往治疗情况

曾行放射治疗又复发或经多次手术、穿刺都会影响放射治疗的敏感性。

当然，这些因素也不是绝对的，有学者观察到一组患者，肿瘤的病种、病程、部位、年龄都相仿的情况下，放射治疗的治疗效果也不一样，因此，放射治疗是一个很复杂的问题。

三、放射治疗的方式

根据应用的放射源的类型以及肿瘤的种类和部位，采用不同的治疗方式，大致分为以下两种。

1. 远距离照射

放射源位于人体外的一定距离，集中照射人体中的某一局部。此种方法需经皮肤和正常组织才能达到肿瘤组织，因而照射剂量受皮肤和正常组织耐受剂量的限制。但这种体外照射仍应用极为广泛，它可以在门诊治疗，无须住院。用于体外放射治疗的放射线可以来自不同的放射源，它们包括 X 线、直线加速器产生的高能粒子束、放射性核素 ^{60}Co 产生的 γ 射线等。

2. 近距离照射

将放射源密封直接放置在被治疗的肿瘤邻近部位或直接置于肿瘤组织内，对肿瘤局部区域给予大剂量照射，以尽量减少放射线对正常组织的损伤。它可以在较短时间内给予较大的照射剂量。近年来用于内照射的设备实现了计算机控制的后装化技术。因此，近距离照射又称置入体照射、间质照射、腔内照射或简称内照射。进行内照射的患者一般需住院治疗。

四、放射治疗临床应用

1. 适形放射治疗

适形放射治疗是近年来放射治疗中的一个热点，就是使高剂量区分布的形状在三维方向上与病变靶区的形状一致。为达到剂量分布的三维适形，必须满足下述的条件：①在照射方向上，照射野的形状必须与病变靶区的形状一致。②要使靶区内及表面的剂量处处相等，必须要求每一个照射野内诸点的输出剂量率能按要求的方式进行调整。满足第一个条件即为通称的三维适形放射治疗；同时满足上述两个条件的即为调强放射治疗。与常规的体外放射治疗相比具有下列优点：①最大限度地减少对肿瘤周围正常组织和器官的照射，可降低正常组织的近期或后期并发症。②可明显地提高对靶区的照射总量，常规体外照射时前列腺癌安全剂量的上限为70Gy左右，用适形放射治疗后的剂量可从74Gy递增至80.4Gy，Mohan的结果为75.6Gy递增至86.4Gy，适形放射治疗时前列腺癌最高安全剂量可达87.3Gy。③可明显提高前列腺癌的局部控制率，预后不好的前列腺癌患者做适形放射治疗可提高生存率：照射剂量＜69Gy组5年生存率为15%，＞69Gy组5年生存率可达28%。适形放射治疗的应用使得肿瘤的体外放射治疗更加精确，适应证更广泛。

2. 快中子放射治疗

快中子具有相对生物效应较高、较低的氧增比，同时对各时相的癌细胞具有相同的杀伤作用，且使亚致死损伤及潜伏致死损伤很难修复。但快中子射线本身有极强的致损伤作用，治疗后较高的并发症发生率是其应用中需考虑的问题。大多数学者认为快中子与光子混合治疗相对单纯的光子治疗，可提高局部控制率。近年来，由于适形技术的应用，使得三维适形混合射线治疗前列腺癌近期疗效较好，不良反应可以接受，但要注意控制中子剂量在11Gy以下。

3. 质子放射治疗

高线性能量传递射线质子亦用来治疗前列腺癌，其主要运用了其Bragg峰的物理特点，即在峰以外的皮肤剂量和出射剂量都很小，峰的位置和体积都可以调节，其优点是剂量分布好、旁散射少、穿透力强和局部剂量高。质子放射治疗可以显著降低并发症，RTOG ≥ 3级的急性胃肠道和泌尿生殖道反应＜1%，慢性的3级反应只占1%，4级占0.2%。将调强技术与质子治疗结合产生质子调强，同样其强度可以调节，并显著减少接受低剂量照射的正常组织体积显示出更好的靶区覆盖和邻近组织结构的保护。

五、放射治疗方案的制订

一般情况下，放射治疗单独治疗肿瘤较少，多与手术治疗和化学治疗联合应用，特别是对肿瘤治疗提倡综合治疗的情况下更是如此。

1. 放射治疗与化学治疗的联合

放射治疗作为有效的局部治疗手段常常能使肿瘤得到控制，而又不致对全身生理产生太大的影响。但放射治疗不能杀灭体内隐蔽的转移灶，也不能保证可以完全清除原发肿瘤及其引流淋巴结内转移灶，如睾丸肿瘤、膀胱癌有腹主动脉旁淋巴结转移的情况。而化学治疗往往对原发瘤的作用有限，它的主要功能在于清除隐蔽的小转移灶。因此，放射治疗和化学治疗结合在肿瘤的治疗上具有理论上的优越性。

但是，值得一提的是，必须看到它们联合的有害一面，在某种情况下有一定的危险性。例如，一些化疗药物具有放射增敏剂的作用，它可以加重放射治疗的局部反应，造成照射野周边组织的严重毒性反应。因此，只有在为了控制局部原发瘤及同时治疗转移灶时，才需要同时采用放射治疗与化学治疗的联合应用方案。

2. 放射治疗与手术治疗的联合

放射治疗与手术治疗的联合应用治疗恶性肿瘤是联合治疗的最常用方式。在手术前、手术中或手术后都可以进行，主要根据肿瘤的病变程度和范围。

（1）术前放射治疗：适用于局部复发而尚无远处转移的病例，照射范围应包括肿瘤附近的亚临床灶。手术与放射治疗的间隔期为 2 周左右。

由于临床与实验室都证实了术前放射治疗对一些肿瘤有一定效应，加之近年来直线加速器装置和后装技术的应用，进行术前治疗并不增加手术困难，也不增加术后并发症。术前照射可以消灭肿瘤周围的亚临床灶。同时使肿瘤缩小，手术范围也相应缩小，减少对邻近组织的损伤。还可以降低肿瘤细胞活力，从而降低远处转移率。

（2）术中放射治疗：其优点在于能避开附近的重要器官，一次性给予大剂量的照射，大大减少肿瘤邻近组织受射线的损伤，减少并发症。但此种方法必须在加速器机房或其附近的外科手术室内进行肿瘤切除，这种放射治疗在充分暴露肿瘤部位并在直视下进行，对正常组织可以很好地保护，因此很少有放射治疗并发症发生，明显提高治愈率。但由于工作环境要求高，故此法难以推广。

（3）术后放射治疗：此法适用于有肉眼癌残存或按规律肯定有肿瘤残存时，当这种肿瘤对放射线有一定的敏感性时，如肾癌，在手术不彻底时可做术后照射。术后照射治疗与手术的间隔应尽量缩短，即在伤口愈合后立即开始，尽可能采用根治剂量。

六、放射治疗的不良反应

一般来讲，放射治疗是肿瘤进行局部照射，对全身性不良反应较小，只是对肿瘤邻近器官造成程度不一的损伤，如胸腔照射可能引起放射性肺炎，腹部照射可能引起肠炎，这种情况是不可避免的，只能在放射治疗中尽可能对位准确，剂量适中，以减少不良反应。

第五节　生物治疗

20 世纪 80 年代初期，随着细胞生物学、分子生物学及生物工程技术的迅速发展，给肿瘤的生物治疗带来了新的希望，成为 20 世纪末一个新兴领域——现代生物治疗肿瘤学，引起医学界的高度兴趣，现已成为继手术治疗、放射治疗、化学治疗 3 种传统技术之外的又一新的治疗手段，被称为肿瘤的第 4 种治疗方式。

所谓生物治疗，就是通过应用生物制品，特别是生物应答调节剂来调节和加强机体的免疫能力或直接显示细胞毒作用，改变机体对肿瘤的生物状态，从而达到抗病治疗的目的。

生物工程技术的飞速发展为肿瘤治疗领域开创生物治疗的新纪元，形成了生物治疗的四大技术：过继性免疫细胞输注技术、细胞因子技术、单克隆抗体技术和肿瘤疫苗技术。其中，目前应用最多的是细胞因子技术。

一、常用的生物应答调节剂

1. 生物应答调节剂的定义

Mitchel C 对生物应答调节剂（BRIMS）下过具体定义：一种物质只要具备以下条件之一或几项就可以称为 BRIMS。

（1）直接增强宿主的抗肿瘤反应，经免疫刺激增加效应细胞的数量或增加活性或增加可溶性中介物的产生。

（2）增强宿主对细胞毒物质造成损伤的耐受能力。

（3）通过减少抑制性机制而增强宿主对肿瘤的免疫反应。

（4）改变肿瘤细胞膜的特点。

（5）预防或逆转细胞转化或促进不成熟肿瘤细胞的成熟。

（6）借助生物学手段的一些新方法如基因治疗均可列入此范畴。

2. 常用生物应答调节剂的分类

（1）微生物：如卡介苗。

（2）高等植物的小分子化合物：如马兜铃酸。

（3）多糖类：如香菇多糖、云芝多糖。

（4）合成药物：如左旋咪唑、丙胺肌苷。

（5）高等生物制剂：如胸腺肽、干扰素等。

值得指出的是，大多数生物调节因子在体内的抗肿瘤机制还不十分清楚，每种因子可能也不止通过一种机制发挥作用。目前，临床使用的大部分生物调节因子治疗肿瘤还属于试验阶段，除个别病例外，尚无资料证明单用生物疗法可以治愈晚期癌症。因此，生物治疗多为辅助应用。它的应用有一定的适应证，其最大治疗效应多见于特别小或治疗时没有发病而具有癌肿高复发率的患者，多在放射治疗、化学治疗后应用。

二、生物应答调节剂的临床应用

1. 卡介苗

卡介苗是一种减毒的牛结核分枝杆菌，它的抗肿瘤机制比较复杂，直接注射于肿瘤内造成非特异性反应，并诱发超敏反应。被卡介苗激活的淋巴细胞和巨噬细胞可以直接通过释放各种细胞介素参与对肿瘤细胞的非特异性杀伤。

卡介苗在肿瘤临床治疗中的最大成功是膀胱内灌注治疗复发性浅表膀胱癌。它可以明显减少肿瘤复发率及尿瘤细胞检测阳性率，从而也减少其后做膀胱切除术及明显延长患者的生存期。

此方法已广泛应用于治疗膀胱原发性或复发性原位癌。

卡介苗膀胱灌注的不良反应主要是有50%的患者产生膀胱刺激症状，表现有尿频、尿痛、尿急和血尿。有的可以出现乏力、发热及流行性感冒症状，一般持续12～24h。卡介苗肿瘤内注射时常发生局部红肿、硬结，最终发生溃疡及坏死。全身可能亦有发热、寒战、肌痛、关节痛等反应。极少数患者可能发生严重的过敏反应。

2. 白细胞介素 –2（IL–2）

白细胞介素（简称白介素）系单核－巨噬细胞、T淋巴细胞所分泌的在炎症反应中发挥非特异性免疫调节作用的某些因子的总称。已正式命名的白细胞介素（IL）有IL–1至IL–15，其中最常用的白细胞介素–2（IL–2），其是在小鼠脾细胞培养上清液中发现的，由T细胞或T细胞系产生，又名为T细胞生长因子。目前应用细胞工程技术所制备和纯化的IL–2已用于临床治疗某些肿瘤。

白细胞介素–2的生物学作用在于直接作用于B细胞，促进其增殖、分化和Ig分泌，以及通过刺激T细胞分泌B细胞增殖和分化因子，同时还可诱导淋巴因子激活的杀伤细胞（LAK）、自然杀伤细胞（NK）、细胞毒性T淋巴细胞（CTL）等多种杀伤细胞的分化和效应功能。

近年来，临床上使用IL–2主要用于试验性治疗晚期黑色素瘤和肾癌。有报道单独使用大剂量IL–2，通常可以达到20%的有效率。偶尔可以使肿瘤完全消退，其生存期明显延长。也有的学者使用IL–2与LAK细胞联合应用治疗晚期肿瘤，但几项临床试验治疗结果表明，其与单独使用疗效无明显区别。因此，目前认为这种联合应用意义不大。

IL–2临床推荐量为20万～30万U/m^2，每周4d，4周为1个疗程。IL–2治疗肿瘤的过程中仍可产生严重的不良反应，其最明显的并发症是毛细血管渗出综合征，从而导致液体潴留、肾功能不全和肺水肿，有的还可以引起贫血、血小板减少、腹泻等，若终止治疗这些不良反应通常会消失。

3. 干扰素（INF）

干扰素主要由血细胞、成纤维细胞等在细菌、病毒、多核苷酸等刺激物诱导下产生，目前多用基因重组技术生产，其作用于其他细胞，干扰病毒的复制而命名为干扰素（INF）。实验证明，INF并不能直接杀伤病毒，而是诱导宿主细胞产生数种酶干扰病毒的基因转录或病毒蛋白组分的翻译。根据产生干扰素细胞来源的不同、理化性质和生物学活性的差异，可分为3种类型即INF－α、INF－β、INF－γ。这3种干扰素都具有抗病毒、免疫调节及抗细胞繁殖的作用，但目前还不清楚是其中的哪种作用产生抗肿瘤效果。目前，已知干扰素除直接抗病毒活性外，还具有其他生物效应，可能直接影响肿瘤的生长。这些效应包括增强NK细胞、T淋巴细胞及巨噬细胞的细胞毒性作用，增强肿瘤细胞及免疫应答细胞表面抗原的表达，促进肿瘤基因的表达及细胞分化以及对各种蛋白质、酶及脂类合成的影响。

INF－γ在治疗肿瘤方面主要用于白血病、骨髓瘤、肾细胞癌、浅表膀胱癌等。干扰素大多数与手术治疗、化学治疗等联合应用时疗效明显提高。一般对中、低度的恶性肿瘤效果较好。

另外，合理使用剂量十分重要，剂量过大或过小都会影响疗效。

干扰素较明显的不良反应是高热、寒战。全身症状可以包括血小板减少、肝转氨酶升高，少数患者还可出现神经系统症状。上述大多数不良反应在减少剂量或终止治疗后都可以消失。

4. 肿瘤坏死因子（TNF）

细胞因子是近年来肿瘤生物治疗中最活跃、最有生机的一个领域。细胞因子是由免疫细胞和相关细胞产生的一类调节细胞功能的高活性多功能蛋白质多肽。肿瘤坏死因子是其中细胞因子之一。它是一种在体内具有免疫调节作用的高活性不带糖基的蛋白质，它的抗肿瘤活性为直接杀灭某些肿瘤细胞，在不损伤正常细胞的同时减少另一些肿瘤细胞的增殖率。TNF-α 还能抑制肿瘤的血管形成，因而减少肿瘤细胞必需的血供和氧供。

TNF 可以静脉注射，也可局部直接注射于肿瘤体内，部分肿瘤可获得缓解。推荐量为 1 ~ 200 μg/m²，每周 2 次，共 4 周，8 次。其不良反应主要包括发热、寒战、白细胞计数减少等。

以上 INF、IL-2、TNF 都属细胞因子，目前临床已将三者联合应用形成所谓细胞因子调节网络。实践证明，三者联合治疗不仅能减少所用的剂量和所致的不良反应，还能取得各因子单独应用所达不到的良好抗肿瘤效果。但细胞因子抗肿瘤临床应用也存在不少难题，因细胞因子既具有促进又有抑制的机制，往往带有生理和病理的双重作用，这也是今后需研究解决的课题。

三、基因治疗

对肿瘤发生发展过程中基因改变的进一步认识，人们了解到不但有致癌基因，而且有抑癌基因。一个肿瘤的形成和发展需要使某些致癌基因活化，又要使某些抑癌基因灭活。所谓基因治疗就是将目的基因用基因转移技术转入靶细胞，使其表达此基因而获得特定的功能，继而发挥对肿瘤的杀伤抑制作用或改变肿瘤细胞的某些生物行为而达到治疗目的。

基因治疗是很有希望的一种生物治疗方法，但仍存在相当多的难题。迄今，基因治疗仍处在实验阶段，在临床上看不到明显疗效。当前，比较有前途的是针对耐药基因的单克隆抗体和其他治疗。

第六节　内分泌治疗

一、治疗机制

Huggims 和 Hodges 首次描述用去势或已烯雌酚作为治疗前列腺癌的有效方法，因此获得诺贝尔奖。内分泌治疗是前列腺癌，特别是晚期患者姑息性治疗的主要方法，对大多数患者有效，其可以在疾病诊断后立即开始，也可以推迟到患者晚期症状出现后进行。但有学者建议在出现转移症状前不要用激素治疗，因为激素应用的早晚不影响生存期，移行细胞癌、鳞癌、未分化癌对内分泌治疗无效。

前列腺癌可分为雄激素依赖性前列腺癌和雄激素非依赖性前列腺癌两类，前者是内分泌治疗的基础，而后者的产生则是内分泌治疗失败的原因。近年来，国内开展了有关激素受体的研究，主要是雄激素受体及其亚群表达的研究，证实与激素治疗、疾病发展和预后有关。

内分泌治疗的机制是因雄激素减少，前列腺癌细胞发生凋亡而发生的。即当前列腺内雄激素减少后，雄激素的抗凋亡作用被除去，此时细胞内发生一系列的生化反应，野生型等基因增加，这些基因均具有促使细胞凋亡的功能而使癌细胞死亡，但睾丸切除后，癌细胞不能全部凋亡，仍有雄激素非依赖性细胞存活下来，所以去势只能暂时缓解，10%～20%的患者能存活5年，患者最终死于前列腺癌。

二、常用的治疗方法

（一）激素依赖性前列腺癌的治疗

1. 睾丸切除术

虽是手术，但基础是内分泌治疗。比较简单易行，从雄激素撤除角度讲，应当是最彻底的，它可迅速降低95%的睾酮，从而有效地抑制肿瘤，较好地改善症状，是晚期前列腺癌激素治疗的"黄金标准"。单独应用该法的治疗效果并不理想，若与其他治疗合并使用，有效率可达80%以上。

2. 非类固醇类雄激素拮抗药

雄激素拮抗药可与内源性雄激素在靶器官竞争受体结合，在细胞质通过与双氢睾酮（DHT）受体蛋白结合，抑制DHT进入细胞核，阻断雄激素对前列腺细胞的作用，从而达到治疗目的。雄激素拮抗药主要有类固醇和非类固醇两大类，临床上主要使用非类固醇。

目前，临床上使用的主要是氟他胺，是一种合成的非类固醇类雄激素拮抗药，半衰期为5.2h，其能阻止雄激素在靶组织的吸入和（或）阻止雄激素与细胞核的结合，显示强有力的抗雄激素作用。大多数患者与睾丸切除并用，有效率为70%，不良反应少。常用剂量为每天750mg，分3次饭后服用。其优点是对心血管影响极小。对食欲及性交能力亦无影响。常见不良反应为腹泻，有些患者出现男性乳房女性化。

3. LHRH类似物（LHRH-a）

天然促黄体释放激素（LHRH）由下丘脑分泌，脉冲式作用于腺垂体，使之分泌促黄体素（LH）和促卵泡素（FSH）。LH促使睾丸Leydig细胞分泌睾酮，FSH作用于睾丸支持细胞，使之产生雄激素结合蛋白。长期大剂量给予LHRH-a可造成垂体促性腺激素耗竭，从而使LHRH调节功能降低，最后使血液中睾酮降至去势水平，LHRH-a的作用可维持3年之久。动物实验亦证明，LHRH 对前列腺癌细胞也有直接抑制作用。常用药物有亮丙瑞林，它是一种缓释制剂，用法为每个月 3.75mg，肌内注射或皮下注射，药效可维持 1 个月。LHRH–a 的主要不良反应是阳痿和性欲丧失；此外，尚可出现面色潮红和男性乳房女性化等。

在用药初期由于睾酮水平的短暂升高，可使转移性症状突然加重，如骨痛和排尿症状加重，偶见椎体转移性病灶加重而致截瘫。因此，在使用这类药物的开始 2 周应密切注意病情变化或采取相应的防范措施。

4. 全雄激素

阻断正常人体内大部分雄激素来自睾丸产生的睾酮，双侧睾丸切除术或 LHRH–a 治疗都可抑制或去除睾丸产生的睾酮，从而阻断来自睾丸产生的雄激素。

人体内的雄激素尚有一部分来自肾上腺。在老年人体内，来自肾上腺的雄激素明显高于正常年轻人。切除睾丸不影响肾上腺产生雄激素，并且睾丸切除后可引起继发性肾上腺皮质网状带雄激素产生增加，其为内分泌治疗效果欠佳或肿瘤复发的原因之一。为了达到全部阻断体内雄激素，提高内分泌治疗的效果和防止 LHRH–a 使用的早期不良反应，大多数学者主张联合用药，即全雄激素阻断（TAA）治疗。目前常用的方法有：①睾丸切除 + 雌激素治疗，过去较为多用，但因雌激素不良反应较多，目前已很少使用。②睾丸切除 + 氟他胺或亮丙瑞林，治疗进展期前列腺癌，患者 PSA 在治疗后明显下降，C 期患者前列腺体积在治疗后明显缩小。

（二）激素非依赖性前列腺癌的治疗

前列腺癌由雄激素依赖性细胞和雄激素非依赖性细胞组成，雄激素阻断可使大多数雄激素依赖性癌细胞死亡而表现内分泌治疗的良好效果，但残留的雄激素非依赖性细胞继续生长而使肿瘤复发，即所谓的肿瘤“逃逸”现象。

前列腺癌异质性的两种最可能的机制是多灶细胞来源和肿瘤细胞基因的不稳定性。经常规激素治疗后复发的前列腺癌可能亦与雄激素受体突变、癌基因激活、抗癌基因失活、细胞因子作用及细胞内环境改变等因素有关。

前列腺癌内分泌治疗一旦失败，患者预后往往较差，PSA 监测是反映内分泌治疗失败的最敏感指标。当 PSA 下降至正常水平而再次开始上升时，则是肿瘤复发的先兆。

激素非依赖性前列腺癌的治疗，目前正处于研究阶段的有生长因子抑制药、免疫治疗、诱导凋亡、调节细胞信号传导及诱导分化等，在临床上使用的为雌莫司汀，其具有雌激素和化学治疗的双重细胞毒作用，前列腺细胞对其有特殊的亲和力，在前列腺中浓度可达血清浓度的 6 倍，其不仅能抑制肿瘤生长，而且能延缓雌激素非依赖性细胞的生长，内分泌治疗失败的晚期前列腺癌患者，采用雌莫司汀治疗仍有超过 30% 的患者取得明显疗效。

（三）其他内分泌治疗方法

这里所讲的其他内分泌治疗方法主要包括间歇性内分泌治疗、新辅助内分泌治疗和辅助内分泌治疗，三者只是在治疗理念上的差异。就方法的选择而言，既可以选用单纯去势，也可以选择最大限度雄激素阻断（MAB）治疗。

1. 间歇性内分泌治疗

在持续性全雄激素阻断治疗过程中，几乎所有患者最终都会进展为雄激素非依赖性肿瘤，因此有学者提出了间歇性雄激素阻断，以延长肿瘤细胞向非激素依赖性细胞转变的时间。方法是患者接受单药治疗或MAB治疗直到睾酮下降至去势水平，PSA降到正常水平以下停止治疗，根据肿瘤进一步发展情况，如PSA升高开始下一个治疗周期，如此反复。目前，国内推荐停药标准PSA $< 0.2\mu g/L$ 后，持续3～6个月，当PSA $> 4\mu g/L$ 后开始新一轮治疗。间歇性内分泌治疗的优点包括提高患者生活质量，可能延长雄激素依赖时间，可能有生存优势，降低治疗成本。治疗潜在的风险主要是在治疗间歇期间，前列腺癌可能发展；间歇性内分泌治疗可能加速雄激素非依赖前列腺癌细胞生长。因此，间歇性内分泌治疗是否能代替长期的雄激素阻断治疗还需大量的临床研究。

2. 根治术前的辅助内分泌治疗

根治性前列腺癌切除术作为早期前列腺癌最有效的治疗手段已被广泛接受，但因患者术前准确的临床分期较困难，文献报道42%～50%的患者术前分期被低估。根治性前列腺癌切除后，手术切缘阳性率及包膜外受侵率高达25%，而切缘阳性是评估预后的重要指标之一。切缘阳性患者，其术后复发率高达65%，肿瘤易复发和进展，预后差。因此在根治性前列腺癌切除术前，对前列腺癌患者进行一定时间的内分泌治疗，以减少肿瘤体积、降低临床分期、降低前列腺切缘肿瘤阳性率、延长生存率，同时可将根治术的适应证扩大至分3期。然而，新辅助内分泌治疗并不能降低淋巴结和精囊的浸润。所以，新辅助内分泌治疗适应于 T_1、T_2 或 T_{3a} 期的前列腺癌患者。一般新辅助内分泌治疗的时间为3个月，但有许多研究表明长于3个月的治疗能显著降低PSA升高概率，获得更好的结果。

3. 根治术后的辅助内分泌治疗

辅助内分泌治疗是指对前列腺癌根治术后的患者，为治疗残余肿瘤及预防复发而进行的内分泌治疗。目的是治疗切缘残余病灶、残余的阳性淋巴结、微小转移病灶，提高长期存活率。术后辅助内分泌治疗可分为术后即刻辅助治疗、PSA进展期辅助治疗和临床进展期辅助治疗。其主要适应证包括：①根治术后病理切缘阳性。②术后病理淋巴结阳性。③术后病理证实为3期。④低于 T_2 期，但伴高危因素。在疗效上，有研究认为早期内分泌治疗可延迟疾病进展，但并不延长存活期。Messing等报道98例根治性前列腺癌切除后淋巴结阳性患者的研究结果，随访7.1年，术后立即内分泌治疗组前列腺癌死亡率下降，总生存率提高。但此试验因病例数未达到计划数，死亡率与其他报道有较大出入而受到质疑。

第七节　中医治疗

在中医药宝库里，几千年来就有许多关于癌瘤的记载和论述。中医经典《黄帝内经》描述了肿瘤的病因、症状、诊断治疗和预防。在长期医疗实践中，中医药学积累了丰富的临床治疗经验，形成了独特的理论体系。

近50年来，我国应用中医药和中西医结合治疗恶性肿瘤的方法，越来越被广大学者和患者所接受，已成为常规的治疗方法，成为恶性肿瘤综合治疗的有效手段之一。

中医学理论认为肿瘤不是局部性病变，而是首发于局部的全身性疾病，其致病因素较为复杂。往往一种致病因素可以发生不同的肿瘤，而同一种肿瘤又可能是多种致病因素作用的结果，归纳起来则不外乎是外因和内因两大方面。外因主要指的是“六淫”之邪气，内因则主要是阴阳失衡、脏腑失调、气血违和、正气虚弱和七情内伤等。而且内因在肿瘤的发病中起着十分重要的作用。所谓“正气存内，邪不可干”“邪之所凑，其气必虚”，一般疾病长期不愈导致邪气盘踞、病情恶变，也是癌症发病的重要原因之一。

中医对肿瘤的主要治疗原则是根据中医的辨证论治而设，主要有以下几种。

1. 以毒攻毒法

此法作用直接，见效快，是中医治疗肿瘤的主要方法之一。它是用有一定毒性，能够攻坚蚀瘤、破瘀散结、消除肿块、杀灭肿瘤细胞的治疗方法。但以毒攻毒之品容易直伤正气，造成正邪俱伤，因此临床上应用此法时应注意正确掌握适应证，准确掌握剂量及使用时间、方法，密切注意药物的不良反应，及时予以处置。并以标本兼顾，因症而异，用好、用活此法。

2. 清热解毒法

该法主要适用于肿瘤症属热毒内结或兼有热象者。主要用味苦性寒，具有解毒清热、消肿散结作用的药物进行治疗。

3. 活血化瘀法

《医林改错》说“肚腹结块，必有形之血”。由于肿瘤形成后压迫周围组织，使之血流不畅，影响药物及免疫活性物质的进入，成为肿瘤发生与发展的重要因素。

应用活血化瘀、消肿散结作用的药物以消散瘤块，提高药物疗效。此法适用于肿瘤兼有瘀血征象者。由于瘀血成因有多种，如因寒热，因气滞，因热结，因积聚之分，使用此法必须辨别因证，配以温寒散凝、理气导滞、益气扶正等药同用，以取得良好效果。

4. 化痰祛湿法

中医记载中认为“痰之为物，随气升降，无处不到，凡人身上、中、下有块者，多是痰”。由于痰的物质基础是湿，所以痰湿并论。此法主要适用于肿块平漫兼有胸腹胀满，四肢困胀，或有胸腔积液、腹水之肿瘤患者。痰湿之性黏腻，容易缠邪，故常与瘀血证夹杂，与热毒相结，须辨证配合活血化瘀、清热解毒之药物使用。

5. 软坚散结法

软坚散结法就是使用有效的中药促使坚硬的肿块软化，使结聚的癌瘤消散的方法。即“坚者削之，结者散之”。软坚是前提，散结是目的。由于肿块结聚原因很多，必须辨证施治。本法适用于痰热结聚者。常用中药如穿山甲、牡蛎、瓦楞子等软坚功能之药物。

6. 扶正固本法

中医学认为癌症的形成发展过程，就是机体内邪正斗争、消长的过程。当邪盛正虚时，瘤邪就得以积聚，正气不足以抗邪，使肿瘤的发展难以控制。扶正固本就是着重扶益正气，固护本源，以增强人体自身的免疫功能，刺激骨髓的造血功能，促进蛋白质等生物活性物质的合成，同时增强放射治疗、化学治疗效果，并减轻其不良反应。常用方法有益气扶正——以脾肺气虚为主者，养阴生津用于阴虚津亏，面色无华者；温肾壮阳——适用于脾阳或肾阳不足，面色㿠白，腰膝酸软，四肢不温。腹痛便溏之患者，几种方法可单用，亦可几法同用。

7. 外治抗癌法

外治抗癌法就是使用具有抗癌止痛作用的中草药制成的膏剂、搽剂等通过药物的渗透作用以清热解毒，消肿散结，祛痛止痛，起到治癌效果。这就是中医癌症的外治与内治相辅相成，有使用范围广、作用快、不良反应少、简便易行的优点。

一般来讲，单独使用中医疗法治疗癌症的情况不多，而是中西医结合，多配合手术治疗、放射治疗、化学治疗，具有减轻或消除不良反应、增强体质和耐受性、促进体力恢复、提高药效等作用。

综上所述，中医中药在治疗癌肿方面有其独特的作用功效，不少医务工作者为之正在努力研究发掘更多更好的方法，目前，主要进展有：①改善临床症状和生存质量，提高生存率。②对化学治疗、放射治疗起减毒增效的效应。③提高外科治疗效果，减少术后并发症。④预防肿瘤复发、转移，阻断癌前病变。

第八节　基因芯片技术在泌尿生殖系统肿瘤治疗中的应用

基因芯片也称DNA芯片、DNA微阵列、寡核苷酸阵列，是指采用原位合成或显微打印手段，将数以万计的DNA探针固化于支持物表面上，产生二维DNA探针阵列，然后与标记的样品进行杂交，通过FISH技术检测杂交信号来实现对生物样品快速、并行、高效地检测或医学诊断，由于常用硅芯片作为固相支持物，且在制备过程运用了计算机芯片的制备技术，所以称为基因芯片技术。

目前，肿瘤治疗的挑战之一，是寻找针对病理起源的肿瘤类型的特异性靶向疗法，以达到最大疗效和最小毒性。其中肿瘤的精确分型是关键。相同形态的肿瘤可能具有不同的临床过程和治疗反应。这些肿瘤临床的不同表现提示可能存在着不同亚型。应用基因芯片技术对肿瘤进行分类，可以在基因表达水平上精确区分肿瘤的分子类型，以便更好地预测肿瘤治疗的疗效。因此，基因芯片技术在泌尿生殖系统肿瘤的诊断、治疗方面的应用有着广泛的前景。

一、前列腺癌

基因芯片技术不仅可以了解多种已知致癌相关基因在前列腺癌细胞中的表达情况，了解前列腺癌形成、发展和转移的机制，还可以发现表达差异明显的新基因，并进一步结合 RNA 印迹法、原位杂交技术、免疫组化等技术对其进行深入研究。通过基因芯片比较雄激素依赖 CWR22 和非依赖性的 CWR22-R 前列腺肿瘤细胞的基因表达差异情况，发现雄激素去势后 CWR22 细胞中编码细胞增长、代谢、转录、呼吸相关的基因表达减少，从而使细胞处于非增殖状态，而 CWR22-R 细胞却处于增殖状态，激活了 CWR22 细胞中低表达和缺乏的基因。Bubendorf 通过基因芯片检测雄激素依赖 CWR22 和非依赖性的 CWR22-R 前列腺肿瘤细胞的基因表达差异情况，发现 CWR22-R 肿瘤细胞中 IGF-BP2 和 HSP27 编码基因过分表达。又通过免疫组化技术比较人雄激素非依赖性肿瘤、雄激素依赖性肿瘤和良性前列腺增生组织切片，也发现雄激素非依赖性肿瘤细胞中 IGF-BP2 和 HSP27 含量升高，认为通过两种技术相结合检测肿瘤基因在前列腺中的表达情况，有助于了解前列腺癌的发病机制。Vaarda 使用基因芯片研究两种不同的雄激素依赖和非依赖的前列腺 LNCaP 系基因表达情况，发现在雄激素依赖 LNCaP 细胞系中一元胺氧化酶 A、脂肪酸结合蛋白 5 基因表达明显增加，进一步使用 RNA 印迹法和原位杂交技术对一元胺氧化酶 A、脂肪酸结合蛋白 5 基因进行研究，也同样证实上述发现。笔者认为通过基因芯片技术是一种有效的检测新肿瘤标记基因的技术，结合 RNA 印迹法和原位杂交技术可以进一步了解这些肿瘤标记基因功能及作用。Xu 通过 cDNA 芯片检测前列腺肿瘤和正常前列腺组织标本，发现表达差异明显的未知功能基因，通过 RNA 印迹法和实时 PCR（Taq-Man）技术克隆未知基因全长，并通过生物信息运算法则预测出该基因是膜蛋白。基因芯片检测的另一优点就是可以使用聚类分析方法将一些相关的基因挑选出来，聚为一类，根据相关基因的背景信息，从而可以较为完整地了解肿瘤形成的过程。过去研究认为 EGR1 可能调节前列腺肿瘤的发生和发展，促使肿瘤细胞分裂、浸润、血管形成和转移。使用寡核苷酸芯片检测经腺病毒转染 EGR1 的前列腺癌细胞株基因表达差异情况，并结合 RT-PCR 定量分析技术，发现 EGR1 诱导神经内分泌相关基因（神经细胞特异性烯醇酶、neuro-granm）、JGF2H，PDGF2A、TGF2bl 基因表达增加，而上述基因已证实与前列腺肿瘤发生和进展、浸润、血管形成、转移有关，通过前列腺肿瘤相关芯片检测，可以根据基因表达不同情况区分正常和恶性上皮、雄激素依赖和非依赖的前列腺肿瘤、药物敏感和耐药的肿瘤。Carlisle 使用前列腺肿瘤相关基因芯片比较前列腺癌细胞系 8.4 和黑色素瘤细胞系 UACC903 基因表达差异情况，发现前列腺肿瘤相关基因芯片具有极高的敏感性和特异性，以及很低的变异度，既可用以区分人体不同的细胞系，又可根据前列腺来源的组织和细胞的基因表达差异情况，用来区分正常和恶性上皮，雄激素依赖和非依赖的前列腺肿瘤、药物敏感和耐药的肿瘤。使用基因芯片技术还可以建立前列腺的“分子解剖”图谱。将前列腺癌组织切除、取出后，用 70% 乙醇固定，低温埋入聚乙烯二醇复合物，用激光微切割仪器横断前列腺层厚（8μm），横断面代表 *X*、*Y* 轴，其中包括正常前列腺上皮、前列腺肿瘤细胞及癌前病变细胞，而数百个切片构成 *Z* 轴，从而可以准确地了解正常前列腺上皮细胞、癌前病变和肿瘤细胞分布，得到含有基因表达信号的解剖图像，即所谓的“分子解剖”图谱。通过基因芯片检测前列腺冷冻切片基因表达情况，不再是简单地比较两种正常和异常前列腺组织基因表达水平差异，而是根据整个前列腺中正常上皮组织和肿瘤上皮组织基因表达差异情况构造前列腺三维图像，了解肿瘤细胞在前列腺中的分布，从而了解肿瘤形成和演变的机制。

二、肾癌

Moch 使用 cDNA 芯片检测肾癌细胞系 CRL 和正常肾细胞基因表达差异情况，发现肾癌细胞中有 89 种表达差异的基因。之后使用免疫组化技术检测 cDNA 芯片中表达明显异常的波形蛋白在肾癌细胞和正常肾细胞中的含量，发现波形蛋白在肾癌细胞中含量明显升高，并与预后相关。笔者认为通过 cDNA 芯片检测技术和免疫组化技术的结合，可以迅速确定肿瘤相关基因，并有助于了解其功能，在肿瘤生物学中应用的前景广阔。

三、肿瘤的治疗

通过基因芯片对肿瘤细胞株、动物模型、病理组织标本的检测不仅可以发现泌尿生殖系统肿瘤形成、浸润、转移相关的新基因，从而为药物治疗、基因治疗提供新的靶点，而且还可以减少抗肿瘤药物的研究开发周期，因为癌基因的低表达或抑癌基因的高表达可作为药物治疗有效与否的替代终点。通过前列腺肿瘤相关芯片检测，可以筛选出在前列腺肿瘤中表达升高的基因，迅速确定肿瘤治疗的靶点，而且前列腺肿瘤在雄激素去势往往可以使肿瘤缩小，但是随着时间延续往往容易复发，通过基因芯片技术可以了解与这类雄激素非依赖性前列腺肿瘤发生相关的基因，为药物治疗提供新的靶点。另外，通过基因芯片对使用抗肿瘤药物治疗患者的检测，有助于了解药物作用的基因位点及引起不良反应作用位点基因的表达来减少不良反应。

总之，基因芯片能为现代医学科学及医学诊断学的发展提供强有力的手段，促使医学从“系统、血管、组织和细胞层次”向“DNA、RNA、蛋白质及其相互作用层次”过渡，并使之快速进入实际应用。基因芯片技术将在泌尿生殖系统肿瘤的发病机制研究、诊断和治疗方面得到进一步的应用。

第五章　膀胱肿瘤

第一节　膀胱癌的流行病学和病因

一、流行病学

膀胱癌好发于中、老年人，随着年龄的增长其发病率呈增长趋势。膀胱癌在 40 岁以前很少发病，在年轻人发病往往是分化良好的浅表乳头状肿瘤，预后相对较好。膀胱移行细胞癌的发病率有明显的性别差异，男性是女性的 3 倍以上。

膀胱癌的发病率在美国和欧洲发达国家和地区的发病率明显高于中国，在中国大城市，如上海、北京、天津等，明显高于农村地区。这种现象的原因不明，可能与工业发达、地区环境和诊断技术有关。

二、病因学

膀胱癌的病因不清楚，比较明确的危险因素包括环境、职业、吸烟、感染、结石和异物、药物、寄生虫病等。

（一）职业暴露

一些化学致癌物质，如芳香胺类化学物质，包括 β－萘胺、4－氨基联苯、联苯胺和 α－萘胺等，经呼吸道、消化道或皮肤吸收后产生一些具有致癌的代谢产物，如邻羟氨基酚经尿液排出作用于尿路上皮引起肿瘤。这些致癌物质多见于燃料或油漆工业、皮革业、石油化工、橡胶工业、造纸工业、纺织工业等。据统计大约 1/3 的膀胱癌患者与上述职业相关。

（二）吸烟

多年的研究发现吸烟与膀胱癌明显相关，吸烟者比不吸烟者发病率高 2～4 倍。据统计，1/3 以上的膀胱癌患者有吸烟史。膀胱癌的发生与吸烟量有关，吸烟量越多发生膀胱癌的风险越高。香烟内含有许多致癌物质，包括芳香胺、联苯胺、2－萘胺等。这些物质代谢产物经尿液排出，因尿液在膀胱停留时间长，这可能是吸烟致癌原因。

（三）含马兜铃酸的中草药

马兜铃酸（Aristolochic acids，AAs）为马兜铃科等科属植物中的共同成分，含 AAs 的中草药以马兜铃、关木通、广防己、青木香、天仙藤等药物中含量较高，中成药包括龙胆泻肝丸、排石颗粒、冠心苏合丸等。目前研究显示，AAs 具有显著的致癌作用，容易引起上尿路上皮恶性肿瘤。AAs 导致尿路上皮肿瘤国内外已有不少报道，其机制尚不完全清楚。但动物试验及临床均证实 AAs 有致癌性。AAs 的主要成分是马兜铃酸Ⅰ和马兜铃酸Ⅱ，由于前列腺素 H 合成酶在人肾脏和输尿管中大量存在，在服用含有马兜铃酸的药物后，马兜铃酸Ⅰ和马兜铃酸Ⅱ在前列腺素 H 合成酶的作用下，能活化形成 AAs-DNA 络合物，该物质在尿路上皮聚集到一定浓度，可以引起基因突变，从而可能诱发上尿路上皮肿瘤。

（四）感染、结石、埃及血吸虫病等

长期慢性感染、结石刺激、埃及血吸虫病等是膀胱癌的高危因素，引起的膀胱肿瘤往往是鳞状细胞癌。膀胱黏膜白斑、腺性膀胱炎、长期尿潴留可能与膀胱肿瘤相关。

（五）医源性危险因素

应用非那西汀类止痛药与尿路上皮癌发生相关，有报道用药积累量高达 2kg 时方有致癌危险。有报道长期服用环磷酰胺达 12 年，由于药物积累作用发生膀胱癌的危险率达 10.7%。其致癌机制可能是由于环磷酰胺的降解产物丙烯醛的积累作用。放疗患者可发生膀胱癌。宫颈癌经放射治疗的患者发生膀胱移行细胞癌的危害性可增加 2 ~ 4 倍。

第二节　膀胱癌的诊断

一、临床表现

膀胱肿瘤最常见的症状是无痛性血尿，也可以出现由于刺激和膀胱容量减少导致的尿频。而存在上述的症状却不合并镜下血尿的情况几乎没有。其他少见的症状包括泌尿系统感染，局部进展疾病导致的上尿路梗阻或疼痛。

约 85% 的膀胱肿瘤患者会出现无痛性血尿。实际上，如果进行足够多次的尿液常规检查，几乎所有膀胱镜下可见肿瘤的膀胱肿瘤患者至少有一次镜下血尿。但血尿的发生往往是间歇性的，所以 1 ~ 2 次的尿潜血阴性不能排除膀胱肿瘤的存在。这样，如果一名患者有过一次不能解释原因的肉眼血尿或者镜下血尿，即使是第二次检查确定尿潜血阴性仍然需要进行膀胱镜检查。关于这一点，有些人不同意这种意见，而是要求进行反复的尿液镜检进行确认。然而这可

能需要进行多次尿液常规检查，而尿潜血结果均为阴性才能说免于膀胱镜检查是安全的。对于那些年龄超过 60 岁或者虽然不到 60 岁但有吸烟史或有其他明确的暴露因素的血尿患者，更应该积极进行膀胱镜检查。有报道膀胱肿瘤初诊时已经有 70% 的患者存在肉眼血尿而不仅是镜下血尿。

相对于应用临床表现和常规临床检查可以诊断的膀胱癌，应用血尿筛查可以降低膀胱癌的死亡率。这种筛查可以在发生肌层侵犯前发现高级别肿瘤。血尿筛查包括在家中重复检查是否存在血尿。如果阳性，就接受膀胱镜检查。然而英国和美国的研究显示，在筛查人群中有 16% ~ 20% 的血尿阳性率，随后这部分人群接受了膀胱镜检查，但他们中只有 5% ~ 8% 存在膀胱肿瘤。考虑到膀胱镜依然是一种令患者痛苦的检查，相关的费用也较高，目前应用尿常规加上膀胱镜检查的方法进行膀胱肿瘤筛查可能并不适合推广。

尿痛和尿急等膀胱刺激症状是第二常见的症状，通常在弥漫性膀胱原位癌或者浸润性膀胱肿瘤患者中出现。对于有下尿路症状（LUTS）的患者，不可忽视其症状的变化。其他的膀胱肿瘤患者的症状和体征包括由于输尿管梗阻引起的腰痛、下肢水肿和盆腔疼痛。而出现进展性疾病相关症状如明显的身体消瘦和腹痛、骨痛等为晚期膀胱肿瘤的表现，相对少见。

体格检查通常包括腹部、盆部触诊，经直肠、经阴道指检和麻醉下双合诊检查。常规体格检查可能无法发现较早前的膀胱肿瘤。如果体格检查触及盆腔包块多表明为局部进展性膀胱肿瘤。

首诊和定期检查尿常规是十分必要的，尤其要注意血尿的状况。这可以帮助医生减少膀胱肿瘤的漏诊。

二、肿瘤标记物的临床应用

（一）尿细胞学

病理医生可以在膀胱肿瘤患者的尿液沉渣或膀胱冲洗液中通过显微镜检查找到恶性尿路上皮癌细胞。这些肿瘤细胞有特殊的大核仁，内含不规则粗大染色质。

应该收集新鲜尿液并适当固定后进行检查。晨尿通常不是最合适的，因为可能已经发生了细胞的溶解。尿细胞学结果的解释存在病理医生个体差异。检查结果也受收集到的细胞数量、共存的泌尿系统感染、结石或膀胱灌注等因素影响。但有经验的病理医生的尿细胞学检查结果特异性可以超过 90%。

尿细胞学检查在膀胱肿瘤诊断和随访中有重要作用。尿液或膀胱冲洗液细胞学检查发现恶性肿瘤细胞表明在患者泌尿系统有可能存在高级别尿路上皮肿瘤，从肾小盏到尿道口的任何部位都有可能。

尿病理检查的局限性在于分化较好的尿路上皮癌细胞和正常的上皮细胞在镜下很难区分开来。分化良好的尿路上皮肿瘤细胞相互粘连紧密，不容易脱落到尿液中，使检查结果表现为阴性。尿病理检查对于高级别的膀胱肿瘤或者原位癌有较高的敏感度，而在低级别的肿瘤中敏感度较低。因而尿病理检查在高级别肿瘤和原位癌的诊断中有较高的应用价值。但尿细胞学检查阴性并不意味着不存在低级别肿瘤。即使在高级别肿瘤中，尿细胞学检查的假阴性率也在22%左右。尿细胞学检查的假阳性率在1%～12%，通常都是由于尿路上皮的不典型增生、炎症或者放化疗后的上皮改变。这种情况通常在治疗后数月出现，可以维持到停止治疗后超过一年。尽管如此，只要是可以确定的及高度怀疑的都被认定为阳性。使用一种高特异性的标记物十分重要，因为这样可以防止不必要的辅助诊断性检查。尿细胞学检查就是一个很好的例子。

尽管对于高级别肿瘤和原位癌，它具有高的特异性（通常超过90%）和敏感度（大于60%）。但除非在高危人群中进行筛查，否则尿细胞学检查并不能取得很好的成本效益性。

由于膀胱冲洗液中比尿液中含有更多数量的尿路上皮细胞，因此在尿细胞学检查中应用冲洗液更有意义。有研究认为一次冲洗液尿细胞学检查的敏感度和三次的尿液检查相当。然而另有研究显示，应用硬性膀胱镜进行检查并冲洗膀胱，检查后患者尿路刺激症状较重。应用软性膀胱镜可以减少尿路刺激症状，但同样进行冲洗收集到的上皮细胞数量会较应用硬性膀胱镜少的多。Tauber的研究表明，患者膀胱内灌注5-氨基乙酰丙酸溶液后进行荧光膀胱镜冲洗和冲洗液收集。通过硬性膀胱镜收集的冲洗液进行离心后在390～430nm波长的蓝光下检查以使之发出荧光。恶性上皮细胞发出红色的荧光，从而使白光下镜检（染色并固定后）的阳性率从79%提高到86%。对于分化较好的尿路上皮癌荧光法较之传统方法的敏感性从53%提高到82%。这种技术尽管前途光明，但是也有些缺点，其中就包括恶性细胞中的荧光物质会很快褪色，这就要求相对更快地进行检查；因为核仁没有进行染色所以不能进行观察；5-氨基乙酰丙酸是亚铁血红素的前体，其合成与线粒体相关，因此会富集在细胞质中。这样，同样的病理涂片不能进行传统的细胞核异型性的检查，需要再单独制作标准染色的细胞涂片。

（二）流式细胞分析

流式细胞分析可以测量核仁被嗜DNA的荧光染色剂染色细胞的DNA含量，这样就可以测算出细胞的非整倍体数量以及肿瘤的增殖活性（通过测算S期细胞的百分比），含有二倍体DNA的肿瘤倾向于低度恶性和较低分期，此类患者有较好的预后；而含有三倍体到四倍体染色体的患者有较差的病理学特点和相对较差的预后。那些含有四倍体染色体的患者较之三倍体到四倍体者有较好的预后而较二倍体者预后要差。

流式细胞分析可以同时测定多个参数，例如，将细胞进行DNA和细胞角蛋白的染色，流式细胞仪可以设置成只测量那些细胞角蛋白染色阳性细胞的DNA含量。这种多参数测量的方法可以显著地提高流式细胞检测的精确性。多参数测量可以精确地测量标本中某种特殊类型细胞的增殖程度，从而避免了非肿瘤细胞（如白细胞）的干扰。研究也证实这种方法对于判断预后的意义要优于单独进行DNA含量测量和抗体的表达的测量。此外，一些相类似的多参数的方法也被应用到这个领域。

然而，流式细胞分析并不比传统的尿细胞学检查更有临床意义。原因是非整倍体DNA含量是高级别肿瘤的常见特性，因此，流式细胞分析在膀胱原位癌或者高级别肿瘤患者中准确性较高，其准确性可达 80% ~ 90%。而低分级浅表的肿瘤通常是二倍体 DNA 含量，容易出现假阴性的结果。目前，流式细胞分析在膀胱恶性肿瘤的诊断中并不能替代传统的尿细胞学检查。

（三）细胞显像分析

定量荧光显像分析技术是一种对显微镜载物片上涂片细胞进行定量 DNA 测量和分析的细胞学技术。这种技术将定量的生化分析和更直观的单独少量细胞的可视评价结合了起来。这种技术应用一种计算机控制的荧光显微镜，它可以自动扫描并显像载物片上每个细胞的细胞核，计算机可以定量计数每个细胞发出的荧光量，直接反映核酸的量并确定出每个细胞含有异常 DNA 的数量。这样，病理医生就可以将注意力集中在那些已经被自动筛选出来的异常细胞上并进行形态学评价。因为可以对单独少量的细胞检测并进行显像分析，应用这种技术相对于流式细胞分析技术就更容易对尿沉渣涂片标本进行检查，因为后者往往需要大量的细胞才能进行分析。

当然，也可以应用多参数显像分析技术。将不同的肿瘤标记物标记上单克隆抗体并结合荧光 DNA 染色技术进行细胞显像分析能够增加膀胱肿瘤诊断和检测治疗反映的特异性。这种技术比标准的细胞病理学和流式细胞分析对于低度恶性的膀胱肿瘤检出率敏感性增加，而不降低特异性。除此之外，细胞显像分析还可以应用荧光标记的 DNA 探针显现感兴趣的特定染色体，如果结合原位杂交技术还能够有效地明确有否 7 号染色体中心区的三体型、9 号染色体的不同区带的丢失和 17 号染色体长臂的缺失。

（四）膀胱肿瘤的生物学标记物

尿细胞学和尿道膀胱镜在诊断膀胱肿瘤中的缺陷使得我们去寻找其他无创的诊断方法。另外，对进行膀胱肿瘤筛查的需求也促使我们发展应用生物学标记物。

一个可靠的标记物应该是在膀胱肿瘤的诊断和随访中可以替代尿道膀胱镜或对其起到补充作用。理想的膀胱肿瘤生物标记物应有高的敏感度和特异性，不受研究者影响并且容易操作，临床操作数分钟就可以得到结果。

其实早在寻找膀胱肿瘤标记物之前就有利用尿液监测糖尿病在临床的应用。随着医学科学的进步，在过去的十年中，我们发现并评价了许多新的膀胱肿瘤诊断和随访相关生物学标记物。

核基质蛋白 22（NMP22）是一个重要的有丝分裂调节核基质蛋白。肿瘤细胞中核有丝分裂活动增加后，NMP22 自细胞中释放出来并可测量其水平。由英国的英维利斯（Irwemess）医疗器械有限公司开发的 NMP22 快速检测实验板，只需 4 滴新鲜尿液，30min 出结果，NMP22 抗原水平＞ 10U/mL 显示阳性结果。此方法对膀胱癌的诊断特异性为 85% ~ 95%，敏感性为 70% ~ 85%。ImmunoCyt 是另一种测定 NMP22 的试剂盒。在一组 1331 名膀胱肿瘤高危患者中，研究显示 ImmunoCyt 的敏感度和特异性分别为 55.7% 和 85%，而同时尿细胞学结果分别为 15.8% 和 99.2%。NMP22 也可以改善复发肿瘤的诊断率，敏感度和特异性分别为 49.5%

和 87.3%。联合 NMP22 和尿道膀胱镜可以发现 99% 的肿瘤，而单独应用尿道膀胱镜只能发现 91.3% 的肿瘤。将荧光膀胱镜技术作为金标准，NMP22 的敏感度和特异性分别为 65% 和 40%，而同时的尿细胞学检查结果分别为 44% 和 78%。总体来看，NMP22 容易操作，其敏感度较尿细胞学检查好，特异性也在可接受范围。另外 NMP22 对低级别膀胱肿瘤也敏感并且不受 BCG 治疗的影响。在临床实践中结合膀胱镜检查能够提高膀胱肿瘤的诊断率。

BTA–Trak 和 BTA–Stat（Alidex Inc，Redmond，WA，USA）是膀胱肿瘤抗原试剂盒。它们都是用来测定尿液中补体因子 H 相关蛋白。BTA–Stat 是一个临床用免疫试剂盒，它可以在数分钟内取得结果。BT α –Trak 是一个量化的试验，必须在实验室中完成。文献显示其敏感度稍高于尿细胞学，但特异性却低很多。BTA–Stat 的中位敏感度是 70%，中位特异性是 75%。BTA–Trak 的中位敏感度是 69%，中位特异性是 65%。在伴有感染和血尿的患者中也会出现假阳性结果。由于其特异性较低和假阳性结果，BTA–Trak 和 BTA–Stat 的临床应用价值有限。

荧光原位杂交技术（FISH）主要是利用膀胱肿瘤中发生的染色体异常来检测膀胱肿瘤。应用 FISH 技术可以在脱落的膀胱细胞中探测到染色体的异常。FISH 的敏感度为 69% ~ 87%。在低分级和低分期膀胱肿瘤中，FISH 的敏感度较低而且一致性较差，分别为 36% ~ 57% 和 62% ~ 65%。但是 FISH 在高级别和高分期膀胱肿瘤中有较高的敏感度（83% ~ 97%）。FISH 对原位癌的探测率几乎达到了 100%。FISH 的特异性与尿细胞学检查相近，达到 89% ~ 96%。另有学者指出，无论分级和分期，FISH 在膀胱肿瘤的随访中的价值超过尿细胞学检查。比如在原位癌的诊断中，尿细胞学的探测率为 67%，而 FISH 的探测率为 100%。FISH 潜在的优势是可以探测到潜在的、不为尿道膀胱镜发现的疾病。阳性的 FISH 结果显示尿路上皮细胞癌变或不稳定的尿路上皮。一个 FISH 的假阳性结果可以预测 3 ~ 12 个月 41% ~ 89% 的患者会发生膀胱肿瘤复发。FISH 的另一个优势是它不会受到 BCG 治疗的影响。缺点是这种方法需要较多的劳动力和较长的学习曲线，而且费用较高，目前，临床的应用依然较少。目前，已经有商业化的试剂盒如 UroVysion™ 膀胱肿瘤试剂盒（Vysis Inc，Downers Grove，IL，USA）。这种试剂盒可以探测第 3、7 和 17 号染色体以及特异位点如 9p21。

Karam 研究了凋亡生物标记物 Bcl–2、caspase–3、p53 和存活素与膀胱全切患者肿瘤学治疗结果的关系。平均随访 36.9 个月。他们发现，每一个标记物表达的改变均会与增加的肿瘤复发率（$P < 0.029$）和膀胱癌特异性死亡率有联系（$P < 0.001$）。4 个标记物都发生改变与更高的肿瘤复发率和更差的膀胱癌特异性存活率有联系。在接受膀胱癌根治术后，评估患者凋亡标记物状态和发生改变的标记物数量可以提供预后相关的信息并协助区分那些能够从辅助治疗中获益的患者。

免疫细胞学建立在应用探测肿瘤相关的抗尿路上皮肿瘤细胞上抗原的单克隆抗体。首先在 3 个荧光标记的抗体上标记黏蛋白样蛋白和大分子重量的癌胚抗原，然后在荧光显微镜下进行检测。敏感度为 38.5% ~ 100%。商业化的 ImmunoCyt（Bostwick Labs）显示特异性为 73% ~ 84.2%。一项前瞻性研究显示其敏感度分别为分级 1 肿瘤 79.3%，分级 2 肿瘤 84.1% 和分级 3 肿瘤 92.1%，总体特异性为 72.5%。总体来讲，免疫细胞学的敏感度是好的，但与常规的尿细胞学检查相比，在特异性方面并没有优势。

端粒是为保护基因在复制过程中的稳定性而存在于染色体末端的重复序列。在细胞的每一次分裂过程中都会出现端粒的丢失导致染色体不稳定和细胞衰老。膀胱肿瘤表达在每次 DNA 复制过程中在 DNA 末端再生端粒的端粒酶，从而使细胞永生化。确定端粒酶活性需要应用 PCR 技术。总的端粒酶试剂盒特异性和敏感度分别为 60% ~ 70% 和 70% ~ 100%。但是结果可能会受到感染和年龄的影响，因而不是探测膀胱肿瘤的最好标记物。

三、影像学诊断

（一）影像学检查在临床诊断，分期中的作用

1. 超声检查

超声检查越来越频繁地被应用在泌尿道检查中。这主要是高敏探头的开发和应用提高了上尿路和膀胱的图像质量并且避免了造影剂的使用。经腹超声检查可以探测膀胱内的占位，也可以探测肾脏肿瘤和肾积水。

超声检查可以通过三种途径对膀胱进行检查：经腹腔、经直肠和经尿道。尽管经尿道超声检查可以提供清晰的膀胱图像和较准确的分期，但需要麻醉，临床应用并不便利和检查后患者并发尿道刺激症状等问题使这种技术的应用并不广泛。经直肠途径超声检查可以较清晰显示膀胱三角区、膀胱颈和前列腺。但该项技术需要特殊探头，检查者也需要接受特别培训。因此，目前检查膀胱的最常用途径依然是经腹途径。

超声检查在确定临床分期中有一定的价值。与病理分期相比，超声检查对非肌层浸润性膀胱肿瘤的临床分期准确率为 94% ~ 100%，对肌层浸润性膀胱肿瘤的临床分期准确率为 63% ~ 96.8%。

有学者提出，在诊断过程中，腹平片联合超声检查可以获得与静脉肾盂造影一样准确的结果，从而避免了使用造影剂带来的风险。但这一观点在国内并没有被《中国泌尿外科疾病诊断治疗指南》所接受和提倡。

2. 静脉尿路造影

应用静脉尿路造影（IVU）也许可以探测到膀胱内大的充盈缺损。这项技术也被应用在检查评估上尿路的充盈缺损和肾积水。而肾积水可能表明有输尿管肿瘤的存在。

现在许多医疗机构已经用 CT 泌尿系造影术（CTU）替代了传统的 IVU。

3. 计算机断层扫描（CT）

随着多排螺旋 CT 的应用，CT 的分辨率进一步提高，可以发现直径 1 ~ 5mm 的膀胱肿瘤。在膀胱肿瘤的诊断中，CT 尿路造影的总体敏感度、特异性、准确率、阳性预测值和阴性预测值为 79%、94%、91%、75% 和 95%，而膀胱镜分别为 95%、92%、93%、72% 和 99%。对于

原位癌 CT 的可靠性仍然不高。但对于不适合接受膀胱镜检查的患者，CT 检查依然是一个很好的选择。

另外，目前尚处于研究阶段的 CT 仿真膀胱镜技术有可能在将来代替膀胱镜检查。CT 仿真膀胱镜技术是将膀胱内尿液排空，然后将膀胱充气使其充盈并接受 CT 扫描。扫描结束后进行膀胱图像的三维重建与分析。一项研究显示，CT 仿真膀胱镜技术的准确率为 96%，并能够准确识别 0.3 ~ 9.7cm 膀胱肿瘤。尽管不能完全替代膀胱镜，CT 仿真膀胱镜技术将是膀胱镜检查的良好补充。

CT 除了能评估原发肿瘤的侵犯程度协助临床分期，还能发现盆腔和主动脉旁的淋巴结是否存在转移及内脏是否有转移。但不能区分肿大淋巴结是炎症还是转移，不能准确区分肿瘤是局限于膀胱壁还是已经侵犯到膀胱外。

为了准确评估侵犯深度，CT 检查应该在 TUR 前进行。造影剂增强的 CT 能提高分期的准确性。研究没有完全确定螺旋 CT 能进一步提高分期准确性，但是初步的研究结果提示它会带来更多益处。虽然有些作者对使用 CT 评估膀胱癌局部分期的实用性提出了质疑，但是 CT 扫描在局部和转移肿瘤的评估上无疑要比体格检查敏感性高。另外，因为对于肌层浸润性膀胱肿瘤的治疗创伤很大，在做这些治疗前行 CT 检查要更谨慎一些。

需要注意的是，CT 的射线照射量比 IVU 要高许多，在应用时需要斟酌。

4. 磁共振成像（MRI）

MRI 并不比 CT 更有帮助。除了极少情况，传统的 MRI 对于盆腔和腹部的解剖分辨率不如 CT。双面的线圈可以比常规的线圈提供更准确的膀胱癌分期信息。MRI 可以提供多截面的影像，理论上可以更好地显示解剖关系。软组织对比可以用顺磁性试剂增强，如钆 - 二亚乙基三胺 - 五乙酸的酸式络合物（Gd–DTPA）和含铁的试剂。实际上，Barentsz 报道了一宗研究，他使用这些试剂检查肌层浸润性膀胱癌患者。这些患者最终进行了手术并得到确切分期，他发现三维 MRI 检查淋巴结转移有 75% 的敏感性和 96% 的特异性。用这种方法发现的可疑淋巴结也能通过经皮穿刺活检确认。含有的强磁性材料 MRI 在检测前列腺癌的淋巴结转移方面有很好的结果，而应用在膀胱癌的检查中可能也会有同等的结果。好的手术前分期不单能帮助挑选必须行新辅助化疗的患者，还能帮助外科医生尽可能地清扫淋巴结。MRI 波谱成像可能提供不同组织的信息，但是目前对膀胱癌还没有这种可能。

MRI 对于晚期肿瘤有更高的准确性。因为比 CT 更加敏感，甚至是在确定有无骨转移上比放射性骨扫描更敏感，MRI 变得特别有用。因此，如果有临床症状，CT 或双合诊发现盆腔转移，或者骨扫描提示有骨转移，应该行 MRI 检查。

（二）影像学对上尿路的检查作用

静脉肾盂造影（IVU）被用来检查上尿路充盈缺损或肾积水。肾积水也可能提示输尿管肿瘤。是否应该常规为膀胱肿瘤患者实施 IVU 有许多争议。有证据显示 IVU 有意义的发现率较低。Palou 等研究了 1529 例初次诊断的浅表性膀胱癌患者。这些患者均接受了 IVU 检查以了解上尿路的状况。结果只发现 28（1.8%）例患者同时伴有上尿路肿瘤。只发现伴发的上尿路肿瘤与膀胱三角区肿瘤和多发肿瘤有关。三角区肿瘤和多发肿瘤伴发上尿路肿瘤的百分率分别为 41.4% 和 69%。膀胱三角区肿瘤伴发上尿路肿瘤的百分率是 7.5%。经腹 B 超可以检查肾肿瘤，探测肾积水和膀胱内占位。与腹部平片结合，经腹 B 超在诊断血尿原因方面可以和 IVU 一样准确。

四、膀胱镜检查

（一）尿道膀胱镜检查

尿道膀胱镜检查可以用硬性膀胱镜也可以用软性膀胱镜进行。

1. 硬性膀胱镜

硬性膀胱镜的优势包括有：相对于软性膀胱镜的光纤传导通路，硬镜使用棒状的透镜系统有更好的视野；较大的操作通道可供泌尿科医生进出辅助性器械从而实现更多的功能；更大的进水通道使得视野更为清晰；容易操作并保持检查中的方向感。

尿道膀胱镜的型号通常沿用法式单位，指用毫米表示的膀胱镜外鞘的周长。从儿科应用的 F8 到 F12 和成人应用的 F16 到 F25 等各种型号。

现代的尿道膀胱镜包括镜鞘、闭孔器、操作桥以及镜芯。镜芯的透镜沿纵轴排列，镜芯外附操作桥走行于鞘内，操作桥可以使镜芯和工作通道共同通过而且使辅助器械可以通过工作通道进入膀胱。通过鞘置入的偏折系统安装在桥的操作件上用来控制通过工作通道的导管发生偏折。灌注液体通过鞘进入膀胱，光纤传导的光源连接在镜芯上。闭孔器可以放入鞘内形成一个光滑而圆钝的尖端以利于膀胱镜的置入。有的闭孔器可以通过镜芯（可视闭孔器），通过它就可以直视下放入膀胱镜。

镜芯包括照明系统和成像系统，现代镜芯均采用光纤传导照明和棒状透镜成像系统，远端的物镜收集影像反射回的光线并将影像经透镜系统传导回目镜。镜芯也是在膀胱尿道检查中提供不同观察角度的决定部件，例如 0° 镜观察正前方的影像，通常用于尿道的观察；30° 镜用于观察底部以及前侧壁最佳，而 70° 和 90° 镜适合观察前壁。还有一种逆行性内镜可以提供大于 90° 的视野用来观察膀胱前壁靠近颈部的区域。

2. 软性膀胱镜

软性膀胱镜检查可以在门诊检查中应用并成为膀胱镜检查的金标准在欧美国家广泛应用。朱刚等的研究显示，在局麻下对男性门诊患者进行软性膀胱镜和硬性膀胱镜检查，软性膀胱镜在患者的疼痛控制方面有更大的优势。检查过程中，软性膀胱镜的平均疼痛评分为 1.86/10 分，而硬性膀胱镜的平均疼痛评分为 3.87/10 分。而且接受软性膀胱镜检查 15min 后患者较接受硬性膀胱镜疼痛恢复更快。

软性膀胱镜的优点包括：检查中和检查后患者疼痛减轻，更为舒适；患者在更舒适的仰卧位进行膀胱镜检；即使在膀胱颈部明显抬高的情况下进出器械仍然很容易；因为软镜前端的可弯曲性，几乎可以观察到膀胱内的任何位置。

软性尿道膀胱镜由用来照明和成像的光导纤维束包裹在可弯曲的同心轴内构成。同心轴有灌注通道和用来进出辅助器械的工作通道，软镜的前端可弯曲的角度在 180° ～220° ，弯曲程度通过在目镜附近的拇指控制开关完成。现在已经有全数字的软性膀胱镜，由于不使用光纤而消除了成像中细微的蜂巢栅格现象。

无论是硬性膀胱镜还是软性膀胱镜的图像都可以通过一个视频摄像头转接到监视器上观看。现代的视频摄像头将内镜下影像传导到视频录制系统以利于保存和回顾检查过程。视频膀胱镜系统包括内镜、视频摄像头和控制器、光源、电视监视器和视频录制装置。通过视频膀胱镜系统，医生完全可以通过电视监视器的图像反馈而不是通过目镜图像来操作内镜。其优点是：减少接触患者的体液；对检查过程进行记录；方便用电视监视系统进行教学；在操作时对患者进行教育。

由于软性膀胱镜在检查患者过程中和之后的疼痛控制方面的优良表现和检查过程中的无盲区等优点，在西方发达国家的门诊无麻醉膀胱镜检查中，软性膀胱镜已经完全替代了硬性膀胱镜。而国内由于软性膀胱镜价格较高及保存和维护相对困难，依然在使用硬性膀胱镜。但应用软性膀胱镜进行膀胱镜检查应该是临床发展的趋势。

3. 荧光膀胱镜

荧光膀胱镜技术也被称为光动力学诊断（PDD），在现代膀胱肿瘤的临床诊断中起到重要的作用。

应用白光进行膀胱镜检查和 TUR 可以看到外生型膀胱肿瘤，但一些偏平生长的肿瘤如膀胱原位癌或小的肿瘤可能会被遗漏掉。在膀胱内注射光敏剂如 5- 氨基乙酰丙酸（5-ALA）孵育 1～2h 后再用荧光膀胱镜进行检查，称为荧光膀胱镜检查。

它的主要原理是 PDD 技术通过引入光动力学过程，造成肿瘤细胞选择性释放荧光，从而增强了恶性肿瘤和正常组织的视觉反差，提高膀胱肿瘤的检出率。膀胱组织灌注 5- 氨基乙酰丙酸（5-ALA）或其衍生物如 hexaminolevulinate（HAL）对肿瘤细胞进行光增敏。HAL 是 ALA 的酯化物，它的溶解性更好，产生光敏卟啉（PAP）能力更强，比 ΛLA 的生物药效率和稳定性都好。应用 HAL 显著降低了孵育时间，提高了 PAP 组织的荧光分布一致性。HAL 和 ALA 制剂是药物前体，它们本身不会发光，但可以启动一系列生物化学反应导致一个一过性原卟啉 K/ 光敏卟啉（PpIX/PAPs）的显著累积。由于肿瘤组织中细胞酶的异常，PpIX/PAPs 累积优先发生在恶性或癌前组织细胞中，而不是正常组织细胞中。在膀胱镜检查前 1～3h 灌注 3% 5- 氨基乙酰丙酸溶液，当膀胱壁被蓝色光线（380～470nm）照射后，肿瘤细胞中的 PpIX/PAPs 就会放射出红色荧光（693nm），而正常膀胱壁组织为蓝绿色。正常组织和恶性肿瘤组织的图像可以通过影像系统获得。由于 ALA 和 HAL 通过膀胱灌注进行，只是应用在局部表面组织，发生全身系统性风险较小。

一项多中心研究显示，52 例浅表性膀胱癌患者接受普通膀胱镜和 HAL 荧光膀胱镜检查。患者先接受普通膀胱镜检查，然后转为 HAL 荧光膀胱镜检查并对可疑区域进行活检。HAL 荧光膀胱镜发现了 43 例，白光膀胱镜发现了 33 例。10 例患者普通膀胱镜没有发现膀胱原位癌被 HAL 荧光膀胱镜发现。11 例外生型肿瘤只被 HAL 荧光膀胱镜发现。HAL 荧光膀胱镜与普通膀胱镜相比，敏感度为 96% ： 73%，肿瘤检出率为 76% ：46%，特异性为 79% ： 93%。与普通膀胱镜相比，HAL 荧光膀胱镜不仅外生型肿瘤检出率高，同时还提高了原位癌的检出率。一项美国的多中心研究进一步证实了 HAL 荧光膀胱镜的效率。这项研究中有 311 例患者接受了普通膀胱镜和 HAL 荧光膀胱镜检查和活检。在 196 例患者中，T_a 肿瘤的发现率为 55.1%，其中 6 例只被 HAL 荧光膀胱镜发现。总体上发现了 218 个肿瘤，其中 207 例是被 HAL 荧光膀胱镜发现，181 例是被普通膀胱镜发现（95% ： 83%）。在发现的 113 例原位癌中，104（92%）例被 HAL 荧光膀胱镜发现，77（68%）例被普通膀胱镜发现。

有 9.4% 的 T_a 和 T_1 肿瘤同时存在原位癌。而同时存在原位癌被认为是肿瘤进展的不良预测因子。荧光膀胱镜增加了膀胱肿瘤中存在原位癌的诊断率。这也许会改善这群患者的治疗策略。

荧光膀胱镜的缺点是其特异性较低，为 35% ~ 66%。应用荧光膀胱镜结合光学内聚断层技术（OCT），在 66 例患者中发现了 232 个肿瘤，接受普通膀胱镜、荧光膀胱镜然后是 OCT 扫描和活检。另外对 132 个正常表现尿路上皮也采用同样的检查方法。就一个肿瘤来讲，敏感度和特异性分别是，普通膀胱镜为 69.3% 和 83.7%，荧光膀胱镜为 97.5% 和 78.6%，荧光膀胱镜结合 OCT 为 97.5% 和 97.9%。总体来讲，发现 58 例尿路细胞肿瘤患者，敏感度分别为普通膀胱镜 89.7%，荧光膀胱镜和荧光膀胱镜结合 OCT 均为 100%。就每例患者来讲，特异性分别为荧光膀胱镜 62.5%，普通膀胱镜和荧光膀胱镜结合 OCT 为 87.5%。因而荧光膀胱镜结合 OCT 可以显著增加荧光膀胱镜的特异性。另外，由于手术瘢痕、感染等产生的假阳性结果和由于非典型增生导致的假阳性结果判定都是需要进一步研究的方面。

有临床研究显示应用荧光膀胱镜辅助的 TURB 可以改善术后的无肿瘤复发存活。他们的前瞻性随机研究发现，应用普通膀胱镜 TUR 的残余肿瘤率为 25.2%，而应用荧光膀胱镜辅助的 TUR 的残余肿瘤率为 4.5%。无复发存活率在第 2、4、6 和 8 年分别为：普通膀胱镜为 73%、64%、54% 和 45%；荧光膀胱镜为 88%、84%、79% 和 71%。提示 5-ALA 介导的荧光膀胱镜 TUR 在残余肿瘤率和无复发存活率方面显著优于传统白光膀胱镜 TUR。

总体上 HAL 荧光膀胱镜改善了膀胱肿瘤的发现率，特别是膀胱原位癌的发现率。结合一些新的技术如 OCT 可以提高其特异性。尽管荧光膀胱镜技术显示出了良好的临床应用前景，现实的问题是应用该技术会增加许多额外的成本。这也是我们必须要考虑的。

4. 窄谱成像技术（NBI）

窄谱成像技术结合电子软膀胱镜（NBI 膀胱镜）在膀胱肿瘤早期诊断中有较高的应用价值。与普通白光成像膀胱镜相比，NBI 膀胱镜的应用能更清晰显示肿瘤组织与正常膀胱黏膜的边界，还能够很容易地检测出膀胱黏膜的小溃疡和血管新生现象，从而提高早期膀胱肿瘤及癌前病变的诊出率，降低漏诊率。研究认为，NBI 结合软性膀胱镜技术能够显著提高初发和复发肿瘤的检出率。特别是对于进行了卡介苗膀胱内灌注后随访的患者，由于黏膜的广泛充血，普通膀胱镜很难准确地诊断是否存在复发，而 NBI 膀胱镜在这类患者中显示出明显的优势。

（二）膀胱黏膜活检

膀胱肿瘤通常是多发的。T_a/T_1 期肿瘤又会伴有原位癌。由于原位癌通常呈扁平样，红色丝绒状生长，不易将其和膀胱炎症区分开来。有些原位癌在普通白光膀胱镜下甚至是看不到的。由于这些原因我们需要进行膀胱黏膜的活检。

由于低危膀胱肿瘤伴发原位癌的机会少于 2%，欧洲泌尿外科学会在其膀胱肿瘤指南中指出，对于 T_a/T_1 肿瘤，一般不建议进行随机或有选择性活检。如果尿细胞学检查阳性或膀胱肿瘤为非外生乳头状肿瘤，就建议对看似正常的黏膜进行活检。膀胱原位癌在膀胱镜检查时很难和膀胱内炎症区分开来，在一些患者甚至是看不见的。如果尿细胞学阳性，就需要对那些看似正常的膀胱黏膜进行选择性或随机活检以发现潜在的膀胱原位癌。如果尿细胞学阴性，一般就不建议进行随机活检。标记活检位置后分别送病理检查。活检可以通过膀胱镜用活检钳获取，然后对活检过的膀胱壁用电凝止血。

有报道 T_a/T_1 肿瘤伴发前列腺尿道和前列腺导管受侵犯。如果膀胱肿瘤位于膀胱三角区或膀胱颈部，伴有原位癌、多发肿瘤，这种可能性就更大。对于这些患者应该考虑进行前列腺尿道的活检。

与普通膀胱镜相比，由荧光引导的膀胱活检和肿瘤切除在诊断恶性肿瘤，特别是膀胱原位癌方面显著提高敏感度。

五、膀胱癌分期

因为肿瘤分期对于制定治疗策略至关重要，膀胱癌的准确分期是十分重要和必要的。

（一）分期方法

1. 表浅性肿瘤与浸润性肿瘤

基于肿瘤分期的治疗首先要了解肿瘤是否是肌层浸润性的。如果肿瘤是表浅的，其他更进一步的分期诊断方法如骨扫描、CT（如果在初发血尿时没有检查）等常规不被推荐，因为表浅性肿瘤的转移很罕见。

病理医生对手术后送检标本的报告应该包括肿瘤的分级、侵犯膀胱壁的深度和标本中是否带有黏膜下固有层和肌层。不同的病理科医生判断肿瘤分级和浸润程度时会出现差异。出现差异的原因之一是膀胱黏膜固有层的黏膜肌层中的平滑肌纤维与逼尿肌易混淆。另外，在很少见的情况下，在黏膜固有层中会找到脂肪组织，这会使判断更加困难。

另外一个需要确定的是浸润性肿瘤是否穿透了膀胱壁。绝大部分情况下，这是不能只通过经尿道切除来确定的。也有人尝试将肿瘤浸润深度与肿瘤分期相关联。但是，虽然经尿道切除的标本中浸润深度超过 4mm 的肿瘤在膀胱切除后发现膀胱外侵犯的可能性要显著高于低于 4mm 的肿瘤，仍然有超过 40% 的有膀胱外侵犯的患者侵及肌层的深度小于 4mm。还有，浸润深度不能区分浅肌层浸润和深肌层浸润，也不能区分很局限的膀胱外侵犯和广泛的膀胱外侵犯。因此，我们并不知道这种方法的价值，单独的或是同其他方法联合。在这种情况下双合诊有一定帮助，尤其是如果在肿瘤切除后双合诊仍能触及肿块，应考虑有膀胱外侵犯。体型和性别显著影响双合诊的准确性。

Koraitim 发现在 TUR 之前和结束时用经尿道的超声检查能帮助鉴别表浅的肿瘤和侵及深肌层及膀胱外的肿瘤。他们使用的是 5.5MHz 的探头和 60° 、90° 及 120° 的换能器。据作者报道，这种方法鉴别肌层浸润和表浅性膀胱癌有 100% 的敏感性和 98% 的特异性。鉴别浅肌层浸润和深肌层浸润有 90% 的准确性，对于区别局限于膀胱的肿瘤和侵犯膀胱外的肿瘤有 70% 的阳性预测值。这种准确性要远比其他已知方法高，但我们还需等待这种技术被进一步认可。

2. 局限性肿瘤和局部进展或转移的肿瘤

基于分期的治疗决策第二步要确定浸润性肿瘤患者是否能在积极的有潜在治愈可能的治疗中受益。为了这个目的，CT、超声和 MRI 被用来评价膀胱肿瘤局部的浸润程度。这些分期检查可以提供有价值的信息，但是，这些方法对是否存在显微镜下的肌层侵犯及是否有微小的膀胱外扩散不能准确判断。另外，原发肿瘤 TUR 术后的改变还有放疗、化疗后的纤维化会为解读 CT、MRI 和超声的结果带来困难。

3. 正电子发射断层扫描（PET）

正电子发射断层扫描（PET）在评估其他影像学检查发现的肿物是否是转移方面很有用处，有时也会发现它是否是原发肿瘤。目前 PET 对膀胱的成像是很受限的，因为现在用的显影剂氟脱氧葡萄糖（FDG）是通过尿液排出的，这使得局部肿瘤的诊断和评估几乎不可能。但是转移性病灶和膀胱区复发的肿瘤则例外。应用 FDG 的 PET 可以帮助确定在转移部位有可疑肿块的患者是否需要侵入性活检操作。和 MRI 或 CT 联合，PET 还可以引导活检。有人尝试将膀胱排空，在没有尿液的情况下再次成像。虽然这样提高了 PET 的成像能力，但是还不能用它来评估分期和肿瘤复发。

Treiber 用另一种不在尿液中排出的放射性核素：C– 胆碱，作为 PET 的显影剂。据他们报道，检测原发浸润性膀胱肿瘤的敏感性与 CT 相似，但是 PET 发现了 25% 的患者有转移（38% 有阳性淋巴结），而在同一组病例中 CT 没有任何发现。但是，微转移灶仍不能被很好地检测出来。

4. **淋巴结清扫术**

盆腔淋巴结清扫术是确定区域淋巴结侵犯最准确的方法。有些患者只有髂总动脉下的淋巴结转移，没有邻近器官的侵犯，他们可以通过盆腔淋巴结清扫术治愈。膀胱淋巴引流的初始区域是膀胱周围、闭孔肌、髂外和骶前淋巴结。膀胱周围淋巴结侵犯较其他淋巴结要少，如果要完整切除标本并清扫干净可能受侵的区域淋巴结就必须行标准的淋巴结切除术。但是，Bella和同事发现膀胱周围淋巴结受侵包括或不包括盆腔淋巴结受侵比单独盆腔淋巴结受侵的预后要差。如果知道膀胱周围淋巴结受侵则提示需要行早期辅助化疗。髂总、腹股沟和主动脉、腔静脉淋巴结为远处淋巴结，是淋巴引流的第二站。但是髂总血管内侧淋巴结和骶前外侧淋巴结是有重叠的。CT 和 MRI 引导下肿大淋巴结细针穿刺活检可以用来确诊淋巴结转移。

标准的膀胱癌分期淋巴结清扫术包括切除从髂血管分叉稍上方到股管的淋巴结和从生殖股神经到膀胱侧韧带的淋巴结。一些临床医生曾常规地清扫更广泛的淋巴结区域，包括高达主动脉旁的淋巴结，但是这样做的好处并不肯定。最近的数据提示扩大的清扫可被耐受。淋巴结转移率同肿瘤的分期和分级相关，高分级、频繁复发，黏膜固有层受侵的肿瘤为 5% ~ 10%，侵犯更深的肿瘤为 40%。有些局限性淋巴结转移的患者可通过手术治愈，如果淋巴结发现受侵范围广，那么治疗措施会很不相同。除非并存有禁忌证，这样的患者都应做双侧淋巴结清扫和全膀胱或部分膀胱切除术。越来越多的数据显示全部或扩大的清扫联合或不联合化疗都会改善预后。另外淋巴结密度的概念（阳性淋巴结数 / 切除的淋巴结总数）在一些研究中也可提示预后。这使得做精细的扩大淋巴结清扫的益处更加令人信服。

5. **胸片和 CT**

应在进行盆腔淋巴结清扫术之前完成排除远处转移的检查。发现肺部转移最敏感的检查方法是胸部 CT，但是 CT 经常发现小的无钙化的肺部病变，大多数都是肉芽肿。肺部病变的大小和其是转移的可能性有直接相关性。大部分无钙化的病变等于或超过 1cm 为转移（或是原发肺部肿瘤），因为普通胸片没有足够的分辨率发现小的肉芽肿，而只能发现直径大于 1cm 的病变，所以常规胸片检查比 CT 更常用于膀胱癌患者排除肺部转移的检查。

6. **骨扫描**

骨扫描很少能在肝功能正常，尤其是碱性磷酸酶正常的患者中发现转移病灶。但是，骨扫描作为将来参考的基线很有意义。因此，浸润性膀胱癌检查肿瘤转移的方法包括胸片、腹部 - 盆腔 CT、骨扫描和肝功能检查。

（二）TNM 分期

临床分期、病理分期膀胱癌的分期指肿瘤浸润深度，淋巴结转移状况和远处转移状况。一般分为术前的临床分期和术后的病理分期。临床分期一般用 cTNM 表述，病理分期一般用 pTNM 表述。

膀胱癌可分为非肌层浸润性膀胱癌（包括 T_{is}、T_a 和 T_1）和肌层浸润性膀胱癌（T_2、T_3 和

T_4）。原位癌属于非肌层浸润性膀胱癌，但肿瘤分级一般属高级别尿路上皮癌，属于高度恶性的肿瘤。应将原位癌与 T_a/T_1 期膀胱癌加以区别。

非浸润性乳头状癌分类为 T_a 期，原位癌（扁平癌）分类为 T_{is}。侵犯膀胱黏膜下结缔组织的肿瘤为 T_1 期。浸润膀胱肌层的肿瘤，基于侵犯内侧半浅肌层或外侧半深肌层分别为 T_{2a} 或 T_{2b}。侵犯膀胱周围脂肪的肿瘤为 T_{3a}（显微镜下发现肿瘤侵犯）或 T_{3b}（肉眼可见肿瘤侵犯）。肿瘤侵及盆腔脏器，如前列腺、直肠、子宫或阴道，为 T_{4a}。侵及盆腔侧壁或腹壁为 T_{4b}。在 UICC 分期系统中，膀胱癌区域淋巴结划定为髂总动脉分叉下的盆腔淋巴结。偏侧并不影响 N 分期。N_1 为一个直径等于或小于 2cm 的淋巴结阳性。N_2 为 1 个大于 2cm 但小于 5cm 的淋巴结阳性或多发的小于 5cm 的淋巴结阳性。N_3 为阳性淋巴结直径大于 5cm。有远处转移被划分为 M_1，没有则为 M_0。如果患者的淋巴结或远处转移情况不明，分期分别表述为 N_x 或 M_x。

（三）TUR-BT 在分期中的作用

首次电切的目的是确定正确诊断并切除可见肿瘤。小于 1cm 的肿瘤可一次切除，但应该包括膀胱壁的部分组织。大的肿瘤应该分块切除，包括外生部分和其下方带有逼尿肌的膀胱壁，以及肿瘤边缘组织并分别送病理检查。尽量避免使用电凝以避免对下方组织的破坏，从而保证标本的完整性和病理检查结果的可靠性。

首次电切后可能会出现分期偏低。如首次电切确定为 T_a 或 T_1 的肿瘤，10% 可能为更高的临床分期，发生了肌肉侵犯的膀胱肿瘤。由于有肌层侵犯和无肌层侵犯的治疗是完全不同的，正确的临床分期就十分重要了。另外，首次电切会有 10% 的漏切率。而漏切肿瘤对术后复发是一个显著的危险因素。

如果考虑到第一次电切由于肿瘤较大，或多发性肿瘤存在而有术后肿瘤残留，或病理医生报告标本中无肌肉组织，首次电切报告为高级别非肌层浸润性膀胱癌或 T_1 期肿瘤，那么就应该进行二次电切。二次电切不只提高临床分期的正确性，同时增加无复发和无进展存活。切除部位应该包括第一次电切的位置。一般建议第一次电切后 2～4 周进行第二次电切。

第三节　非肌层浸润性膀胱癌的治疗

一、非肌层浸润性膀胱癌的危险性分级

非肌层浸润性膀胱癌（non muscle-invasive bladder cancer）或表浅性膀胱癌（superficial bladder cancer）占初发膀胱肿瘤的 70%，其中 T_a 占 70%、T_1 占 20%、T_{is} 占 10%。由于固有层内血管和淋巴管丰富，T_1 期肿瘤虽然和 T_a 期肿瘤都属于非肌层浸润性膀胱癌，但较 T_a 期更容易发生肿瘤扩散。

根据复发风险及预后的不同，《中国泌尿外科疾病诊断治疗指南》中将非肌层浸润性膀胱癌分为以下三组：①低危：初发、单发、T_a、G_1（低级别尿路上皮癌）（注：必须同时具备以上条件才是低危非肌层浸润性膀胱癌）。②高危：任何 T_1、G_3（高级别尿路上皮癌）、T_{is}。③中危：除以上两类的其他情况，包括多发、复发的 T_a、G_1（低级别尿路上皮癌）。非肌层浸润性膀胱癌的复发和进展与肿瘤数目，肿瘤大小，复发次数，肿瘤分期，肿瘤分级，以及是否存在原位癌等因素密切相关，其中肿瘤数目对复发影响最大，其次的影响因素为肿瘤的复发频率，尤其是术后 3 个月时有无复发、肿瘤大小、肿瘤分级。而肿瘤的病理分级和肿瘤分期则与肿瘤进展关系最为密切。

欧洲膀胱癌诊断治疗指南则根据 EORTC 评分表的肿瘤评分，将非肌层浸润性膀胱尿路上皮癌进行低危、中危和高危分组。该系统根据肿瘤数目、大小、复发频率、分级、分期和有无伴发原位癌等因素分别对于肿瘤复发和肿瘤进展的影响给出不同的权重（分数），最终计算出总分。其中复发的总分为 0 ~ 17 分，进展的总分为 0 ~ 23 分。

二、非肌层浸润性膀胱癌的手术治疗

（一）经尿道膀胱肿瘤切除术

经尿道膀胱肿瘤切除（TUR-BT）术是临床诊断为非肌层浸润性膀胱癌的基本治疗方法，同时也是重要的诊断手段。肿瘤的确切病理分级、分期，都需要借助首次 TUR-BT 后的病理结果获得。非肌层浸润性膀胱癌的诊断更应该建立在 TUR-BT 术后病理诊断的基础上。

1. TUR-BT 的手术目的和要求

经尿道膀胱肿瘤切除术有两个目的：一是切除肉眼可见的全部肿瘤；二是切除组织进行病理分级和分期。TUR-BT 术应将肿瘤完全切除直至露出正常的膀胱壁肌层。对于直径小于 1cm 的肿瘤，可将肿瘤连带其基底的膀胱壁一起切除送病理检查；对于直径大于 1cm 的肿瘤，可先将肿瘤的表面部分切除，然后切除肿瘤的基底部分。肿瘤切除后，再进行基底部组织活检，以确定肿瘤基底是否已经侵犯肌层，便于病理分期和下一步治疗方案的确定。考虑到有原位癌存在的可能，当肿瘤较大时，建议切取肿瘤周边的膀胱黏膜送病理检查。肿瘤、基底、肿瘤周边组织要分别送病理检查。为了获得准确的病理结果，建议 TUR 时尽量避免对组织烧灼，以减少对标本组织结构的破坏，也可以使用活检钳，对肿瘤基底部及周围黏膜进行活检，这样能够有效地保护标本组织不受损伤。

前壁与顶部的膀胱肿瘤切除时不易接近，此时膀胱内灌入的液体不要太多，同时可以用手压迫下腹部，使肿瘤靠近电切镜。当肿瘤位于膀胱颈部附近，特别是合并前列腺增生时，往往不易看到肿瘤的全貌，可以同时切除一部分膀胱颈或增生的前列腺腺体，以保证肿瘤切除的彻底性。切除输尿管口附近的肿瘤时应倍加小心，不能保留输尿管口时，可一并切除输尿管口，但应尽量使用电切，避免使用电凝，这样可以使输尿管口术后产生瘢痕狭窄的机会最小。同时，输尿管口的切除亦有产生术后输尿管反流的可能性，应予以密切观察，必要时进一步处理。

2. TUR-BT 手术的并发症及其预防和处理

（1）术中出血与术后血尿：术中出血多由于肿瘤较大，盲目追求在肿瘤表面止血所致，应加快切除速度，在肿瘤切除彻底后于基底部充分止血。术后血尿则多因术中止血不彻底引起，TUR-BT 术后应常规留置导尿管，充分引流膀胱，如切除创面较大或有出血可能时应行膀胱持续冲洗，轻度血尿较常见，一般不需其他特殊处理。若术后血尿严重，无好转趋势，必要时应再次行经尿道电凝止血。

（2）膀胱穿孔：发生率小于 5%，一般发生于膀胱内注入液体过多，膀胱壁变薄，切除过深及突然发生闭孔神经反射时。手术中避免膀胱过度充盈，减少闭孔神经反射等技术手段可减少膀胱穿孔的发生。大部分的膀胱穿孔为腹膜外穿孔，一般无须特殊处理，相应延长导尿管的放置时间即可。当盆腔内溢出的液体过多时，可行耻骨后引流。而当肿瘤位于膀胱顶部时，可能发生腹膜内穿孔，且腹膜内穿孔很少自行愈合，一般需要开腹手术或腹腔镜手术进行修补。

（3）闭孔神经反射：切除侧壁肿瘤时，有时电流会刺激闭孔神经产生反射，表现为手术切除侧的下肢急剧内收、内旋。闭孔神经反射是造成膀胱穿孔的主要原因，对闭孔神经反射的防范意识对避免其带来严重后果至关重要，可采用局部穿刺闭孔神经阻滞或全麻使用肌松药来减少闭孔神经反射。

3. 再次 TUR-BT 术

在 TUR-BT 手术过程中，肿瘤过大、患者情况不稳定、担心穿孔等因素有可能会使肿瘤切除不完全，但即使切除满意，仍有研究显示在术后 6 周内的再次 TUR-BT 术会发现 26% ~ 83% 的肿瘤残留可能，且有 18% ~ 37% 的高危肿瘤被分期过低。因此，再次 TUR-BT 术对于非肌层浸润性肿瘤同样有诊断和治疗的双重作用。目前多建议对于肿瘤切除不完全、切除标本内无肌层组织、T_1 期及高级别肿瘤，在术后 2 ~ 6 周再次行 TUR-BT 术，以达到获得更准确的肿瘤病理分期和降低术后复发率的目的。

有研究报道，首次 TUR 病理分期错误发生率是 9% ~ 49%，19.8% 的非肌层浸润性膀胱癌再次 TUR-BT 术后被证明是肌层浸润性膀胱癌，其中 T_a 和 T_{is} 期膀胱肿瘤有 24% 被证实是 T_1 期肿瘤，8% 是 T_2 期肿瘤；而 T_1 期肿瘤中有 27.6% 被证实是 T_2 期肿瘤。一项随机对照研究对行再次 TUR-BT 术加膀胱丝裂霉素灌注化疗与行单次 TUR-BT 术加膀胱丝裂霉素灌注化疗的新诊断。T_1 期膀胱移行细胞癌患者的疾病复发率、进展率及总生存率进行了比较。共有 74 例患者接受了初次 TUR-BT 术后 2 到 6 周内再次 TUR-BT 术，68 例患者仅接受单次 TUR-BT 术，2 组均接受辅助 MMC 膀胱内灌注辅助化疗，未完全切除、Cis 或肌肉浸润的患者被排除出本研究。平均随访期为 31.5 个月，术后第 1、2、3 年的无复发存活率在再次 TUR-BT 术组分别为 86.35%、77.67% 和 68.72%，而在单次 TUR-BT 术组分别为 47.08%、42.31% 和 37.01%。两组的进展率分别为 4.05%（再次 TUR-BT 术组）和 11.76%（单次 TUR-BT 术组）。对于高级别肿瘤患者，行再次 TUR-BT 术的收益尤为明显。此研究结果提示了未接受再次 TUR-BT

术患者的高复发率可能是由初次 TUR–BT 后肿瘤残留率较高所引起的，且膀胱内灌注化疗并不能弥补切除的不充分。另有研究评估了 80 例新确诊的 pT_1 期膀胱尿路上皮癌患者中，再次进行经尿道膀胱肿瘤切除术的潜在获益。结果显示，27 例患者（33.8%）被确定有残余肿瘤。其中 7 例为 pT_a 期、14 例为 pT_1 期、3 例为 pT_1+pT_{is} 期、3 例为 pT_2 期癌症。术前病理分级 G_1、G_2 与 G_3 级的患者中，残留肿瘤的检出率分别为 5.8%、38.2% 与 62.5%，存在残留肿瘤的风险与原有肿瘤的级别直接相关（P=0.009）。

4. TUR–BT 时的活检

在行 TUR–BT 术切除可见肿瘤的同时，对其他可疑膀胱黏膜异常改变进行选择性活检非常重要，必要时采用冷活检会避免电灼对组织的破坏，增加病理诊断的可靠性。对于低危膀胱癌患者的正常膀胱黏膜，如低分级乳头状瘤或尿细胞学阴性时，不建议常规行随机活检，因为发现原位癌的可能性很低，一般不到 2%。而尿细胞学检查阳性一般意味着有高分级膀胱癌存在的可能，如果这时膀胱镜检没有发现明确的肿瘤或肿瘤表现为低危的乳头状肿瘤时，应考虑行随机活检或选择性活检，以明确是否有原位癌。文献报道，男性膀胱癌患者的前列腺部尿道和前列腺腺管会受到肿瘤的侵犯，尤其是当膀胱肿瘤位于膀胱三角区、颈部或有原位癌、多发性癌时，这种危险性会增大，应考虑行前列腺部尿道活检。前列腺尿道活检对拟施行原位新膀胱手术的患者尤为重要。

（二）经尿道膀胱肿瘤激光切除术

激光手术可以切割、凝固，也可以汽化，其疗效及复发率与经尿道手术相近，目前已有多种激光被广泛应用于泌尿科手术，在膀胱肿瘤的切除应用中，既往 Nd：YAG 激光的应用较多，现在随着激光技术的发展，近年来主要是钬激光（Ho：YAG 激光）、绿激光及铥激光应用的报道。研究表明，应用激光来治疗非肌层浸润性膀胱癌是安全的，并可最大限度地降低肿瘤的浸润。Ho：YAG 激光是兼有切割和汽化功能的脉冲式激光，能量易被水吸收，使用相对安全，切割准确。有研究将应用 Ho：YAG 激光与 TUR–BT 术在治疗高危患者中的安全性、疗效、并发症发生率、手术后导尿管留置时间以及住院时间进行了比较，发现 Ho：YAG 激光与 TUR–BT 术的有效性相当；应用 Ho：YAG 激光治疗的患者术后导尿管留置时间和住院时间较短，接受 Ho：YAG 激光治疗的患者手术并发症发生率低于 TUR–BT 术治疗组患者。铥激光是一种新型的手术激光，可以选择脉冲或连续波模式，其有精准高效切割的特点。使用铥激光可以在肿瘤基底部进行切割，达到肿瘤包括膀胱壁的一并切除，且止血性能好。

激光切除的术前准备、术后处理及并发症的预防与治疗和 TUR–BT 术基本相同。激光手术前特别是准备汽化切除肿瘤时需进行肿瘤活检以便进行病理诊断。激光手术对术中基底部的活检有困难，会影响肿瘤分期诊断，应尽可能在切除肿瘤后膀胱镜单独留取活检。故目前一般认为经尿道膀胱肿瘤激光切除适合于乳头状低级别尿路上皮癌，以及病史为低级别、低分期的尿路上皮癌。

（三）光动力学治疗

光动力学治疗（PDT）是利用膀胱镜将激光与光敏剂相结合的治疗方法。肿瘤细胞摄取光敏剂后，在激光作用下产生单态氧，使肿瘤细胞变性坏死。膀胱原位癌、控制膀胱肿瘤出血、肿瘤多次复发、不能耐受手术治疗等情况可以选择此疗法。PDT 治疗后大多数患者会有膀胱刺激症状，一部分患者会出现血尿，可对症处理。过去全身应用光敏剂会出现皮肤过敏反应，需避光 1 个月，严重者可能出现膀胱挛缩。目前新型光敏剂 5– 氨基酮戊酸的应用，改为局部膀胱内灌注，术后无须避光，无皮肤光毒反应和膀胱挛缩的发生，应用前景更为乐观。

三、非肌层浸润性膀胱癌的术后辅助治疗

（一）术后膀胱灌注化疗

TUR–BT 术后有 10% ~ 67% 的患者会在 12 个月内复发，术后 5 年内有 24% ~ 84% 的患者复发，可能与新发肿瘤、肿瘤细胞种植或原发肿瘤切除不完全有关。尽管在理论上 TUR–BT 术可以完全切除非肌层浸润的膀胱癌，但在临床治疗中仍有很高的复发概率，而且有些病例会发展为肌层浸润性膀胱癌。单纯 TUR–BT 术不能解决术后高复发和进展问题，术后辅助性膀胱灌注治疗对减少肿瘤复发的有效性已得到广泛证实。一项多中心随机临床试验观察了膀胱内灌注 1 次与 5 次丝裂霉素对 502 例新诊断的非肌层浸润性膀胱癌的疗效，患者随机分入观察、术后膀胱内灌注丝裂霉素 1 次，以及术后膀胱内灌注 1 次丝裂霉素，随后每 3 个月灌注 1 次，持续 1 年（共灌注 5 次）3 个治疗组，结果显示，在中位为 7 年的随访期内，膀胱内灌注 1 次与 5 次丝裂霉素可降低复发率并延长无复发间期。在低、中、高危患者中均可观察到丝裂霉素在降低肿瘤复发方面的收益，并提示灌注 5 次丝裂霉素的效果略优于灌注 1 次丝裂霉素。该研究证实了膀胱内灌注丝裂霉素可降低随后的肿瘤复发率并且延长无复发间期。

不同外科医生操作的 TUR–BT 的手术质量会有所不同，亦可能导致术后肿瘤复发率的差异。欧洲肿瘤协作组织（EORTC）观察了 7 个中心 2410 例患者，结果发现，在不同中心，对于单发性肿瘤患者，未接受任何辅助性膀胱内治疗的患者复发率范围为 3.4% ~ 20.6%，接受辅助治疗患者的复发率范围为 0% ~ 15.4%，而接受了辅助性膀胱内治疗的多发性肿瘤患者的复发率范围为 7.4% ~ 45.8%。该结果提示了医生的手术质量对非肌层浸润性膀胱癌预后的影响。

研究显示，非肌层浸润性膀胱癌 TUR–BT 术后复发有两个高峰期，分别为术后 100 ~ 200d 和术后 600d。术后复发的第一个高峰期与术中肿瘤细胞播散有关，而术后即刻膀胱灌注化疗可以大大降低由于肿瘤细胞播散而引起的复发。因此，目前各种非肌层浸润性膀胱癌的诊治指南均建议所有患者术后均进行即刻膀胱灌注化疗。

1. TUR–BT 术后即刻膀胱灌注化疗

TUR–BT 术后 24h 内完成的化疗药物的灌注治疗被称为术后即刻膀胱灌注化疗。多个随机

临床试验结果的荟萃研究的结果显示，表柔比星或丝裂霉素等药物的术后即刻膀胱灌注化疗可以使肿瘤复发率降低 39%。一项包括了 7 个随机临床试验，共有 1476 例患者入组，中位随访时间为 3.4 年、最长随访时间为 14.5 年的荟萃分析显示，手术后接受表柔比星、丝裂霉素、塞替派或吡柔比星的 728 例患者中有 267 例（36.7%）复发，与单用 TUR 的 748 例患者中的 362 例（48.4%）复发相比，应用膀胱灌注化疗后复发率降低了 39%（OR=0.61，$P < 0.0001$）。单发肿瘤患者与多发性肿瘤患者均获益。此研究发现，对 T_a/T_1 期膀胱内单发与多发肿瘤患者 TUR-BT 术后即刻膀胱灌注化疗均可显著降低肿瘤复发的风险，但经过 1 次灌注治疗后 65.2% 的多发肿瘤患者出现复发，而单发肿瘤患者中只有 35.8% 复发，显示单次灌注不足以治疗多发性肿瘤患者。

另有研究对单发的 T_a/T_1 期膀胱癌患者行 TUR-BT 术后单次膀胱内灌注表柔比星与空白对照的疗效进行了随机、多中心的比较。共有 431 例符合入选条件的单发、原发或复发 T_a/T_1 期膀胱尿路上皮癌患者术后立即单次膀胱内滴注 80mg 表柔比星或水，比较两组间患者的无瘤间期与复发率。结果显示，表柔比星组患者到第 1 次复发的间隔时间显著延长。平均随访期为 2 年，在所观察的所有亚组中，接受单次膀胱内灌注表柔比星后，肿瘤复发率降低了近一半。亦有研究显示，在频繁复发的肿瘤患者中，之前的复发率能够最准确地反映再次复发的内在风险。当使用有效的化疗药物，并在术后早期使用化疗药物灌注时，此风险可以大大降低。

出于对安全性的考虑，术后即刻化疗药物灌注对 TUR-BT 术中有膀胱穿孔或术后明显血尿的患者不宜采用。当 TUR-BT 术过程中出现膀胱穿孔或接近穿孔时，膀胱灌注化疗药物可能导致药物泄漏到膀胱外，并可能引发严重并发症。曾有 3 例手术后即刻膀胱内灌注化疗药物引起严重并发症的报道，其中 2 例患者经保守治疗后恢复，1 例患者在接受剖腹探查术后因多脏器衰竭而死亡。因此，为了防止这类并发症发生，在出现明显的膀胱壁穿孔或疑似穿孔时，应避免手术后即刻膀胱灌注化疗。

目前，TUR-BT 术后 24h 内即刻膀胱灌注化疗已经成为非肌层浸润膀胱癌患者术后灌注的标准方案，被临床诊治指南所推荐，TUR-BT 术后即刻膀胱灌注化疗对单发和多发膀胱癌均有效。低危非肌层浸润性膀胱癌术后即刻灌注化疗后，肿瘤复发的概率很低，因此即刻灌注后可以不再继续进行膀胱灌注治疗。

2. 术后早期膀胱灌注化疗及维持膀胱灌注化疗

对于中危和高危的非肌层浸润性膀胱癌，术后 24h 内即刻膀胱灌注化疗不足以达到最满意的减少复发的效果，需继续进行后续的膀胱灌注治疗，每周 1 次，共 4 ~ 8 周，随后进行膀胱维持灌注化疗，每月 1 次，共 6 ~ 12 个月。一项对新诊断的 T_a/T_1 期膀胱尿路上皮癌患者 TUR-BT 术后不同周期灌注化疗药物的随机对照临床试验显示，在预防肿瘤复发上，长期膀胱内灌注表柔比星效果优于短期灌注，该研究 150 例患者经过术后即刻灌注化疗药物后随机进入长期治疗组（术后 1 年内接受了 19 次灌注表柔比星 30mg/30mL 生理盐水）与短期治疗组（术后 3 个月内接受了 9 次膀胱内灌注表柔比星 30mg/30mL 生理盐水），结果显示，长期灌注组与短期灌注组的 3 年无复发率分别为 85.2% 和 63.9%。在整个观察期内，长期灌注组的无复发率明显高于短期灌注组（$P < 0.005$），而不良反应的发生率与严重程度 2 组间无明显差异。另有研究显示，非肌层浸润性膀胱癌维持灌注治疗 6 个月以上时不能继续降低肿瘤的复发概率，因此建议术后维持膀胱灌注治疗 6 个月。

EORTC 完成的 2 个分别应用 30mg 丝裂霉素与 50mg 多柔比星的前瞻性平行随机研究结果显示，延迟和短期治疗患者的复发率高于那些早期灌注或长期治疗的患者，但对肿瘤的进展影响无差异，平均随访期为 4 年的生存期随访结果显示，肿瘤进展超过 T_1 期、远端转移的发生及二次原发性肿瘤的出现不受治疗方案的影响。膀胱灌注化疗主要用于减少膀胱肿瘤的复发，没有证据显示其能预防肿瘤进展。EORTC 和医学研究理事会（MRC）对既往完成的采用膀胱内灌注化疗的前瞻性Ⅲ期随机临床试验结果进行了研究分析。总共收入 2535 名原发或复发性 T_a/T_1 期膀胱移行细胞癌患者，TUR–BT 术后立即给予及不给予辅助性预防膀胱灌注治疗的无肿瘤间隔期、进展为肌层浸润性肿瘤的时间、出现远处转移的时间、生存期和无进展生存期的长短进行了比较。结果显示，随访的中位生存期为 7.8 年，采用辅助治疗与无辅助治疗患者中，无肿瘤间期具有统计学显著性差异（$P < 0.01$）。但在发展为浸润性肿瘤、出现远处转移的时间或生存期和无进展生存期的长短上，辅助性膀胱灌注治疗组未显示出明显优势。此研究认为尽管膀胱灌注化疗可以延长无复发的间期，但对于 T_a/T_1 期膀胱癌的进展并未显示出明显的优势。

3. 膀胱灌注化疗的药物

膀胱灌注化疗常用药物包括丝裂霉素、表柔比星、吡柔比星、多柔比星、羟喜树碱等。尿液的 pH、化疗药的浓度与膀胱灌注化疗效果有关，并且药物浓度比药量更重要。化疗药物应通过导尿管灌入膀胱，灌注前不要大量饮水，避免尿液将药物稀释。

（1）丝裂霉素：丝裂霉素为抗肿瘤化疗药物，化学结构具有苯醌、乙酰亚胺基及氨甲酰三个活性基团，作用与烷化剂相似，与 DNA 链形成交联，抑制 DNA 复制，对 RNA 也有抑制作用。属细胞周期非特异性药物，分子量为 334.34。丝裂霉素用于膀胱灌注治疗时可用于 TUR–BT 术后预防肿瘤复发的即刻单剂灌注化疗与维持灌注治疗，使用剂量为 20 ~ 60mg，目前临床常用剂量为每次 40mg 灌注。将药物溶解于 40 ~ 50mL 生理盐水中，经导尿管注入膀胱内，保留 1 ~ 2h 后自行排出。有文献报道调整尿 pH，适当碱化尿液可能提高丝裂霉素的临床效果。有一项前瞻性随机平行多中心Ⅲ期临床研究，给予优化治疗组患者（n=199）40mg 丝裂霉素，并通过降低尿液体积等药代动力学手段来增加药物浓度，碱化尿液以稳定药物，标准治疗组患者（n=111）给予 20mg 剂量的丝裂霉素，无药代动力学处理或尿液碱化。每周 1 次灌注，持续 6 周。结果显示，与标准组相比，优化组患者到复发所需的时间更长（29.1 个月），5 年无复发生存率也更高（41.0%），而标准治疗组的中位复发时间与 5 年无复发率分别为 11.8 个月和 24.6%。本研究确认了增加药物浓度、碱化尿液等方法会显著提高膀胱内灌注丝裂霉素的疗效。此外，亦有在丝裂霉素灌注同时进行电刺激以促进膀胱黏膜吸收的研究，结果显示膀胱癌的复发率从 58% 下降至 31%，低于对照 BCG 的 64% 的复发率，且血清丝裂霉素的峰值也明显增高。

丝裂霉素膀胱灌注的不良反应包括尿频、尿急、尿痛等膀胱刺激症状，化学性膀胱炎及镜下或肉眼血尿等情况，当不良反应较严重时，应适当暂停和推迟灌注，并辅以对症处理，待症状改善后再继续灌注治疗。

（2）表柔比星：表柔比星为蒽环类化疗药物，为多柔比星的同分异构体，作用机制是直接嵌入 DNA 核碱对之间，干扰转录过程，阻止 mRNA 的形成，从而抑制 DNA 和 RNA 的合成。此外，表柔比星对拓扑异构酶 II 也有抑制作用，为一细胞周期非特异性药物，分子量为 579.99。与多柔比星相比，疗效相等或略高，但对心脏的毒性较小。表柔比星用于膀胱灌注治疗时可用于 TUR–BT 术后预防肿瘤复发的即刻单剂灌注化疗与维持灌注治疗，使用剂量为 50 ~ 80mg，目前临床常用剂量为每次 50mg 灌注。将药物溶解于 40 ~ 50mL 生理盐水中，经导尿管注入膀胱内，保留 1h 后自行排出。有研究比较了不同剂量的表柔比星膀胱内灌注对治疗原发性非肌层浸润性膀胱癌（T_a/T_1，G_1，G_2）的预防疗效和安全性，剔除 T_{is} 或 G_3 肿瘤。治疗组分别为 A 组：表柔比星 20mg/40mL，连续 12 个月，总剂量 340mg；B 组：表柔比星 30mg/40mL，连续 7 个月；C 组：表柔比星 40mg/40mL，连续 4 个月，后两组总剂量均为 360mg，总共入组的 622 例患者。结果显示，当药物浓度增加时，无复发率显著升高（P=0.0375）。同时，当表柔比星溶液浓度增加时，尿频和尿痛的药物不良反应频率亦显著升高。表柔比星灌注治疗的不良反应同样是化学性膀胱炎的局部症状，多在停止灌注和对症治疗后缓解。

（3）吡柔比星：是半合成的蒽环类抗肿瘤药。通过进入细胞核内迅速嵌入 DNA 核酸碱基对之间，干扰转录过程，阻止 mRNA 合成，抑制 DNA 聚合酶及 DNA 拓扑异构酶 II 活性，干扰 DNA 合成，达到抗肿瘤作用。分子量为 664.10。吡柔比星用于 TUR–BT 术后预防肿瘤复发的灌注治疗的初期研究开始于日本，后在国内得到广泛应用。根据其临床研究结果，目前吡柔比星常用灌注剂量为每次 30mg，常规推荐的保留时间为 30min。将药物溶解于 40 ~ 50mL 注射用水中，经导尿管注入膀胱内，保留后自行排出。有研究评价吡柔比星膀胱内灌注预防非肌层浸润性膀胱癌术后复发的有效性及安全性。符合入选标准的患者于手术后 2 周内开始行吡柔比星膀胱灌注，每次 30mg，每周 1 次共 8 次，以后每月 1 次共 1 年，定期膀胱镜检查进行随访。132 例浅表性膀胱移行细胞癌患者，术后平均随访时间（12.2+5.74）个月。肿瘤复发 22 例，总复发率 16.7%。其中复发性肿瘤的复发率明显高于初发肿瘤（P=0.003），而不同肿瘤分期、分级及单发与多发肿瘤患者间的复发率未见明显差异。吡柔比星灌注治疗常见的不良反应为尿路刺激症状、化学性膀胱炎、血尿等，多在停止灌注和对症治疗后缓解。

（4）多柔比星：或称阿霉素，亦为蒽环类化疗药物。通过直接嵌入 DNA 核碱对之间，干扰转录过程，阻止 mRNA 的形成起到抗肿瘤作用。它既抑制 DNA 的合成又抑制 RNA 的合成，所以对细胞周期各阶段均有作用，为一细胞周期非特异性药物。分子量为 579.99，全身应用可引起心脏毒性。多柔比星在更早期用于膀胱灌注治疗，用于 TUR–BT 术后预防肿瘤复发。使用剂量在每次 30 ~ 50mg 灌注，将药物溶解于 40 ~ 50mL 生理盐水中，经导尿管注入膀胱内，保留 1h 后自行排出。多柔比星灌注治疗的不良反应与表柔比星相似。

（5）羟喜树碱（HCPT）：羟喜树碱为从植物中提取的生物碱喜树碱的羟基衍生物，通过对 DNA 拓扑异构酶 1 的靶向选择性抑制作用抑制 DNA 的合成，抑制癌细胞的复制和转录。主要作用于 S 期，为细胞周期特异性药物。分子量为 364.34。羟喜树碱用于膀胱灌注的研究始于国内，被认为对减少非肌层浸润性膀胱癌的术后复发有一定的作用，常用灌注剂量为每次 10 ~ 20 mg，保留 1 ~ 2h。常见不良反应亦为化学性膀胱炎。有研究将羟喜树碱丝裂霉素膀胱灌注化疗进行了比较研究，82 例非肌层浸润性膀胱癌病例随机分为羟喜树碱组 42 例和丝裂霉素组 40 例，在行 TUR–BT 术或膀胱部分切除术后 1 周开始膀胱灌注，羟喜树碱剂量为 10mg/20mL，丝裂霉素剂量为 20mg/20mL，保留 2h 以上。每周 1 次共 6 周，间隔 3 个月后再进行每周 1 次，共 3 次的治疗，以后每半年灌注 3 次，共持续 3 年。平均随访 27.3 个月，1 年复发率羟喜树碱组为 66.3%，丝裂霉素组为 62.5%，两者比较无显著性差异。不良反应观察，羟喜树碱组出现 7 例（17.5%）轻微恶心、头晕、头痛，8 例（20.0%）不同程度的膀胱刺激征；丝裂霉素组出现 17 例（40.5%）轻度的化学性膀胱炎，1 例（2.3%）接触性皮炎。

（6）其他膀胱灌注化疗药物：其他研究性的膀胱灌注药物还包括吉西他滨、戊柔比星、紫杉烷类等。有研究报道 27 名非肌层浸润性膀胱癌患者接受膀胱内灌注不同剂量和浓度的吉西他滨的治疗。手术时残留 1 ~ 3 个乳头状标记病灶不予切除。切除术后 14d 开始，隔周给予 6 次吉西他滨灌注。吉西他滨的用药剂量为 500mg、1000mg 和 2000mg，用 50mL 生理盐水稀释后给药，每剂量组 9 名患者，药物在体内停留 2h。结果显示，1 例失访，6 例患者（23%）获得 CR，其中 500mg、1000mg 和 2000mg 剂量组分别有 1 名（12.5%）、2 名（22.2%）和 3 名（33.3%）。500mg 和 2000mg 剂量组各有 2 名其他患者（22%）获得了部分应答。获得完全应答的患者接受每月 1 次的维持治疗，持续 1 年，治疗后 3 个月和 8 个月，CR 的 2 名患者被诊断为膀胱 T_{is}。其余 4 名患者在 22 个月的随访期内，未发现肿瘤。作者认为，膀胱内灌注吉西他滨有良好耐受性和潜在的有效性。戊柔比星、多柔比星的半合成类似物，在一项 90 例的 BCG 耐药的原位癌的治疗研究中获得了 21%（19/90）的完全缓解率，目前被美国 FDA 批准用于 BCG 耐药的原位癌的治疗。紫杉烷类的灌注治疗则还局限于临床前研究阶段。

4. 膀胱灌注化疗的并发症

膀胱灌注化疗的不良反应与药物剂量和灌注频率有关。膀胱灌注化疗的主要不良反应是化学性膀胱炎，程度与灌注剂量和频率相关，TUR–BT 术后即刻膀胱灌注更应注意药物的不良反应。多数不良反应在停止灌注后可以自行改善。灌注期间出现严重的膀胱刺激症状时，应延迟或停止灌注治疗，以免继发膀胱挛缩。

（1）化学性膀胱炎，与膀胱灌注相关的化学性膀胱炎很常见，与化疗药物的膀胱黏膜刺激相关，主要表现为尿频、尿急、尿痛等膀胱刺激症状。文献报道，膀胱炎的发生率在丝裂霉素灌注者为 30% ~ 40%，表柔比星灌注者为 10% ~ 30%，多柔比星灌注者为 20% ~ 40%。对于化学性膀胱炎的治疗包括抗胆碱能药物、抗生素等。如果化学性膀胱炎持续超过 48h，需要延迟灌注、降低灌注剂量或应用喹诺酮类抗生素。

（2）血尿：膀胱灌注化疗的患者，约有 40% 出现血尿。常同时伴发膀胱炎，并与手术的切除范围相关。

对于膀胱灌注后血尿的患者，要进行尿培养以除外细菌性膀胱炎。同时，应等到血尿好转后再继续进行膀胱灌注治疗。如果血尿持续，建议进行膀胱镜检以除外肿瘤残留。对于大量血尿的患者，可留置尿管并进行膀胱冲洗。

（3）膀胱挛缩：临床很少见，多与反复 TUR-BT 手术及多次膀胱维持灌注治疗有关。治疗方法包括停止膀胱灌注治疗、膀胱水扩张，必要时需行膀胱切除术。

（4）接触性皮炎：膀胱灌注丝裂霉素的患者，有 19% 会出现接触性皮炎。常表现为手掌、足底、会阴、胸部和面部的湿疹样脱皮。膀胱灌注丝裂霉素后排尿时要注意清洗手部、外阴及会阴部，以避免接触性皮炎的发生。治疗方法包括停止灌注、局部使用激素软膏缓解症状。

（5）骨髓抑制：很罕见，但偶有报道，主要由于膀胱创面大，加之灌注了过高剂量的化疗药所导致。处理方法包括停止膀胱灌注、检测白细胞数量及升白细胞等其他治疗。

（二）术后膀胱灌注免疫治疗

膀胱灌注免疫制剂会引起机体局部的免疫应答反应，表现为尿液中和膀胱壁内的细胞因子表达以及粒细胞和单核细胞的聚集，以此来达到预防膀胱肿瘤复发及治疗的目的。目前免疫治疗的确切作用机制尚在研究中，临床应用主要是卡介苗（BCG）的灌注治疗，其他还包括干扰素、钥孔虫戚血蓝蛋白等其他免疫调节剂。

1. 卡介苗膀胱灌注治疗

（1）卡介苗（BCG）膀胱灌注指征与疗效：BCG 是通过免疫反应介导达到治疗效果，其确切作用机制尚不清楚。目前临床研究证实，BCG 适合于高危或中危非肌层浸润性膀胱癌 TUR-BT 术后复发的预防，并有可能预防肿瘤的进展。研究显示 T_1 期膀胱尿路上皮癌 TUR-BT 术后 BCG 灌注与单纯 TUR-BT 手术比较，复发率分别为 16% 和 40%，进展率分别为 4.4% 和 40%，BCG 膀胱灌注作为膀胱原位癌与高级别非肌层浸润膀胱癌的最佳治疗方法已被广泛接受。然而，对于其维持治疗的作用及其对于肿瘤复发与进展的长期效应，仍然存在争议。有一项针对原位癌或复发风险增加的膀胱尿路上皮癌患者的研究对 550 例患者随机进行 BCG 维持治疗或不进行 BCG 维持治疗。经过为期 6 周的诱导治疗，维持治疗从诱导治疗开始后的 3、6、12、18、24、30 与 36 个月，每周 1 次膀胱内与经皮 BCG 治疗，持续 3 周。结果显示，无维持治疗组患者中位无复发生存期为 35.7 个月，而维持治疗组患者的中位无复发生存期为 76.8 个月。5 年生存率无维持治疗组患者为 78%，维持治疗组患者为 83%。作者认为，与标准诱导治疗相比，维持性 BCG 免疫疗法对于原位癌或选择的 T_a/T_1 期膀胱尿路上皮细胞癌患者的治疗效应更佳。

有研究对行经尿道 TUR-BT 术治疗并随机膀胱活组织检查的 1529 例原发性非肌层浸润性膀胱移行细胞癌患者进行了分析，以评估原发性 T_a 与 T_1 期肿瘤患者影响复发、进展与疾病特异性死亡率的因素。平均随访期为 4.2 年。肿瘤多发、肿瘤大于 3cm 及原位癌的存在可增加复发风险，G_3 肿瘤、肿瘤多发、肿瘤大于 3cm 及原位癌的存在则可增加疾病进展风险，而膀胱内 BCG 灌注治疗既可降低复发风险，亦可降低疾病进展风险。另有对 24 个随机临床试验，4863 例患者荟萃分析显示，经过中位 2.5 年，最长 15 年的随访期，接受 BCG 治疗的患者有 9.8%（260/2658）出现肿瘤进展，而对照组的肿瘤进展率为 13.8%，与对照组相比，BCG 治疗组的进展率降低了 27%。提示 BCG 膀胱内灌注治疗可明显降低非肌层浸润性膀胱癌患者术后疾病进展的风险。

BCG 不能改变低危非肌层浸润性膀胱癌的病程，而且由于 BCG 灌注的副作用发生率较高，对于低危非肌层浸润性膀胱尿路上皮癌不建议行 BCG 灌注治疗。对于中危非肌层浸润性膀胱尿路上皮癌而言，其术后 5 年肿瘤复发概率为 42% ~ 65%，而进展概率为 5% ~ 8%。因此，中危非肌层浸润膀胱尿路上皮癌膀胱灌注的主要目的是防止肿瘤复发，一般建议采用膀胱灌注化疗，也可以采用 BCG 灌注治疗。由于术后膀胱有创面，因此术后即刻灌注治疗应避免采用 BCG，以免引起严重的不良反应。

（2）BCG 膀胱灌注的剂量与疗程：最佳的 BCG 治疗疗程与剂量尚未被确定。大多数研究认为,BCG 治疗一般采用 6 周灌注诱导免疫应答,再加 3 周的灌注强化以维持良好的免疫反应。BCG 灌注用于治疗高危非肌层浸润膀胱尿路上皮癌时，一般采用标准剂量（81 ~ 150mg）。亦有研究发现采用 1/3 剂量 BCG 灌注治疗中危非肌层浸润性膀胱尿路上皮癌时，其疗效与全剂量疗效相同，不良反应却明显降低。此研究共包括 155 例平均年龄为 67 岁的非肌层浸润性膀胱癌患者，其中 90 例为 T_1G_3，23 例为原发性原位癌，42 例为伴发的原位癌，行经 TUR–BT 术后，随机接受 BCG 81mg 标准剂量或 27mg 低剂量的膀胱内灌注治疗。中位随访期为 61 个月。标准剂量 BCG 治疗组 39% 的患者出现肿瘤复发，低剂量 BCG 治疗组 45% 的患者复发。标准剂量 BCG 治疗组中 24.7% 的患者出现疾病进展，低剂量 BCG 治疗组 26% 的患者出现进展。两组间的疾病特异性致死率无明显差异。本研究结果提示，应用 1/3 剂量的 BCG 膀胱内灌注作为高危肿瘤的治疗，在降低肿瘤复发与进展风险上与标准剂量的卡介苗效果相当，但不良反应明显降低。

BCG 一般需维持灌注 1 ~ 3 年（至少维持灌注 1 年），因此建议在 3、6、12、18、24、36 个月时重复 BCG 灌注，以保持和强化疗效。美国西南肿瘤学组（SWOG）报道了这一维持治疗方案的效果，在持续灌注组，无复发中位生存时间为 76.8 个月，对照组为 35.7 个月（P=0.001）。有研究对膀胱内灌注 BCG 与丝裂霉素（MMC）治疗浅表性膀胱癌的数据进行荟萃分析，其中 1277 例患者接受 BCG 治疗，1133 例患者接受 MMC 治疗。在总体中位随访 26 个月的随访期中，BCG 组 7.67% 的患者与 MMC 组 9.44% 的患者发生了肿瘤进展。而只有采用 BCG 维持治疗时，与 MMC 相比才具有统计学意义。

（3）BCG 膀胱灌注的并发症：BCG 膀胱灌注的主要不良反应为膀胱刺激症状和全身流感样症状，少见的不良反应包括结核败血症、前列腺炎、附睾炎、肝炎等。因此，TUR–BT 术后膀胱有开放创面或有肉眼血尿等情况下，不能进行 BCG 膀胱灌注。

1）膀胱刺激症状：与 BCG 膀胱灌注相关的膀胱刺激症状很常见，近 80% 的患者灌注

BCG后会出现膀胱炎。膀胱炎的治疗包括抗胆碱能药物、局部解痉、镇痛、非甾体抗炎药、抗生素等。如果膀胱刺激症状持续超过48h，需要延迟灌注、降低灌注剂量或应用喹诺酮类抗生素。

2）血尿：膀胱灌注BCG治疗的患者，约有90%出现血尿。常同时伴发膀胱炎，并与手术的切除范围相关。对于膀胱灌注后血尿的患者，要进行尿培养以除外细菌性膀胱炎。另外，要等到尿液清亮后再进行膀胱灌注治疗，以避免可能的全身反应。如果血尿持续，建议进行膀胱镜检以除外肿瘤残留。对于大量血尿的患者，要留置尿管并进行膀胱冲洗。

3）肉芽肿性前列腺炎：在采用BCG灌注的患者中较常见，但多数没有症状，只有1%～3%有局部或全身症状。直肠指诊时，前列腺可以触及结节，PSA可能升高，超声检查会发现低回声区。肉芽肿多位于前列腺的移行带前部，表现为界限清楚的低回声区。约有5%的患者需要治疗，一般采用口服异烟肼、利福平3个月，加用大剂量氟喹诺酮类抗生素和皮质醇。

4）附睾睾丸炎：由BCG污染的尿液引发，发生率约10%，也有报道发生率仅0.2%。一般采用口服异烟肼、利福平治疗。也可采用大剂量氟喹诺酮类抗生素治疗。症状持续时采用激素治疗。

5）全身BCG反应：罕见，表现为高热，可以进展为多器官功能衰竭。临床表现为肝大，双下肺捻发音。血流动力学异常、血象升高和肝功升高。TUR–BT术后2周内及肉眼血尿时应避免BCG灌注以防止全身反应的出现，术后膀胱刺激症状或血尿严重、超过48h，应及时进行尿培养、胸部X线检查、肝功能等检查。治疗包括停止BCG灌注，口服异烟肼、利福平治疗和乙胺丁醇6个月治疗。症状持续时，早期采用大剂量氟喹诺酮类抗生素以及大剂量激素治疗。

6）过敏反应：很罕见，主要表现为皮疹和关节疼痛。治疗一般采用抗组胺药和抗炎药。严重、持续的全身反应需要停止BCG灌注，加用异烟肼、利福平和皮质醇。

2. 其他免疫调节剂的膀胱灌注治疗

其他一些免疫调节剂也可以有助于预防膀胱肿瘤的复发，包括干扰素、钥孔虫戚血蓝蛋白等。

（1）干扰素：干扰素是由抗原刺激应答而产生的糖蛋白，具有多种抗肿瘤活性，其中干扰素 α 的应用最为常见，一般认为膀胱灌注最少用量应该在100万U以上方可具有一定效果。但到目前为止，干扰素单独应用预防非肌层浸润性膀胱癌术后复发及治疗原位癌的效果有限，明显低于BCG灌注。

目前研究更多关注与化疗药物或BCG联合应用以提高疗效，减少不良反应，尤其是用于补救治疗时。有研究表明，干扰素与表柔比星或丝裂霉素等化疗药物联合应用时疗效有相加作用，干扰素与BCG的联合治疗具有潜在优势并可减少BCG的用量而不影响疗效，从而减少了不良反应的发生。一项关于BCG加干扰素联合治疗初次使用BCG及BCG治疗失败的非肌层浸润性膀胱癌患者的一个大型多中心Ⅱ期临床试验的研究结果显示，初次使用BCG组与BCG

治疗失败组患者的肿瘤复发率分别为 40% 与 52%，24 个月无瘤率分别为 57% 与 42%，进展为肌层浸润的发生率分别为 5% 与 4.3%，而肿瘤转移发生率分别为 2.3% 与 2.6%。两组间与不良反应相关的退出率、治疗延误和（或）进一步降低 BCG 剂量及需要对症治疗药物的比例相似，全身不良反应罕有发生。这一多中心临床研究为联用 BCG 与干扰素 α-2β 作为浅表性膀胱癌治疗的起始或补救治疗的疗效和安全性提供了依据，但尚不能确定干扰素在提高治疗收益方面的价值。

（2）钥孔虫戚血蓝蛋白（KLH）：钥孔虫戚血蓝蛋白是一种从钥孔虫血淋巴中提取的含铜的抗原蛋白。自 Olsson 偶然观察到 5mg 钥孔虫戚血蓝蛋白可使患者免疫并明显降低浅表性膀胱癌的复发以来，许多实验室与临床研究证实了钥孔虫戚血蓝蛋白的免疫治疗效果。有报道钥孔虫戚血蓝蛋白免疫治疗可减少 MBT-2 小鼠膀胱移行细胞癌（TCC）模型的肿瘤生长并延长荷瘤小鼠的存活期。Jurincic 等指出，在预防膀胱肿瘤复发上，KLH 的效果优于丝裂霉素化学治疗。为了评价 KLH 免疫疗法在人类患者中的疗效而开展了一个多中心临床试验显示，64 例原位癌或残留 T_aH-1 期移行细胞癌患者接受每周进行剂量递增，连续 6 周的 KLH 膀胱内灌注，原位癌患者完全应答率约 50%，残留 T_a/T_1 期患者的完全应答率为 20%，同时患有 Cis 与残留 T_a/T_1 期肿瘤患者的完全应答率为 33%，且 KLH 的毒性反应很小。该组结果提示，在治疗非肌层浸润性膀胱癌方面，KLH 似乎是一种安全有效的免疫疗法。

（三）复发肿瘤的灌注治疗

非肌层浸润性膀胱癌复发后，一般建议再次 TUR-BT 术治疗，如术后病理证实依然为非肌层浸润性肿瘤，可依照 TUR-BT 术后分级及分期，重新确定方案进行膀胱灌注治疗。由于初次治疗后患者一般都接受过化疗药物或 BCG 的灌注治疗，复发后的再次治疗的选择就变得更加复杂，这些患者复发与进展的危险度也会大幅提高。若首次治疗为化疗，一般建议采用 BCG 灌注治疗，因为这种情况下 BCG 会有更好的疗效，而化疗的无病生存率只有大约 20%。对于首次 BCG 灌注治疗者，可以考虑仍给予第二次的 BCG 灌注治疗，因为仍可能有 30% ~ 50% 的患者会有疗效，但如果患者不能耐受 BCG 灌注，亦可以采用补救性的化疗药物灌注治疗。如果复发次数超过 2 次，以后的治疗中再使用 BCG 或化疗药物灌注的失败率可高达 80%，对于此类患者应考虑更积极的根治性治疗。

由于高级别膀胱癌 BCG 治疗后 3 ~ 6 个月间的应答率可由 57% 升高至 80%，国外一般将 BCG 治疗后 6 个月复发或无效称为 BCG 治疗失败。BCG 治疗失败又被分为了 BCG 难治（BCG 治疗后病情无好转或恶化）、BCG 抵抗（BCG 初次治疗后复发但为低级别低分期肿瘤，再次 BCG 治疗可缓解）和 BCG 复发（初次 BCG 治愈后的复发）。研究显示，BCG 难治的患者是非常高危的，如果患者年轻且一般状态好，应考虑立即行根治性膀胱切除术。

（四）膀胱原位癌的治疗

膀胱原位癌的治疗方案是行彻底的 TUR-BT 术，术后行 BCG 膀胱灌注治疗。BCG 灌注每周1次，每6周为1个周期，1个周期后有70%完全缓解。休息6周后，进行膀胱镜检和尿脱落细胞学检查，结果阳性者应再进行1个周期，共6周的灌注治疗，可另有15%的病例获得缓解。休息6周后，重复膀胱镜检和尿脱落细胞学检查，若结果仍为阳性，建议行膀胱根治性切除术及尿道根治性切除术。对于缓解的病例，应在第3、6、12、18、24、30和36个月时进行1个周期的BCG灌注防止复发。BCG治疗缓解率在83%～93%，有11%～21%在5～7年内死于该病。无效及不完全反应肿瘤进展率为33%～67%。若治疗9个月时未完全缓解或肿瘤复发，则建议行根治性膀胱切除术。一项对BCG治疗膀胱原位癌长期疗效的临床研究显示，103例患者接受连续6周的膀胱内灌注120mg BCG治疗，有77例（75%）完全缓解（CR）。在中位随访7.6年后，39例（50%）仍然存活并保留着膀胱，31例（40%）无肿瘤复发，16例患者（20%）死于膀胱癌。有10例患者由于不良反应而终止了治疗。该结果提示，膀胱内灌注BCG可有效治疗膀胱原位癌，并可产生较高的完全应答率。但BCG作为膀胱原位癌的一种标准治疗方案，其长期疗效仍有争议。

在欧洲，泌尿外科医生对膀胱原位癌的治疗多倾向于使用化疗药物。但一般认为BCG的疗效优于化疗药物。一项研究比较了膀胱内BCG灌注与表柔比星灌注在原位癌（Cis）治疗中的疗效与不良反应，共有168例患者随机分组接受BCG（84例）或表柔比星（84例）治疗，大多数（52%）患者同时具有原发性Cis与继发性Cis，23%患有原发性Cis，24%患有继发性Cis。表柔比星组的总体CR率为56%，BCG组的总体CR率为65%（P=0.21）。但与表柔比星组相比，BCG组患者在获得CR后，到膀胱肿瘤复发的时间延长（中位时间分别为5.1个月和1.4年），对表柔比星完全应答的患者原位癌复发的频率更高（分别为45%和16%）。两组间到疾病进展的时间或生存期未见明显差异。BCG组不良反应的发生率更高。另外一项超过600例患者的荟萃分析中，BCG的完全缓解率为68%，化疗药物仅为49%；在有效的患者中，BCG组68%的患者没有复发，而化疗组无复发患者为47%。中位随访3.75年，总体无复发率分别为51%和27%。

四、非肌层浸润性膀胱癌早期根治性膀胱切除术

尽管经过了局部治疗，很多高危的非肌层浸润性膀胱癌仍将进展为浸润性肿瘤。对于各种灌注治疗特别是BCG治疗早期失败的患者，约有82%会发生进展，而在3个月或更长时间治疗失败的患者的进展率只有25%。有研究报道，高危患者在得到膀胱内局部治疗后，只有27%疗效很好，在随访15年后，只有少数患者膀胱功能完好，而超过一半的患者疾病进展，其中1/3的患者死于膀胱癌。而另一项研究则显示，早期行膀胱根治术病理诊断为T_1期的患者10年无病生存率可达92%，而临床诊断为T_1直至根治切除时肿瘤已经侵犯肌层的患者的10年无病生存率只有64%。

在肿瘤尚未侵犯肌层时行膀胱根治术被认为是早期膀胱根治切除术。有报道对10年内接受了早期根治性膀胱切除术的30例临床分期为T_1G_3的膀胱尿路上皮癌患者进行了研究。其中

17 例未并发原位癌的单发性肿瘤患者接受了根治性膀胱切除术为 A 组。其他 13 例并存或未并存原位癌的多发肿瘤患者或并存原位癌的单发肿瘤患者为 B 组。结果显示，5 年肿瘤特异生存率 A 组为 92%，B 组为 82%。B 组术后病理有 55% 的患者已发生肌层浸润，而 A 组只有 6%。因此建议对多发性 T_1G_3 肿瘤患者，以及伴随原位癌的单发 T_1G_3 肿瘤患者应行早期根治性膀胱切除术。相反，对于未并发原位癌的单发 T_1G_3 肿瘤患者，保留膀胱、应用膀胱灌注 BCG 或化疗药治疗并密切监护是恰当的治疗方法。另有研究观察了 46 例 T_1G_3 膀胱尿路上皮癌患者行 TUR–BT 术后应用膀胱内 BCG 灌注治疗后的复发率与进展率，中位随访 61 个月，10 例行膀胱根治性切除术，无瘤生存率为 84.8%。作者认为，对于 pT_1G_3 膀胱癌患者，TUR–BT 术后应用 BCG 进行辅助性膀胱灌注治疗是一种有效的治疗方案，而对于免疫治疗失败者应将早期根治性膀胱切除术作为一种治疗选择。

T_1G_3 膀胱移行细胞癌与膀胱原位癌是一种高度恶性肿瘤，可造成多种难以预测的后果。治疗方法的选择与治疗效果密切相关，根治性膀胱切除术可很好地预防复发与进展，提高生存率。治疗方法的选择需要与患者详细讨论，必须将肿瘤进展的危险与膀胱切除术的危险、并发症及其相关尿流改道对生活质量的影响相权衡。对于大多数患者而言，最初的治疗方案包括肿瘤完全切除术、详细的疾病分期、膀胱内 BCG 灌注治疗或膀胱灌注化疗。当病情持续进展时，医生与患者都应重新考虑治疗方案的选择。长期密切随访对于治疗这些疾病具有重要意义。对于具有不良预后因素的患者，应考虑直接采取膀胱根治性切除术。决定施行膀胱根治性切除术与手术的时机应根据疾病的进展，并以患者个体的意愿为基础不断重新考虑，合理的选择应该是对有危险的患者给予“及时的”膀胱根治切除术。这样做既能尽可能地保留膀胱，又尽可能减少发生肿瘤转移和死亡的机会。大多数文献认为，对于 2 周期 BCG 灌注治疗或 6 个月膀胱灌注化疗无效或复发的高危非肌层浸润性膀胱癌以及原位癌，建议行根治性膀胱切除术。

第四节 肌层浸润性膀胱癌的治疗

一、膀胱部分切除术

膀胱部分切除术作为治疗膀胱癌的手段已应用很长时间，也取得了一定的疗效，在一些患者甚至达到了与根治性全膀胱切除相当的效果。但是膀胱部分切除术的缺点是存在切口种植的风险，并且给以后可能需要的全膀胱切除带来极大困难。特别是高级别的浸润性膀胱癌，膀胱部分切除术后如后续辅助治疗措施（如化疗和放疗）跟不上，容易复发和转移。局部浸润性膀胱癌如果得不到有效控制而发展至全身性病变，到目前为止无论采取什么治疗，90% 的患者在 5 年内会因膀胱癌死亡，因此确实有效的局部治疗是提高局部浸润性膀胱癌患者远期生存率的关键。鉴于膀胱部分切除术的以上缺点，美国和欧洲的膀胱癌指南中已多年未将膀胱部分切除术列入治疗浸润性膀胱癌的推荐项目。但我国幅员辽阔，人口众多，医疗卫生发展地域差别很大，特别是一些基层医院，设备不足的情况依然存在，所以我国膀胱癌指南中仍然将膀胱部分切除术推荐为浸润性膀胱癌的治疗措施之一。但是从肿瘤控制和患者远期生存的角度来考虑，特别是对于术后又无法或无条件实施辅助治疗（放疗或化疗）的患者，不推荐将膀胱部分切除术作为浸润性膀胱癌的常规治疗手段。

（一）膀胱部分切除术的适应证和新观点

尽管膀胱部分切除术在多国膀胱癌临床指南中已经不再推荐为浸润性膀胱癌的常规治疗手段，但在临床实践中，对某些浸润性膀胱癌患者，全膀胱切除不一定是最优的选择，相反膀胱部分切除术可能更适合。例如，发生在膀胱顶部或远离膀胱三角区的孤立肿瘤，或者虽然肿瘤距膀胱三角区较近，但仍然能保证足够切缘，且术后辅助治疗措施能够跟上，或患者全身情况不容许或拒绝接受全膀胱切除术，在这些情况下有指征做膀胱部分切除术。脐尿管癌主要累及膀胱顶部，膀胱部分切除术与全膀胱切除术疗效相当，选择膀胱部分切除术能较好保持患者的生存质量。

（二）膀胱部分切除术的方法

实施膀胱部分切除术前应充分阅读盆腔 CT 片并根据膀胱镜检查结果，确定膀胱肿瘤的具体位置、数量和大小、基底情况和可能的浸润状况，决定切除部位和范围，力争将已有的肿瘤切除干净并防止脱落的肿瘤细胞污染切口而引起种植转移。

术前应进行简单的肠道准备，排空消化道。采用腰麻或硬膜外连续麻醉，并留置麻醉管用于术后镇痛。在麻醉消毒铺巾之后插气囊导尿管，气囊充水 15 ~ 20mL。取脐下正中切口。膀胱外分离的范围应根据肿瘤的部位和大小而定，尽量避免过多的分离。对位于顶部和前壁的肿瘤，尽量少分离膀胱两侧壁；对位于后壁的肿瘤，可直接切开腹膜进入腹腔，将附于膀胱的腹膜与膀胱一起切除；对位于侧壁的肿瘤，尽量不要分离对侧壁，并做同侧盆腔淋巴结清扫。

打开膀胱之前将膀胱内尿液吸干净并灌入高浓度的化疗药物（如 50mg 丝裂霉素配成 20mL，50mg 表柔比星配成 20mL），保留 15 ~ 20min，在预先选定好的部位用组织钳钳住膀胱壁，经导尿管吸尽膀胱内药液，电刀切开膀胱，组织钳提起膀胱切口边缘，辨明肿瘤的确切位置，在距离肿瘤基底边缘 2cm 处用电刀快速将肿瘤连同正常膀胱壁整块切除，注意不要让任何手术器械或敷料接触肿瘤。移除标本后，大量无菌水冲洗切口，2–0 可吸收线全层连续缝合关闭膀胱，耻骨后放置引流管一根。膀胱造瘘与否依术者经验而定。

（三）膀胱部分切除术后辅助治疗和随访

术后根据病理检查结果确定是否给予辅助治疗。如肿瘤浸润已超过肌层或有淋巴结转移，术后 2 ~ 4 周给予盆腔动脉化疗或盆腔放疗，或两者联合应用，以防肿瘤复发和转移。术后应按 TUR–BT 术后的要求进行膀胱内灌注化疗药物或免疫制剂预防膀胱内肿瘤复发，并定期进行膀胱镜检查。术后 3 个月复查做盆腔 CT 检查，以后每半年复查一次 CT，如无复发，2 年后每年复查一次 CT，以便能及时发现盆腔内膀胱外肿瘤复发而能采取挽救性全膀胱切除。

二、开放性根治性全膀胱切除手术

尽管近年来局部外照射放射治疗和全身化疗单独或联合应用治疗肌层浸润性膀胱癌取得了一定疗效，但全膀胱切除和尿流改道仍然是最有效的治疗手段，是唯一可以挽救肌层浸润性膀胱癌患者生命的治疗方法，也是高危非肌层浸润性膀胱癌患者经保留膀胱手术和膀胱内灌注治疗失败后的最终选择。

但是全膀胱切除和尿流改道是泌尿外科领域中最具挑战性的手术，手术步骤多、手术时间长、操作烦琐、出血多，手术涉及泌尿、生殖和消化系统，有一定的手术死亡率，术中术后将近一半数患者会出现一种或多种并发症。20 年前非常有经验的泌尿外科医生做全膀胱切除和尿流改道的平均手术时间为 9h，平均输血 2500mL，死亡率 5% 左右。随着手术技术的进步、缝线和手术器械的改进，现在该手术的手术时间已经大大缩短，术中出血明显减少，并发症有所减少，安全性有所提高。尽管如此，即使对非常熟练的泌尿外科医生来说，全膀胱切除和尿流改道仍然是非常艰辛的手术，平均手术时间还需 4 ~ 5h，约 40% 的患者需要输血，术后各类并发症高达 45%，死亡率为 1% ~ 3%。

（一）全膀胱切除手术适应证

多发的浸润性膀胱尿路上皮癌、腺癌是全膀胱切除的绝对适应证。多发 T_1G_3 膀胱尿路上皮癌或复发的 T_1G_3 膀胱尿路上皮癌，应及时接受全膀胱切除。膀胱肿瘤一旦浸润到膀胱外或有区域淋巴结转移，全膀胱切除后半数患者会出现复发或远处转移，成为全身性疾病，即使采用多药联合全身化疗，平均生存时间只有 11 个月左右，5 年生存率不到 10%。而局限于膀胱的肌层浸润性膀胱癌在全膀胱切除后，5 年无疾病生存率可达 80% 以上。膀胱部分切除术后肿瘤复发累及到膀胱外组织，全膀胱切除术无法达到控制肿瘤的目的，应用全身化疗或动脉化疗联合外照射放射治疗，可控制部分患者的病情。

（二）手术前准备

全膀胱切除是复杂的大手术，膀胱切除后又需要利用肠道做尿流改道，术后泌尿系统或消化系统的严重并发症都有可能发生，一旦发生将是灾难性的，因此充分的术前准备非常重要。

患者方面的准备包括三个方面：患者和家属对全膀胱切除和不同尿流改道手术方式的认识与理解，对术后定期终身随访复查的认识、依从性及社会经济支撑能力。患者对手术耐受性方面的准备，包括对重要生命器官功能状态的评价和对其功能不足的纠正，配备足够的血液制品，与麻醉师就患者的麻醉方式、术中对内环境平衡的要求及利尿方式进行沟通和协调。按结肠手术要求进行肠道准备。

术者要做好体力和技术方面的准备，如此类手术的经验不多，应查阅文献和参考手术学书籍，熟悉手术步骤和制定应对术中可能出现问题的措施。

（三）手术方法

1. 麻醉和体位

一般采用气管内全身麻醉。如果患者比较瘦，全切后采用回肠导管术做尿流改道，估计手术在 3h 内完成。也可采用硬膜外麻醉或联合麻醉。一般采用仰卧位，头低足高（15° 左右），臀部用软垫垫高。如果需要切除尿道，则采用截石位，挂腿尽可能低，且尽可能保护好。消毒铺巾后，在手术台上插 18 号双腔气囊导尿管，用 15 ~ 20mL 盐水充盈气囊，用血管钳夹闭导尿管，小无菌巾覆盖，便于术中控制膀胱充盈程度。

2. 切口

下腹部正中切口，从耻骨联合上缘到脐或脐上 2cm。

3. 手术步骤和操作

切开皮肤、皮下组织后，沿腹白线切开。经导尿管将膀胱充盈至 150mL 左右以利于腹膜外分离。用方头腹壁拉钩将切口拉开，于腹膜外钝性分离膀胱至两侧盆底筋膜，分离应紧贴盆壁筋膜，小心轻柔，脂肪中细小血管可用电凝处理后切断。暴露髂外血管和闭孔神经，在内环口附近切断并结扎输精管及伴行血管。只有将输精管和其血管切断之后才能将该处腹膜推开。再往内及上方推开腹膜，即可见到输尿管、髂内动脉和脐尿管动脉，多数情况下膀胱上动脉紧邻脐尿管动脉从髂内动脉发出，切断并结扎脐尿管动脉和膀胱上动脉。用吸引器将耻骨后疏松脂肪组织吸净，切断并结扎阴茎背浅静脉，也可用双极电凝处理阴茎背浅静脉。清除盆底筋膜表面的脂肪组织，清楚显示盆底筋膜在肛提肌与前列腺之间的返折，紧贴肛提肌筋膜表面剪开盆底筋膜，并切断耻骨前列腺韧带，2–0 Dixon 双环缝扎阴茎背深静脉丛。

从正中切开腹膜进入腹腔，探查腹腔。用大盐水垫将小肠阻隔于中上腹，自动拉钩牵开腹腔。在输尿管跨过髂血管部位切开后腹膜，分离输尿管。如计划在全膀胱切除后做原位新膀胱，应尽量分离至近膀胱处才离断输尿管。如选用回肠（或结肠）导管术或其他可控膀胱尿流改道，可在输尿管越过髂血管下方 2 ~ 3cm 离断输尿管。应保持在鞘外分离输尿管，以保证输尿管的血运和蠕动功能。近端输尿管不结扎，也不放支架，根据尿液流入切口内的情况可以判断患者术中水化状态，随时与麻醉师沟通调整补液速度。

在双侧输尿管离断后，吸尽膀胱内尿液，将 50mg 丝裂霉素或 50mg 吡柔比星配成 30mL 溶液经导尿管灌入膀胱内保留。用电刀从膀胱顶部沿脐尿管切开腹膜，将两侧脐尿管之间的腹膜连同膀胱一起做整块切除。

在膀胱直肠凹腹膜返折处剪开腹膜，一般能见到精囊。沿狄氏筋膜间隙钝性分离，将直肠前壁与前列腺后面分开，直至前列腺尖部，然后沿精囊和前列腺两侧向前列腺尖方向分离，因从髂内血管分支供应膀胱和前列腺的血管经由两侧进入膀胱和前列腺，切断这些部位的组织时应予结扎。如果全膀胱切除后采用新膀胱术做尿流改道，保留神经血管束有助于保持控尿功能，则应紧贴精囊和前列腺分离。如果肿瘤分期较晚，则需要将神经血管束一起做广泛切除。

将膀胱内灌注的药物及尿液经导尿管吸干净。在前列腺尖部用剪刀锐性离断尿道前半部分，牵出导尿管，近端夹闭、切断并牵引，这样膀胱内尿液便不会流出而污染手术切口，避免可能引起的切口种植。尿道断端用2–0可吸收缝线间断缝合3针，留作新膀胱尿道吻合时牵引用，离断尿道后半部，移除标本。

仔细止血，止血时仍应注意保护神经血管束，避免大块缝扎或反复电凝止血。冲洗盆腔后，如尿道断端出血，可从尿道插入18～20号气囊导尿管，充盈气囊轻轻牵引压迫止血。

女性全膀胱切除基本步骤与男性全膀胱切除相同，但在腹膜外分离膀胱时需要切断和结扎子宫圆韧带。在子宫直肠凹切开腹膜返折，将部分阴道后壁与直肠前壁分开。

在后穹隆切开阴道后壁，然后沿两侧向膀胱颈方向切断阴道后壁和前壁，向下分离尿道并切断尿道，将子宫和部分阴道与膀胱做整块切除。如采用原位新膀胱做尿流改道，则在膀胱颈与尿道交界处离断，否则应将2cm左右近端尿道与膀胱一起切除。阴道断端用1–0可吸收线连续交锁缝合。留作新膀胱吻合用的尿道断端如有渗血，可采用气囊导尿管压迫止血或用止血蛋白胶喷布暂时止血。对采用其他尿流改道方式者，可用2–0可吸收线缝合尿道断端止血。最后做盆腔淋巴结清扫。

（四）手术范围

经典或标准全膀胱切除术的手术范围在男性应包括膀胱、前列腺、精囊、部分输精管，以及这些结构周围的脂肪淋巴组织，两侧脐尿管及它们之间的腹膜和腹膜外脂肪淋巴组织，也与膀胱前列腺一起做整块切除。在女性则包括膀胱、子宫、附件和部分阴道及其周围的脂肪淋巴组织。

但临床上根据膀胱癌分期和病变范围，以及患者的年龄、对生育功能和尿流改道的要求，在有选择的病例中全膀胱切除术中可保留一些器官或组织。例如，在男性中保留前列腺包膜，或者保留全部输精管、精囊和前列腺。在女性中保留附件或保留子宫和阴道。在女性如计划做原位新膀胱，则应保留全部尿道。

（五）淋巴结的处理

全膀胱切除手术应常规做盆腔淋巴结清扫。淋巴结清扫不仅有助于术后病理分期，也能改善淋巴结无转移和有转移患者的预后。根据淋巴清扫范围不同，分局限淋巴清扫和扩大淋巴清扫。前者的范围包括1、2、3、5、6组的淋巴结。扩大淋巴清扫还需要将髂总血管周围的淋巴脂肪组织一起清除。在有些大的医疗中心甚至将淋巴结清扫范围扩展到腹主动脉分叉以上、肠系膜动脉分支以下。

清除的淋巴结是整块送检还是分区标记送检对淋巴结检出的阳性率有影响，分区标记送检的阳性率较高，而前者容易漏诊，因此建议分区标记送检。有限淋巴清扫按10个区标记送检，扩大清扫按12个区标记送检。

（六）膀胱全切术后尿流改道

1. 全膀胱切除后尿流改道方法

全膀胱切除后尿流改道方法多种多样，各种术式及改良方法多达100余种，归纳起来可分为三大类：非可控性尿流改道、可控性尿流改道和原位新膀胱。非可控性尿流改道术一般来说手术比较简单、严重并发症相对较少、相对比较安全，但术后需要终身佩戴集尿装置，对患者的外在形象、社交活动和生活质量影响比较大，此外需要定期更换集尿装置，需要一定费用。可控性尿流改道手术方式繁多，手术操作一般比较复杂、并发症比较多、术后虽无须戴尿袋，对患者的自身形象维护较好，对社交和生活的影响比较小，但需要终身间歇性导尿，给生活带来诸多不便。原位新膀胱术后患者可以控尿和排尿，基本上能维持正常社交活动和生活质量，但手术操作复杂、并发症也比较多，而且有些并发症很难处理。

泌尿外科专家对全膀胱切除后尿流改道的方法进行不断的探索，从非可控性尿流改道到可控性尿流改道再到原位新膀胱，进行了不断改良与创新，也淘汰了许许多多的术式，在20世纪80～90年代曾经流行之极的经腹壁导尿可控膀胱现在已基本上退出历史舞台。

（1）回肠导管术：回肠导管术最早由Seiffert提出，至今已超过一百年的历史，后经Bricker定型并推广，至今应用已经超过半个多世纪，由于手术相对简单安全，远期并发症较少，目前仍然是全膀胱切除后最常用的尿流改道方式之一。

（2）原位新膀胱术：原位新膀胱术是在全膀胱切除后，利用消化道的某一部分，制成储尿囊，与尿道吻合，期望重建下尿路功能。原位新膀胱手术最大的优点在于患者术后能够自己控尿和排尿，不需要戴尿袋或自行导尿，能较好保持自身形象，基本上能维持正常生活和工作，因此很受患者欢迎。但是在手术不成功或有严重并发症的情况下，如尿瘘或完全不能控尿，则处理非常难。而且手术步骤复杂、操作烦琐、手术时间长、术中出血多，对手术医生来说是极大的挑战；术后并发症多，有些并发症的处理困难，影响了临床效果，再加上对下尿路排尿和控尿生理功能认识上的一些错误，影响了原位新膀胱术在临床上的广泛应用。

2. 选择不同尿流改道方法的原则、适应证和经验

（1）选择尿流改道方法的原则：全膀胱切除后如何选择尿流改道的方式，一直是泌尿外科医生和全膀胱切除患者十分关心的问题，尽管一个多世纪以来临床医学专家和泌尿外科医师们不断探索和改进，创造了许许多多的尿流改道方法和改进术式，从非可控性尿流改道到可控性尿流改道，利用组织工程进行膀胱替代或再生，利用肠道或胃替代膀胱重建下尿路功能（原位新膀胱），术后患者的生活质量有了很大改善，但都无法达到原有膀胱的功能状态，还存在诸多的并发症和问题，有些并发症处理非常困难而且严重影响患者的生活质量甚至威胁患者生命安全，到目前为止还没有一种十分理想的尿流改道方式。因此，在选择尿流改道方式时要非

常慎重。医师在选择尿流改道方式前，不仅要考虑到疾病本身，如肿瘤的临床分期、是否侵犯后尿道或前列腺、精囊或神经血管束是否受侵犯，在女性患者肿瘤是否侵犯膀胱颈等。更要考虑到患者的年龄、对生活质量的要求。术前一定要向患者和家属详细说明各种尿流改道方法和方式的大致做法、手术效果、早期和远期并发症以及针对并发症的措施、不同尿流改道方式对生活和工作的影响程度、它们的优缺点，特别要强调尿流改道手术后终身定期随访的必要性，一定要弄清楚患者和家属对终身随访的依从性和坚持终身定期随访的能力。如果术者对尿流改道手术没有多少经验，手术前一定要仔细阅读有关文献和手术学书籍，熟悉手术操作的每一个步骤和细节，对可能导致严重并发症的关键步骤如肠吻合、新膀胱缝合、尿道吻合、输尿管吻合等操作一定要心中有数。

总的来说，选择尿流改道方式的原则是，应根据疾病本身的病变程度，患者和家属对尿流改道的认识、要求和对随访的依从性，以及医生的技术和经验，医生与患者和家属仔细商讨后，慎重选择。不顾实际情况或不切实际的选择，可能对患者造成灾难性的后果。

（2）尿流改道方法的适应证。

1）回肠导管术：回肠导管术（Bricker）手术相对简单、手术时间短，早期和远期严重并发症相对较少，术后随访要求不高，是目前最简单和最安全的尿流改道方法之一，凡是不适合或不愿意接受原位新膀胱术或可控尿流改道的患者都适合做回肠导管术（Bricker）。

2）回肠原位新膀胱术：术后绝大部分患者能够控尿和排尿，能较好保持自身形象和生活质量，比较而言是目前较为理想的尿流改道方式，尽管 Hautmann 认为几乎 90% 的全膀胱切除患者适合做原位新膀胱，但我们认为原位新膀胱手术复杂、操作步骤多而烦琐、手术时间长、早期和远期并发症都比较多，术后需要终身监测尿道复发、膀胱容量和残余尿量及肾功能情况。我国幅员辽阔，经济发展不平衡，医疗卫生条件不同地区差别较大，选择新膀胱手术应当考虑以下因素：①医生的技术水平和经验。②医院的配套设施情况。③膀胱肿瘤的临床分期。④患者的社会经济状况、对尿流改道的期望和对随访的依从性。

3）可控性尿流改道：尽管现在很少应用，但在不适合做原位新膀胱的情况下，患者又不愿接受非可控性尿流改道，则有指征做可控性尿流改道。

（3）选择尿流改道的经验：浸润膀胱癌需要全膀胱切除和尿流改道的患者大多为老年人，合并有其他器官系统疾病的情况很常见，如高血压、冠心病、慢性肺部疾病（如通气功能障碍）、高血脂和糖尿病。这些患者在全膀胱切除和尿流改道手术后容易出现并发症，死亡率高。简化手术操作、减少出血和缩短手术时间和避免并发症，是提高手术安全性的关键所在。对年资较低的泌尿外科医生来说，这类手术的机会和经验一般不会太多，选择尿流改道方式非常重要，因术后并发症主要与尿流改道有关，也是造成死亡的主要原因。作者 400 多例全膀胱切除尿流改道手术中有 3 例患者在围手术期死亡，其中 2 例死于尿流改道并发症，1 例死于术后辅助全身化疗并发症。死于尿流改道并发症的 2 例患者可能与尿流改道方式选择不恰当有关，2 例患者高龄、肥胖和身体状况差，术后死于吻合口漏合并感染。

因此在选择尿流改道方法时一定要慎重考虑患者的实际情况和术者的经验包括发现和处理

并发症的能力，尽量选择简单安全的改道方式，在技术成熟情况下再根据患者的具体情况选择兼顾患者生活质量的尿流改道方式。

3. 尿流改道术后处理和注意事项

尿流改道手术方式繁多，无论哪种术式，术后都可能出现并发症，而且并发症的发生率还很高，几乎半数患者会出现并发症，因此除了术中积极预防以外，术后严密观察，早发现和早处理非常重要，可能避免并发症带来的严重后果。

（1）回肠导管术后要注意盆腔引流管引流液的颜色和量，并保持引流通畅。一般术后第1天引流量较多，与术中冲洗盆腔和腹腔后残留的冲洗液有关，第2～3天引流量应明显减少。盆腔引流管一般在患者进食并排便后，检查血象正常，确认没有肠漏和漏尿后才拔除。回肠导管一般会有肠黏液随尿液流出，特别是肠蠕动作用，在适度尿量情况下，回肠导管不会因黏液阻塞，不需要冲洗等特别处理。但有些患者肠黏液特别多而稠，在尿量不足或选用的支架管较细时，受黏液块堵塞可引起回肠导管内压过高，导致肠输尿管吻合口漏或回肠导管近端缝合处漏尿。对这种患者要定时清洗回肠导管内黏液和支架管内黏液，保持通畅。可用8号导尿管经回肠导管用生理盐水反复冲洗。此外要保持胃管引流通畅，保证良好的胃肠减压，督促患者尽量早期下床活动，并利用中医针灸和穴位刺激的方法促进肠蠕动功能的早期回复，以预防肠麻痹、肠胀气和肠粘连。早期肠粘连肠梗阻导致肠内压高，影响肠道血运和吻合口愈合，容易发生肠吻合口漏。一般在出院时拔除回肠导管内支架管，拔管后要仔细观察回肠导管尿液流出情况，如果尿液流出量明显减少，要检查是否存在回肠导管梗阻，个别情况下术中回肠导管方向放置反了，肠蠕动与尿流逆向，需要再手术纠正。一定要请造口护理师教会患者和家属如何更换集尿袋和护理腹壁造口，以避免造口周围皮肤尿源性皮炎。出院时需要做腹部和盆腔B超检查，了解上尿路是否扩张，盆腔或腹腔有无积液。嘱患者出院后2～4周返院做第一次复查，以后3～6个月复查一次，需终身定期复查。

（2）回肠新膀胱术因吻合口多，发生并发症的机会增加，术后应特别注意预防，并加强观察，以便早发现和早处理。由于新膀胱手术时间比较长，术后当天应特别注意观察生命体征，如血压、脉搏、尿量、血红蛋白浓度、血氧饱和度和体温，判断血容量是否足够，是否有严重贫血，补液量是否足够或过剩等。如出现不能解释的脉搏增快（＞100次/分），即使其他生命体征都正常也要引起足够的注意，这可能是休克或心力衰竭早期的唯一表现，如未能早期发现和处理，可能酿成严重后果。

每天用生理盐水经导尿管冲洗新膀胱，将新膀胱内黏液和渗血冲洗干净，防止结成块堵塞导尿管或膀胱造瘘管，避免新膀胱内高压，预防新膀胱漏、输尿管膀胱吻合口漏和新膀胱尿道吻合口漏。一般每天冲洗1次即可，如黏液或渗血较多，应每天冲洗2～3次。

术后2～3周行新膀胱造影，无造影剂外漏即可拔除膀胱造瘘管，待瘘孔完全长好后拔除导尿管排尿。拔导尿管后短期内可能有尿失禁、尿频和排不出尿的情况。尿频和尿失禁随新膀胱容量扩大后会自然消失。在排除机械性梗阻后，仍然排不出尿主要与患者在排尿时不会用腹压和松弛尿道有关。回肠新膀胱在排尿时无收缩，排尿靠腹压，但排尿时无论腹压多高，只要尿道不松弛，就无法排出尿来。应用科普语言向患者讲解排尿生理，使其掌握正确使用腹压和松弛尿道的方法，一般可解决问题。有些患者立位排尿较好，有些患者需要坐位排尿。

出院时应对患者和家属进行并发症和随访复查的宣教，让他们明白术后终身定期随访的重要性和含义。随访的主要内容应包括膀胱容量和残余尿量、上尿路和肾功能情况、血电解质和酸碱代谢情况和尿道肿瘤复发的问题。

（七）手术并发症及处理

1. 全膀胱切除术并发症的预防和处理

血管损伤大出血和直肠损伤是全膀胱切除术的主要并发症。即使没有大血管损伤，由于手术时间长或解剖层次不清楚，术中失血超过1000mL的情况并非少见，如果麻醉师未能很好配合，未能及时补充损失的体液和血液成分，可致循环障碍和内环境失衡，严重时可发生休克和急性肾衰竭，从而导致患者死亡。

2. 尿流改道手术并发症预防和处理

（1）回肠导管术：分早期并发症和远期并发症。早期并发症一般是指发生于手术后3个月以内的并发症。早期并发症主要有尿漏、肠漏和感染。远期并发症主要与造口和输尿管吻合有关，如小肠吻合口漏、输尿管吻合口漏、回肠导管漏、造口旁疝、造口回缩或狭窄、造口脱垂、输尿管吻合口狭窄、上尿路扩张积水、尿路感染、肾功能损害等。

（2）回肠原位新膀胱术并发症的预防和处理：回肠原位新膀胱术后并发症比较多，早期主要并发症有无尿或尿少、漏尿（输尿管新膀胱吻合口漏、新膀胱尿道吻合口漏和新膀胱漏）、肠漏（小肠吻合口漏）、感染、凝血功能异常、肺栓塞等。远期主要并发症有输尿管吻合口狭窄、输尿管口粘连、尿道吻合口狭窄、排尿困难、尿失禁、反复尿路感染、代谢异常等。

三、腹腔镜根治性全膀胱切除手术

腹腔镜根治性膀胱切除术主要适于肌层浸润性膀胱癌，与开放性手术适应证相似。因该术式涉及尿流改道，其难度较腹腔镜前列腺切除更大，在各类泌尿外科腹腔镜手术中技术要求最高。

（一）膀胱的解剖

1. 膀胱的形态和位置

膀胱在空虚时呈三棱锥形，膀胱尖部朝向腹侧，与脐正中韧带相连至跻部，脐正中韧带贴附于腹前壁下部内面正中线，被腹膜覆盖形成脐中襞。膀胱底朝向背侧，膀胱的尖与底之间为膀胱体部。膀胱颈为膀胱的最下方，与尿道相接。膀胱位于盆腔的前部，耻骨联合的后方。男性腹部前壁的腹膜向下至小骨盆腔，覆盖于空虚膀胱的上面和后面，腹膜自膀胱后壁返折至直肠，被覆直肠中 1/3 的前面及上 1/3 的前面和两侧，继续向上延伸为腹后壁的腹膜，在膀胱与直肠之间形成直肠膀胱陷凹，是腹膜腔的最低部位。女性该处腹膜覆盖膀胱上面和后面的一部分，向后覆盖子宫大部分、卵巢、输卵管及阴道的最上部，然后返折至直肠，向上与腹后壁腹膜延续，其间形成膀胱子宫陷凹和直肠子宫陷凹。膀胱空虚时，其尖不超过耻骨联合的上缘，充盈时，膀胱尖上升到耻骨联合以上，腹膜返折也随之上移。

2. 膀胱的毗邻

膀胱的前下壁位于耻骨联合的后面，二者之间称膀胱前间隙，在男性，此间隙内有耻骨膀胱韧带、耻骨前列腺韧带、结缔组织和静脉丛；在女性，耻骨膀胱韧带则连至膀胱或尿道前面。耻骨膀胱韧带和耻骨前列腺韧带呈对称分布，中间有阴茎或阴蒂背深静脉通过。在膀胱外侧的腹膜下的结缔组织中，走行有至膀胱的血管和神经，以及部分输尿管、输精管，这些血管、神经和组织组成膀胱外侧韧带。该韧带起于膀胱与前列腺外侧，向外上方连至肛提肌表面的筋膜。在膀胱两侧，由前向后的膀胱静脉丛及其汇成的膀胱静脉、膀胱下动脉、膀胱神经丛等被其周围的结缔组织包绕，形成膀胱后韧带。这些韧带在维持膀胱、前列腺、尿道的位置中起重要作用。膀胱的后下壁，即膀胱底，在男性与精囊腺、输精管壶腹接触，两侧输精管壶腹间区称输精管壶腹三角，借结缔组织连接直肠壶腹，称直肠膀胱筋膜。膀胱颈在男性邻接前列腺。膀胱上方借腹膜与小肠相隔。女性膀胱的后壁与子宫、阴道贴近。膀胱的下方女性与尿生殖膈毗邻。

3. 膀胱的血管、淋巴回流和神经

（1）膀胱的动脉：主要来自髂内动脉。膀胱上动脉分布至膀胱尖和体的大部分；膀胱下动脉分布至膀胱底和输尿管下段。在男性膀胱下动脉发出输精管动脉至输精管、精囊腺、前列腺、阴茎海绵体及尿道；在女性发出小支至阴道壁。

（2）膀胱的静脉：形成膀胱静脉丛，主要位于膀胱底，围绕精囊腺、输精管、输尿管的末端。此静脉丛汇成膀胱静脉，最后注入髂内静脉。

（3）膀胱的淋巴回流：膀胱的淋巴管主要汇入髂内、髂外淋巴结。

（4）膀胱的神经：交感神经来自下腹下丛，抑制膀胱逼尿肌，使膀胱松弛，兴奋膀胱括约肌，使膀胱颈收缩、储尿；副交感神经来自盆内脏神经，可以兴奋膀胱逼尿肌，抑制膀胱括约肌，使膀胱颈松弛，膀胱排空。

（二）手术适应证

传统开放手术根治性膀胱全切术的手术适应证：浸润性膀胱癌（$T_2 \sim T_{4a}$）期；膀胱灌注化疗后反复复发的非肌层浸润性膀胱癌；卡介苗治疗无效的原位癌；保守治疗无效的广泛乳头状病变；非尿路上皮癌。

腹腔镜下膀胱全切除手术的适应证和开放性手术基本相同，参考国内、外研究，我们认为在目前经验相对较少的情况下手术适应证应该严格一些为宜。建议还应符合以下主要条件：患者全身情况相对较好，能够耐受手术，尤其是心、肺功能较好。尿道无肿瘤，肿瘤边界最好未到膀胱颈，术中冷冻切片证实断端无残留，可以考虑做原位膀胱术，否则应做尿道切除术。如果肿瘤侵及前列腺部尿道，则禁忌行原位膀胱术。

没有伴随因腹压增加而加重的其他疾病，如食管裂孔疝等。尿道正常，没有尿道狭窄。由于手术较大，手术时间较长，以及术中二氧化碳气腹对患者的影响，高龄患者手术应慎重。

（三）手术禁忌证

（1）肿瘤侵犯盆壁或腹壁。

（2）肿瘤有远处转移。尽管在某些情况下可以行姑息膀胱全切术，比如顽固的血尿患者。但一般不应选择根治性切除。

（3）身体状况无法耐受腹腔镜手术者，尤其是呼吸、循环系统严重疾患的患者。

有过腹腔手术病史，可能造成腹腔脏器粘连，为相对禁忌证。应根据既往手术的情况具体分析。

（四）术前准备

（1）术前对患者的心、肺、肝、肾功能进行评估。对年纪较大的患者，最好术前常规做超声心动图检查，肺功能检查，动脉血气检查以了解呼吸、循环系统功能。

（2）术前做肠道准备，术前 3d 开始规律口服克拉霉素 250mg，每日 3 次；甲硝唑 200mg，每日 3 次；庆大霉素 8 万 U 每日 3 次。术前第 3 日进半流食；术前第 2 日进流食；术前 1d 禁食。术前第 2 日酌情补液；术前 1d 全量补液 3000mL，包括 15% 氯化钾 3g，维生素 C 2g。术前 1d 口服复方聚乙二醇电解质（PEG–ELS）洗肠液 3000mL；术前当晚清洁灌肠 1 次。

（五）手术器械

腹腔镜的器械包括：12mm 穿刺器 1 个，10mm 穿刺器 1 个，5mm 穿刺器 3 个，超声刀 1 套，电钩 1 个，双极电凝刀 1 套，连发钛夹钳 1 把，弯钳 2 把，无创抓钳 2 把，输尿管抓钳 1 把，冲洗吸引器 1 个，剪刀 1 把。开放手术器械：肠钳 4 把，蚊式钳 6 个，针持 2 个，剪刀 2 把，甲状腺拉钩 2 个，冲洗器 1 套。

（六）麻醉选择与手术体位

麻醉：气管内插管全身麻醉。术中麻醉师应注意检测动脉血气，避免二氧化碳蓄积，二氧化碳分压超过 60mmHg，气腹压回复至 0，手术暂停 5 ~ 10min。

体位：患者仰卧位，臀部垫高 10 ~ 15cm，仰卧位，臀部垫高 10 ~ 15cm，头部降低 15° ~ 30°，使患者呈头低而下腹部略高位的 15° ~ 30° 使患者呈头低而下腹部略高位的稍反弓状。

（七）腹腔镜下膀胱全切－原位新膀胱术手术步骤

1. 消毒和留置

尿管 0.5% 碘伏消毒。消毒后置入 F–18 号左右 Foley 氏尿管。

2. 穿刺器放置及气腹建立

一般穿刺 5 点，第一点为脐下缘，先于脐下缘第一点处做一个 2cm 的弧形切口，将气腹针穿入腹腔，建立人工气腹，腹压维持在 12 ~ 15mmHg。注入气体使腹腔有一定的压力后，置入直径 10mm 的穿刺器，放入腹腔镜，直视下于右侧腹直肌旁脐下 3cm 插入 12mm 穿刺器，左侧腹直肌旁脐下 3cm 及髂前上棘内侧 3cm 分别放入 3 个 5mm 穿刺器，固定穿刺器在合适位置。

如果患者曾经有过腹腔手术病史，如阑尾切除术病史，为防止由于粘连在穿刺时引起意外损伤，建议在脐上或脐下直视下切开 2cm 并逐层切开进入腹腔，再放入穿刺器，连接气腹。

3. 游离输尿管

进入腹腔后，腹腔镜下观察腹腔，检查肠道有无损伤，有无腹腔内肿瘤转移。之后将肠管牵向头侧，充分暴露盆腔空间。在髂外动脉前电钩切开腹膜，上下延伸，在髂血管分叉处找到跨过血管的输尿管，通常透过半透明的腹膜可以看到输尿管，用输尿管抓钳提起，向上游离至髂总动脉上方 3cm 左右，向下游离至膀胱，暂不切断。近端游离到接近腹主动脉分叉处。随后进行同侧淋巴结清扫。同法处理对侧。

游离输尿管时注意适当保留些脂肪，注意保护输尿管血运，不要过度剥离，防止术后输尿管缺血坏死，最好用输尿管抓钳提起输尿管，而不要用普通弯钳。

4. 双侧盆腔淋巴结清扫

淋巴结清扫范围起自腹主动脉分叉直至股管开口，包括髂总动脉、髂外动脉、髂内动脉、闭孔淋巴结，必要时清除骶前淋巴结及肠系膜下动脉以下腹主动脉周围淋巴结。

沿右侧髂总动脉表面电钩切开腹膜及髂血管鞘，远端至股管开口，上端至髂总动脉，在髂外动脉下端外侧切除髂外淋巴结；沿髂外动脉和静脉表面向内侧游离，髂外静脉下方为闭孔肌，髂外静脉内侧和闭孔肌前方和闭孔神经周围的组织即为闭孔淋巴结，沿闭孔肌表面向内侧分离显露闭孔神经，沿闭孔神经向下分离至入闭孔肌处，向上分离至髂外静脉下方；沿髂内动脉起始处向下游离，内侧游离至膀胱外，将闭孔和髂内淋巴结一起切除。髂总动脉外侧组织为髂总淋巴结，在髂总动脉外侧紧贴动脉游离，向深部游离至腰大肌，向上至髂总动脉分叉位置，将此淋巴结切除。游离过程中注意避免损伤闭孔神经。同法行左侧盆腔淋巴清扫。

淋巴结清扫时注意用超声刀处理，预防出现淋巴瘘。在髂外动脉表面打开腹膜及髂血管鞘时用电钩切开，效率较高，但应用电钩将腹膜和血管鞘挑起后再电凝，防止损伤下面的髂血管。在清除时不必刻意寻找淋巴结，充分游离血管是至关重要的。操作过程中不断观察血管和闭孔神经的位置，按层次进行。淋巴结清扫可能会花费一定的时间，但是彻底的淋巴清扫可以明显延长患者的生存时间。

5. 游离输精管和精囊

先游离膀胱底部，再游离腹侧，可避免膀胱下垂影响视野。将直肠向头侧腹侧适当牵拉，游离暴露膀胱直肠陷凹，用电钩切开膀胱后壁腹膜，从右至左。用超声刀于膀胱直肠陷凹紧贴膀胱前列腺分离，即可看到精囊，外上方即输精管，用超声刀分离双侧输精管并切断输精管，提起精囊向下、外下方游离至狄氏筋膜，提起双侧精囊，剪开狄氏筋膜，可见疏松或脂肪组织，下方为直肠，上方为前列腺尖。

6. 游离膀胱前间隙

将腹腔镜视野移至前腹壁，可以看到脐正中襞（内为脐正中韧带）及其两侧的脐外侧襞（内为脐外侧韧带）。膀胱内注入 100mL 生理盐水，使之适度充盈，可帮助显示膀胱轮廓及其前方的腹膜返折。电钩紧贴腹直肌切开腹膜，切断脐正中韧带、脐外侧韧带及腹膜返折，与两侧已切开的腹膜会合。向远端分离膀胱前间隙，显露耻骨前列腺悬韧带并剪断。如果患者间隙脂肪组织较多，可以切除过多的脂肪组织，有利于视野的清晰和层次的判断。这部分操作区域组织较疏松，层次感较好，可以用电钩代替超声刀操作，提高分离的效率。向前列腺两侧游离即可显示盆筋膜和肛提肌筋膜。

7. 切开盆筋膜于前列腺

左侧离前列腺 2 ~ 3mm 处剪开盆筋膜（若紧贴前列腺易造成其表面血管破裂），钝性推开肛提肌至前列腺尖，遇到小血管用超声刀切断，在前列腺尖侧面剪开盆筋膜，向下分离即可推开神经血管束。

8. 处理阴茎背静脉复合体钝性分离右侧前列腺

与肛提肌，分离出前列腺尖部的间隙，显露前列腺前侧面及尿道的侧面；同样的方法分离对侧。

缝合阴茎背深静脉复合体：选用 3/8 弧 2-0 薇乔线，左手持弯钳从左腹直肌旁穿刺器进入，右手持针从右侧腹直肌旁穿刺器进入，这样的双手入路便于完成缝合。针持夹针的方法：针持上锁，自尿道与复合体之间右侧入针，弯钳顶住阴茎背深静脉复合体左侧，即可看到针尖，第一个结打三重外科结（缝线在持针器上绕 3 圈）结扎该静脉，该结不易松脱，可直接打第二个结；如果第一个结为普通结，需要助手用弯钳夹住该结后再打第二个结以防止第一个结松脱。在缝扎时注意持针器夹针的角度，使持针器与针成 30° 角，这样更容易在腹腔镜下操作。

第六章　肾脏肿瘤

第一节　肾脏肿瘤的分类

肾脏肿瘤的分类有许多种方法，各个分类方法采用的标准和依据不尽相同。一种分类方法要将肾脏不同组织来源的各种新生物全部归纳很难，也显得复杂而不便于临床操作。Deming和Harvard曾提出的分类方法，根据组织来源和病理特征将肾脏肿瘤分为11大类，每一类中又分多种。此类方法曾经被广泛采用，但因太复杂而被Glenn分类方法逐渐代替。Glenn将肾脏肿瘤归纳为6大类，临床应用较前者简单。随着科技的不断发展，人们对肾脏肿瘤的进一步认识，世界卫生组织（WHO）在以前的分类基础上制定了新的分类系统，该分类系统在国际上被广泛应用。WHO依据肾肿瘤组织形态学、免疫表型、遗传学的特点，结合肾肿瘤患者的临床表现及影像学改变等进行更新。更新后的分类系统更贴近临床，真实反映肾脏各肿瘤的临床特点，便于临床应用。

第二节　肾细胞癌的病因

肾细胞癌（简称肾癌）的病因不清楚，大量的流行病学调查研究发现以下多种因素可能与肾癌发病有关。

一、吸烟

多年的研究已证明，吸烟是肾癌发病的高危因素。根据美国癌症研究学会（AACR）的统计，吸烟量越大，吸烟时间越长，肾癌发病风险越高，Odds ratio（OR）为1.4～2.4。美国Theis RP的调查研究发现，不仅吸烟增加肾癌发病风险（OR=1.35），环境吸烟，尤其是在家或工作环境中被动吸烟同样增加肾癌发病风险。有20年以上家庭环境被动吸烟史与无家庭环境被动吸烟史比较，肾癌发病风险增加2.18倍；一生中有30 000h以上暴露于吸烟环境，肾癌患病风险增加2.37倍。Parker A的调查研究发现，吸烟的肾癌患者与不吸烟的肾癌患者比死亡风险增加31%，与曾有吸烟史或不吸烟的肾癌患者比更易发生进展期肾癌。

二、职业

一些职业，包括石油化工业、石棉工人、钢铁工人、印刷工人等长期暴露在工业环境中，接触一些化学致癌物质，增加了肾癌患病的危险性。

三、肥胖

越来越多的研究发现肥胖是肾癌的危险因素。Prineas 对近 10 万绝经期妇女调查发现，体重和体重指数（body mass index，BMI）与肾癌相关。最近 Setiawan VW 的研究发现肥胖者患肾癌的风险在男性增加 1.76 倍，女性增加 2.27 倍。Lowrance WT 的报道认为肥胖者更易患透明细胞癌，BMI 是一个独立的透明细胞癌预测因素。

四、遗传

肾癌分为散发性和家族性，与遗传相关的属家族性肾癌。家族性肾癌发病年龄早，易多发单侧或双侧肾癌。家族性肾癌分为三类：①常染色体显性型，染色体 3q 缺失、易位的非乳头状肾细胞癌。②脑视网膜血管瘤病，肾癌占该病 28%～45%。③常染色体显性型乳头状肾细胞癌。

VHL 基因位于 3 号染色体，它的突变和功能缺失导致体内多处发生良性和恶性肿瘤，包括肾细胞癌、肾囊肿、胰腺癌和囊肿、视网膜血管瘤、嗜铬细胞瘤、小脑和附睾等病变。

五、高血压、糖尿病

近年来，越来越多的研究发现高血压与肾癌的关系。Setiawan VW 报道与正常人比较，高血压患者的肾癌相关风险在男性是 1.42 倍，女性为 1.58 倍。另外，治疗高血压用药与肾癌发病密切相关，其中主要是利尿剂。Schouten LJ 的研究发现高血压与 VHL 基因突变相关，抗高血压药和利尿剂的应用与非 VHL 基因突变的肾癌相关。曾经报道糖尿病与肾癌相关，但今年的研究报道并没有发现糖尿病与肾癌的显著相关性。

六、其他

某些水中微量元素的含量过高可能与肾癌相关，早年报道水中铅含量与肾癌死亡率相关。Yuan Y 报道水中砷含量过高与肾癌明显相关。在智利某区饮水中砷含量明显过高，称为暴露区，与非暴露区比较，暴露区的肾癌发病率高 3.4 倍，饮水治理后降至 1.6 倍。在暴露区出生或早年接触的年轻人（30～39 岁）肾癌风险明显增高（*RR*=7.1）。有报道认为中药与肾脏慢性疾病和泌尿系肿瘤相关。

七、饮酒

20世纪90年代的研究多数认为饮酒与肾癌无相关性。最近的研究表明，饮酒与肾癌发病有相关性。Hu J和Pelucchi C分别对加拿大和意大利的饮酒与肾癌相关性的研究结果进行了报道，两个完全独立的研究同时发现男性和女性饮酒者的肾癌发病明显低于非饮酒者。

第三节 肾细胞癌的病理

一、肾细胞癌的起源和分类

过去二十年来，肾细胞癌的组织学分类发生了很大变化。过去肾细胞癌主要分为透明细胞型、颗粒细胞型、管状乳头状型及肉瘤样型四种组织学类型。多年的研究发现肾细胞癌是一组在遗传、生化、生物学和形态上均具有异质性的肿瘤，基因谱学及蛋白质组学分析发现每一亚型均具有其独特性。根据肾细胞癌组织形态学、分子遗传学、免疫组织化学及超微结构的特点，Kovacs提出了新的分类方案，并被此领域中临床及基础研究者们逐渐修订认可。

从定义上来说，所有的肾细胞癌均起源于肾小管上皮细胞。大多数肾细胞癌具有与正常近曲小管相同的超微特征如表面微绒毛、复杂细胞内连接等特征及相同的免疫表型如lectins（外源凝集素）及其他细胞表面抗原阳性，尤其是透明细胞及乳头状肾细胞癌，其他组织学亚型的肾细胞癌可能起源于肾单位更远的部分。

WHO肾脏肿瘤病理分类在既往两版WHO分类基础上增加了分子遗传学内容，提供了每类肾细胞癌的流行病学特点、临床特点和影像学情况、大体检查情况、组织病理学表现、免疫表型、分子遗传学和预后等相关信息，强调临床与病理的联系。取消了一些肾肿瘤的组织学类型如颗粒细胞癌和肉瘤样癌，因为根据组织学及超微结构的表现，颗粒细胞癌不是一个独立的类型，实际上可能是透明细胞肾细胞癌或乳头状肾细胞癌、集合管癌或嫌色细胞肾细胞癌的嗜酸性亚型；肉瘤样癌则为各类肾细胞癌分化差的表现。将组织学形态不能归入任何一种肾细胞癌的肿瘤称为未分类的肾细胞癌。根据肿瘤细胞形态的不同将乳头状肾细胞癌分为1型和2型二类，2型预后较1型差。

（一）常见的肾细胞癌

1. 透明细胞肾细胞癌

透明细胞肾细胞癌（clear cell renal cell carcinoma）是肾细胞癌中最常见的类型，占所有肾细胞癌的60%～70%。以前曾因肿瘤细胞胞质丰富嗜酸而称为“肾颗粒细胞癌”，后来发现在其他类型的肾细胞癌中也能见到胞质丰富嗜酸的肿瘤细胞，因此现在认为过去诊断为“肾颗粒细胞癌”中大多数为 Fuhrman 分级较高的透明细胞肾细胞癌。

透明细胞肾细胞癌可发生于任何年龄的患者，且随着年龄增加发病率升高，高发年龄为 50 ~ 70 岁（中位 55 岁）。男女发病率之比为（1.5 ~ 2）：1，在肥胖者、吸烟者及高血压性肾病者中发病率高。无症状肾细胞癌占 33% ~ 50%，10% ~ 40% 的患者出现副肿瘤综合征。

透明细胞肾细胞癌在双侧肾脏的发病率相等，5% 以下的病例可呈多中心性发生或累及双侧肾脏。病变多中心性、双侧发生且发病年龄小者应考虑可能为遗传性癌症综合征如脑视网膜血管瘤病。

肉眼观，透明细胞肾细胞癌主要位于肾皮质内，为孤立性球形结节，边缘圆凸，与周围肾组织界限清楚，推压肾组织形成假包膜，弥漫浸润肾脏者少见；切面实性，因癌细胞内富含脂质如胆固醇、中性脂肪及磷脂类而呈金黄色，常见坏死、出血及囊性变，所以常表现为金黄、暗红、灰黄等多种颜色，即“点彩状”，偶见钙化或骨化。肿瘤易侵犯肾静脉甚至下腔静脉。

显微镜下，癌细胞呈圆形或多角形，胞膜清楚，胞质丰富，胞质透明或嗜酸性颗粒状。如胞质内富含糖原或脂类，这些物质在常规制片过程中易被有机溶剂溶解，因此胞质透明；如胞质内含有丰富线粒体则为嗜酸性颗粒状。肿瘤细胞的核圆形，大小一致，染色质细颗粒状，均匀分布。一般根据肿瘤细胞核的改变进行组织学分级。肿瘤细胞排列成密集的巢状和管囊状结构，其间为纤细的薄壁血管构成的网状间隔，这是透明细胞肾细胞癌的特征之一。2% ~ 5% 的透明细胞肾细胞癌可呈肉瘤样改变，此时癌细胞呈梭形，异型明显，核分裂象多见，可见瘤巨细胞，提示预后不良。肿瘤内可见大片出血坏死，间质内可见钙化、骨化或呈纤维黏液样。

一般来说，透明细胞肾细胞癌患者的预后较乳头状肾细胞癌或嫌色细胞肾细胞癌的预后差，5 年、10 年及 15 年生存率分别为 68%、60% 及 54%。

WHO 肾肿瘤分类中将多房囊性肾细胞癌单独列出来，也有文献认为其为透明细胞肾细胞癌的一种特殊类型。该肿瘤几乎均发生于成年人，男女发病率之比为 3 ：1，发病年龄 20 ~ 76 岁（平均 51 岁）。B 超、CT、MRI 检查均显示多房囊性肿块，囊腔间隔厚度不均匀，20% 病例可见囊壁或间隔钙化。肉眼观，肿瘤为界限清楚的多房性或单房性囊性肿块，大小不等，最大可达 13cm。与周围正常肾组织为纤维性包膜分隔。切面呈多房囊性，可完全由囊腔构成，囊内含浆液性或血性液体，囊内壁多光滑。20% 病例的肿瘤间隔内有钙化，偶见骨化。显微镜下，肿瘤呈多房囊性，囊内壁衬覆单层或复层上皮细胞，可脱落消失。上皮细胞呈扁平状或肥胖，胞质淡染透明，多为单层排列，偶为复层或有小乳头状排列。细胞核小而圆，染色深，似小淋巴细胞，即 Fuhrman 1 级的透明细胞癌细胞。囊腔间隔由纤维组织构成，常有致密的胶原，部分间隔内可见小灶性透明细胞，这些细胞与囊腔的内衬上皮相似，细胞周围有人工收缩假象，不形成大的实性细胞巢，这一点与囊性变的透明细胞肾细胞癌有所区别。免疫组化与透明细胞癌相似，肿瘤细胞表达 RCC-Marker、CD10、广谱及低分子量细胞角蛋白（如 CK、CK8、CK18、CK19、CAM5.2）、EMA 及 vimentin 阳性，CD68、高分子量细胞角蛋白如 CK14、34pE12、CK20 及 inhibin、Melan A 阴性。将这类肾细胞癌单独列出来主要是因为肿瘤细胞的核分级几乎都是 Fuhrman 1 级，肿瘤生长缓慢，预后良好，至今尚无复发和转移的病例报告。

2. 乳头状肾细胞癌

乳头状肾细胞癌（papillary renal cell carcinoma，PRCC）约占肾细胞癌的 15%，Mancilla-Jimenez 等首先报道并命名，Delahunt 和 Eble 根据其显微镜下改变分为 1 型和 2 型，其中 1 型约占肾细胞癌 5%，2 型约占 10%。

乳头状肾细胞癌患者可发生于任何年龄，多见于 52～66 岁患者，男女发病率之比约 2 ∶ 1。就诊时约 70% 的病例处于 I 期。

肉眼观，乳头状肾细胞癌为境界清楚的肿块，大小为 2～18cm（中位 7cm），常有假包膜，多位于肾两极。与其他类型的肾细胞癌相比，乳头状肾细胞癌累及双肾及多灶性发生更多见，约 40% 为多灶性。切面多呈灰红色，实性，出血、坏死、囊性变较常见。

显微镜下，乳头状肾细胞的肿瘤细胞排列成乳头状或小管状结构，乳头轴心为纤细血管组织，常见泡沫状组织细胞和胆固醇结晶。根据其细胞的形态，有两种组织学类型：①1 型，肿瘤细胞较小，胞质稀少，核小，核仁不清楚，形态较一致；②2 型，肿瘤细胞大，胞质丰富，嗜酸性，呈假复层排列，细胞核大，可见大核，核级高。免疫组织化学染色示 CK7、AMACR（P504S）、RCC-Marker、CK（AE1/AE3）、EMA 及 CAM5.2 阳性，vimentin 阴性 / 阳性，WT-1 及 CD57 阴性。与透明细胞肾细胞癌不同，乳头状肾细胞癌 CK7 呈阳性表达，且 1 型较 2 型阳性率高。

乳头状肾细胞癌预后较透明细胞癌好，尤其是 1 型者，其 5 年、10 年及 15 年生存率分别为 88%、81% 及 80%。肿瘤中出现大片坏死及大量泡沫细胞提示预后较好；5% 乳头状肾细胞癌有肉瘤样区域，提示预后不良。

3. 嫌色细胞肾细胞癌

嫌色细胞肾细胞癌（chromophobe renal cell carcinoma，CRCC）约占肾细胞癌的 5%。患者发病年龄 27～86 岁（平均 60 岁）。男女发病率大致相等，无特殊的症状和体征。

肉眼观，嫌色细胞肾细胞癌表现为肾皮质内界限清楚的实性肿块，大小不等，肿瘤最大径 4～20cm，表面略呈分叶状。新鲜标本切面褐色或淡棕色，甲醛溶液固定后呈浅灰色，质地均匀，可见坏死，但出血灶少见。

显微镜下，肿瘤细胞排列较紧密，呈实性片状，大片状的肿瘤细胞似 Mosaic 样结构。肿瘤细胞大，呈多角形，胞质丰富，苍白透明略呈网状，细胞膜非常清晰，似植物细胞（嫌色细胞），混杂有嗜酸性颗粒状胞质的较小的瘤细胞，肿瘤组织几乎为嗜酸细胞时称嗜酸性嫌色细胞肾细胞癌；细胞核染色深，核形不规则，常有皱褶，可见核周空晕，该表现为此型的特征之一，并可见双核细胞，核仁小；有时可见肉瘤样改变。间质内可出现灶性钙化，肿瘤细胞团间见宽厚的纤维间隔，间质血管大多为厚壁血管伴偏心性透明变性。Hale 胶体铁染色示肿瘤细胞胞质呈弥漫阳性。免疫组化染色示 CK（AE1/AE3）、CK7、EMA、parvalbumin 和 CD117 阳性，RCC-Marker 阴性 / 阳性，vimentin 及 CD10 阴性。

多数文献显示嫌色细胞肾细胞癌是一种低度恶性的肿瘤，其5年、10年及15年生存率分别为87%、83%及83%，有的报道其5年和10年生存率分别达78%～100%和80%～90%。预测嫌色细胞肾细胞癌侵袭性的指征包括肿瘤pT分期、肿瘤坏死和肉瘤样变。对于嫌色细胞肾细胞癌手术标本缺少上述特征的患者，辅助治疗是有效的，可成为治疗的对象。出现肉瘤样结构的肿瘤具有侵袭性，可发生转移。少数病例可出现淋巴结和远处转移（如肺、胰腺）。

（二）少见的肾细胞癌类型

1. Bellini 集合管癌

Bellini集合管癌（carcinoma of the collecting ducts of Bellini）是指来源于Bellini集合管的恶性上皮性肿瘤，Foot等首次描述，Masson因囊壁被覆上皮细胞似Bellini管上皮，故将其称为Bellini上皮瘤。Mancilla-Jimenez等首次提出部分乳头状肾细胞癌起源于集合管。集合管癌被认为是肾细胞癌独立的一个类型，Flemmg等提出了其诊断标准。该肿瘤罕见，约占肾细胞癌的1%。男女发病率之比约为2 ∶ 1，中青年患者常见，发病年龄13～83岁（平均55岁）。患者多有症状，常表现为血尿、腹部肿块或间歇性季肋部/背部疼痛，也可出现低热、消瘦等。这些症状的出现是肿瘤生长快、早期出现转移的表现，就诊时33%～83%者有淋巴结或远处转移，常转移至区域淋巴结、肺、肝、骨和肾上腺，14%～33%者侵犯肾静脉或下腔静脉。

肉眼观，Bellini集合管癌的肿块位于肾中心部分，肿块小则局限于肾髓质，肿块大则累及肾皮、髓质。肿瘤最大径2.5～12cm（平均约5cm）。切面实性，灰白色，质硬，常见坏死，出血少见，边界不规则，常侵犯肾周、肾窦脂肪组织及肾盂，有时肉眼即可见肿瘤侵犯肾静脉。

显微镜下，肿瘤由浸润性生长的不规则小管状及小管乳头状结构构成，也可出现紧密排列的乳头状、实性片状、微囊性和肉瘤样结构。肿瘤内常见明显的促结缔组织生成的间质反应及大量炎症细胞尤其是粒细胞的浸润。肿瘤细胞呈单层或多层覆于小管和乳头上，异型明显，胞质嗜酸，界限不清，可见鞋钉样细胞；核圆形，中央有一嗜酸性大核仁，核分级高，常为Fuhrman 3级及4级，常见核分裂象。肿瘤周围肾组织的集合管上皮细胞存在异型增生。免疫组化染色示该肿瘤起源于远端肾单位的集合管，肿瘤细胞常表达植物凝集素（常为荆豆凝集素-1即UEA-1和花生凝集素）、上皮钙黏着蛋白（E-Cadherin）、CD117、低分子量角蛋白、高分子量角蛋白（如34pE12、CK19）及vimentin阳性，EMA和CD15阴性/阳性。与上述的几种肾细胞癌不同，肿瘤细胞不表达肾近曲小管的标记（即CD10、RCC和AMACR）。

Bellini集合管癌诊断比较困难，WHO对集合管癌制订了病理诊断的主要标准及次要标准。主要诊断标准为：肿瘤位于肾锥体（体积小的肿瘤）；典型的组织学呈不规则的小管状结构，细胞核分级高；炎性纤维性间质伴大量粒细胞；免疫组化高分子量细胞角蛋白如34pE12及CK19、荆豆凝集素阳性；无尿路上皮癌。次要诊断标准包括：肿瘤位于肾中央（体积大的肿瘤）；乳头结构有宽大的纤维性轴心和纤维化间质；广泛的肾内、肾外和淋巴管及静脉浸润；肿瘤周围的小管上皮细胞有异型性。

Bellini 集合管癌病程短、进展快、预后差，约 2/3 病例在诊断后 2 年内死亡。目前尚无标准的治疗措施，治疗仍以根治性肾切除为主，免疫治疗、化疗未发现有明显效果，因此对术后的辅助治疗尚无统一意见。

2. 肾髓质癌

肾髓质癌（renal medullary carcinoma）是罕见的肾恶性肿瘤，肿瘤位于肾髓质，几乎均伴有镰状红细胞，文献中仅 1 例发生于正常血细胞的患者。文献报道患者绝大多数为非裔美国人，15 例为西班牙人 / 巴西人，＜ 10 例为白人，我国尚未见报道。发病年龄 5 ~ 69 岁（平均年龄 19 岁），男女发病率之比为 2 ： 1，在＜ 10 岁的患者中为 5 ： 1。患者几乎均有临床症状，常见的是肉眼血尿，季肋部或腹部疼痛，肿块，体重下降，排尿困难；部分患者以转移癌如颈部或脑的肿块为第一表现就诊。

肾髓质癌大部分（＞ 75%）发生于右肾，位于肾中央，孤立性肿块，大小为 4 ~ 12cm（平均 7cm），边界不清。切面实性，灰白色，常伴出血、坏死。

显微镜下，浸润性生长的低分化肿瘤细胞呈实性片状分布，也可排列成条索状、网状、微囊、腺样囊性、肉瘤样及类似于卵黄囊瘤的结构，伴有明显的促结缔组织反应及慢性活动性炎症细胞浸润如较多的中性粒细胞、淋巴细胞、单核细胞浸润。肿瘤细胞胞质呈嗜酸性颗粒状，可见横纹肌样肿瘤细胞，细胞核多形性明显，可见突出的核仁。常见坏死。肿瘤内及邻近肾组织中镰状红细胞的存在是诊断该类肾癌的重要线索及依据。免疫组化染色示广谱 CK、低分子量 CK（CAM5.2）、EMA 及 vimentin 阳性，CK7 及 CEA 灶性阳性，而高分子量角蛋白（如 34pE12 等）、UEA-1 的表达不定，无 Her-2/neu 的表达。其细胞遗传学的数据目前还有限，文献中报道可见 22 号染色体缺失、ABL 基因扩增等。

目前认为其属于高侵袭性的肿瘤，95% 的患者诊断时已有转移，如转移到淋巴结（腹膜后及纵隔）、肺、肝、肾上腺、乳腺、骨及对侧肾脏，预后差，手术后的生存时间为 1 天至 68 周（平均 18 周）。术后的辅助治疗方法疗效有限，总结文献中报道的 17 例肾髓质癌患者，化疗、生物治疗、放疗方案均不能改变本病的总体进程，患者存活时间以周计算，生存期为 4 ~ 96 周。

3. Xp 11.2 易位 /TFE3 基因融合相关性肾癌

Xp 11.2 易位 /TFE3 基因融合相关性肾癌（renal carcinomas associated with Xp 11.2 translocation/ TFE3 gene fusions）是一类具有染色体 Xp 11.2 的不同易位、均产生 TFE3 基因融合的肾细胞癌，细胞遗传学的改变对诊断至关重要，蛋白即碱性螺旋转录因子，位于细胞核内，这类肾细胞癌的 TFE3 能发挥异常增高的转录因子作用。

该肿瘤主要见于儿童和年轻人，约占儿童及年轻人肾细胞癌的 1/3，年长者少见，男女发病比例为 1 ： 2.5。但最近报道发病年龄可为 22 ~ 78 岁，女性占绝对多数（女：男 =22 ： 6），临床意义不明，可能在成人中侵袭性高。多数患者出现血尿、腹痛、腹部肿块或发热，1/3 患者无症状。目前尚无特异性影像学特征的报道。

肉眼观，Xp 11.2 易位 /TFE3 基因融合相关性肾癌位于肾实质内，多为单灶性肿块，较大，肿瘤最大径平均 6 ~ 7cm，切面边界清楚，可有纤维性假包膜，黄褐色或多彩状，类似于透明细胞肾细胞癌，常伴有出血、坏死及钙化。有时可见肾外浸润，甚至累及区域淋巴结。

显微镜下，肿瘤细胞呈乳头状、巢团状、腺泡状、小管状及实性片状排列，部分小管状结构中有嗜酸性浆液或红细胞；间质为纤维血管网，可见纤维化、透明变性、砂粒体、坏死及出血。肿瘤细胞大，胞质透明或呈嗜酸性颗粒状，可见胞质内透明小滴；核大，空泡状，核仁明显，核分裂象易见；部分肿瘤细胞胞质较少，透明或嗜酸性颗粒状，核染色均质。因染色体易位的不同，其显微镜表现也有一定差异。ASPL–TFE3 肾癌多由大量胞质透明的肿瘤细胞和多少不等的嗜酸性肿瘤细胞组成，细胞界清，染色质呈囊泡状，核仁明显，透明变性的结节和砂粒体。乳头状肾细胞癌 –TFE3（PRCC–TFE3）肾癌的肿瘤细胞胞质不太丰富，多为实性巢状结构，砂粒体和透明变性的结节也较少。免疫组化染色显示肿瘤细胞核表达 TFE3 蛋白阳性，为比较特异的标记；CD10、RCC、AMACR 及 E–cadherin 阳性，CK 和 vimentin 常阴性或仅有局灶阳性，偶有 HMB45、Melanin A 等黑色素标记阳性，EMA 及 CK7 阴性。如年龄较小肾癌患者，肿瘤内出现大的透明细胞乳头状结构或出现胞质丰富透明 / 嗜酸性颗粒状的细胞呈巢状排列时，应想到 Xp 11.2 易位 /TFE3 基因融合相关性肾癌的可能，结合年龄、组织形态学、免疫组化检测 TFE3 蛋白的表达及遗传学检测明确诊断，TFE3 的免疫组化染色及遗传学检测的符合率达 82% ~ 97.5%。

Xp 11.2 易位 /TFE3 基因融合相关性肾癌的临床生物学行为目前所知不多，文献中报道多为相对惰性的肿瘤，尽管诊断时多为进展期肿瘤。成人患者预后相对较差，尤其是 ASPL–TFE3 融合基因亚型者，后者发现时多数已是进展期。

4. 神经母细胞瘤相关性肾细胞癌

文献报道儿童期患有神经母细胞瘤，在经放疗和（或）化疗或少数未经治疗的患者，存活较长时间后发生肾细胞癌。据报道，这些患儿发生肾癌的风险可升高 329 倍。针对神经母细胞瘤的治疗可能是引起神经母细胞瘤相关性肾细胞癌的原因：但也有神经母细胞瘤患者未经治疗而发生肾细胞癌，或二者同时发生，提示其发病可能有更为复杂的机制。

发生肾细胞癌与神经母细胞瘤的间隔期为 3 ~ 11.5 年（平均 9 年），男女发病率相同，发病年龄 5 ~ 14 岁。

神经母细胞瘤相关性肾细胞癌常表现为双肾多灶性病灶，大小 3.5 ~ 8cm。显微镜下肿瘤细胞呈乳头状、实性巢状或片状排列，多数肿瘤细胞大，胞质丰富，嗜酸或透明，少数胞质呈网状；细胞核不规则，大小不等，轻至中度异型，核仁易见，核分裂象可见。免疫组化染色示肿瘤细胞常表达 Cam 5.2、CK8、CK18、CK20、EMA、CD10 及 vimentin 阳性，CK7、CK14、CK17、CK19、S100 及 HMB45 阴性。细胞遗传学分析发现该肿瘤有多个染色体位点的缺失。

本病文献报道较少，迄今为止，发现其预后与肿瘤分期和分级相关，可发生转移，如转移至肝、淋巴结、甲状腺、肾上腺和骨。

5. 黏液样小管状和梭形细胞癌

黏液样小管状和梭形细胞癌(mucinous tubular and spindle cell carcinoma)由Ordonez等报道，WHO分类中将其列为肾细胞癌的新亚型，目前的命名是一个描述性的诊断，即该肿瘤是一种具有黏液样间质、小管状结构和梭形细胞形态的肾细胞癌。以往曾将这种肿瘤诊断为低级别集合管癌、具有明显梭形细胞改变与Henle环相关的特殊的肾细胞癌、具有远端肾单位分化的低级别黏液样肾上皮肿瘤、低级别小管状黏液性肾肿瘤、梭形和立方形肾细胞癌等。其发病可能与肾结石相关。

黏液样小管状和梭形细胞癌发病年龄为17～82岁(平均53岁)，男女发病率之比为1 ： 4。临床上症状多不明显，常为偶然发现，少部分患者可有血尿、腰痛和腹部肿块等症状。

肉眼观，黏液样小管状和梭形细胞癌的肿块多局限于肾皮质或中央，大小1～18cm（多数2～4cm），边界清楚，切面实性，灰白、灰褐或浅褐色，质地均匀，略有黏滑感，出血、坏死及囊性变很少见。

显微镜下，特征性的表现为具有小管状结构、梭形细胞和丰富的黏液样间质，即为其名称的再现。肿瘤细胞呈立方形及梭形，立方形细胞排列成紧密的小而狭长的小管状结构，这些小管可呈现弯曲及拉长的表现，其间为淡染黏液样间质。

梭形细胞排列成条索状、束状、编织状，似间叶源性肿瘤如平滑肌肿瘤。肿瘤细胞核大小较一致，核级低。可见泡沫样组织细胞、淋巴细胞浸润及小的砂粒体，偶见坏死、实性小管状生长及高核级的区域。最近文献报道非经典型的黏液样小管状和梭形细胞癌，其间质黏液少，出现灶性乳头状结构。

多数文献认为该肿瘤为低级别多形性肾上皮肿瘤，但近年来的报道中提及黏液样小管状和梭形细胞癌也有肉瘤样改变，提示其具有侵袭性的生物学行为，预后不佳。

6. 未分类的肾细胞癌

不属于前述各种亚型的肾细胞癌归为未分类的肾细胞癌，占肾细胞癌的3%～6%。由于这一类型的肿瘤表现和遗传学特点多样，因此不能有一个明确的定义，有时将无上皮成分的肉瘤样结构、产生黏液、混合性上皮和间质成分，以及不能识别组织学类型的肾细胞癌归入未分类的肾细胞癌。

（三）新的肾细胞癌类型

1. 管状囊性癌

WHO肾肿瘤分类系统将Bellini集合管癌作为肾细胞癌的亚型，但因缺少分子和生化研究的有力支持，Bellini集合管癌的存在仍存在争议。最初，集合管癌分为高级别和低级别肿瘤，肾髓质癌被认为是高级别集合管癌的特殊亚型（现被认为是肾细胞癌的特殊亚型）。低级别集合管癌包括黏液管状型和管状囊性型，目前黏液管状型被认为是黏液小管状和梭形细胞癌，成为肾细胞癌的一个亚型。2004年的WHO分类中没有单独列出管状囊性癌（Tubular cystic carcinoma），而是将其归入未分类的肾细胞癌。过去的文献中有类似的形态学描述，如Masson描述的Bellini上皮瘤及以后的文献中的低级别集合管癌。

管状囊性癌发生于成人，年龄30～94岁，男女发病率之比为7 ：1。患者多无症状，50%为偶然发现。多为pT_1期的肿瘤，＜10%的病例出现局部进展或转移。

肉眼观，管状囊性癌常为孤立性肿块，界限清楚，常无包膜，大小0.5～17cm（平均约4cm）。切面呈灰白色海绵样。

显微镜下，管状囊性癌具有典型的组织学表现，所有肿瘤均由大小不等的密集小管和囊腔组成，囊腔最大径可达数毫米，纤维血管间质分隔囊腔及小管。小管和囊腔内衬的上皮细胞呈立方状到柱状，胞质嗜酸性或嗜双色性，核大，可见明显的核仁，常见鞋钉样细胞。肿瘤细胞无实性结构的区域，肿瘤内无促结缔组织增生或细胞丰富的卵巢样间质，无泡沫细胞、钙化球或含铁血黄素。免疫组化示CK8、CK18、CK19、Parvalbumin、AMACR及CD10阳性，CK7常灶性阳性或弱阳性，高分子量细胞角蛋白（34pE12）几乎总是阴性。细胞遗传学研究发现管状囊性癌存在17号染色体获得，无7号染色体获得。细胞来源尚不明，有人认为肾管状囊性癌是乳头状肾细胞癌的特殊亚型，但仍有争议。

2. 与终末期肾病相关的肾细胞癌

文献报道终末期肾疾病与肾肿瘤的发生有关，这些患者的肾细胞癌发生率高约1.64%。与终末期肾疾病相关的肾肿瘤谱较广，透明细胞肾细胞癌、乳头状肾细胞癌、嫌色细胞肾细胞癌、集合管癌、管状囊性癌、血管平滑肌脂肪瘤、嗜酸细胞腺瘤及上皮间质混合性肿瘤均有报道，多于70%的患者一侧肾中出现多个肿瘤。

最近报道了两种与终末期肾病相关的肾癌：①与获得性囊性疾病相关的肾细胞癌：这种肿瘤细胞呈实性、腺泡样、囊性及乳头状排列，多量不规则的腔隙形成筛状结构，胞质丰富，嗜酸，核圆形，有大核仁。免疫组化示CK及CD10阳性，vimentin、CAM5.2及AMACR结果不定，EMA、CK7及高分子量细胞角蛋白阴性。预后相关的数据有限。②乳头状透明细胞肾细胞癌：这种肿瘤也可发生于相对正常的肾脏中，瘤细胞胞质丰富透明，核多形性小，多位于细胞的表面而不是基底。免疫组化示CK7阳性，AMACR及Parvalbumin阴性。尚无与终末期肾病相关的乳头状透明细胞肾细胞癌的死亡病例报道：在相对正常的肾脏中的乳头状透明细胞肾细胞癌的患者报道较少，所有报道的病例均无复发或转移。

3. 滤泡性肾细胞癌

滤泡性肾细胞癌（follicular renalcell carcinoma）因具有类似于甲状腺滤泡性癌的滤泡性结构而得名。肉眼观，肿瘤呈褐色，大小1.9～11.8cm（中位3cm），有明显的假包膜，边界清楚，无肾外侵犯。显微镜下，肿瘤细胞呈微滤泡及大滤泡排列，每个肿瘤中＞50%的滤泡中有胶质样蛋白液体，细胞多形性小，可见核沟及核内假包涵体。肿瘤内无乳头结构或透明细胞成分。报道的7例病例中1例示CK7及CD10阳性，多数病例显示CD10、RCC、WT-1、vimentin、Ksβ-cadherin、Pax2、AMACR、CD56和CD57阴性，TTF-1均阴性（与转移性甲状腺滤泡性癌鉴别）。报道的所有病例仍在随访中，无瘤生存 6 ~ 84 个月。

4. 嗜酸细胞性乳头状肾细胞癌

大多数乳头状肾细胞癌根据细胞核有无假复层排列及胞质的嗜酸性而分为 1 型和 2 型，但有些乳头状肾细胞癌的肿瘤细胞胞质非常丰富，呈强嗜酸性，被称为嗜酸细胞性乳头状肾细胞癌（Oncocytic papillary renal cell carcinoma）。

报道的病例中男性多见（占 87%），发病年龄 40 ~ 80 岁（中位 65 岁）。肉眼观，肿瘤大小为 0.8 ~ 27cm（平均 4.9cm，中位 3cm），边界清楚，切面棕色，常见出血。显微镜下，肿瘤细胞排列成乳头状及梁状，细胞胞质丰富，强嗜酸性，核浆比小。核圆形，少数呈多形性，单层排列，无或偶见假复层排列，核多数位于腔侧，少数位于基底。核分级可为 1 级、2 级及 3 级。可见泡沫样组织细胞、坏死及砂粒体。若肿瘤细胞呈实性结构，则根据泡沫样组织细胞、“流产型”（Abortive）乳头、坏死的存在及免疫组化特征而诊断该肿瘤。免疫组化染色示 CD10、AMACR 弥漫胞质强阳性，CK7、CK19、E-cadherin、RCC 及 vimentin 结果不定，EMA 阴性或灶性弱阳性。迄今为止对其预后所知有限，几乎所有报道的肿瘤诊断时均局限于肾内，29 例患者随访时间 3.5 ~ 144 个月，仅 2 例死亡，1 例复发。

（四）家族性肾细胞癌

多种家族性遗传性综合征可累及肾脏而发生肾细胞癌，其中大多数为癌基因的激活、抑癌基因的失活或基因的突变。家族性肾细胞癌（familial renal cell carcinoma）的组织学形态与散发性肾细胞癌的各亚型相似，最终确诊需要基因检测。与散发性肾细胞癌相比，家族性肾细胞癌有以下特点：①比散发性病例的发病年龄小，甚至发生于婴幼儿期。②常双肾多灶性发生。③有各种综合征的其他表现。④有 / 无家族史。累及肾脏的常见综合征有：①脑视网膜血管瘤病：常染色体显性遗传性疾病，为遗传性肾细胞癌中最常见的类型，由位于 3p25-26 的 VHL 抑癌基因发生突变引起，VHL 蛋白参与细胞周期调节和血管形成。脑视网膜血管瘤病表现为双肾多灶性透明细胞性肾细胞癌、肾囊肿，常伴有视网膜和中枢神经系统的血管母细胞瘤、嗜铬细胞瘤、胰腺囊肿、神经内分泌肿瘤、内耳淋巴囊肿、附睾和阔韧带囊腺瘤等。②遗传性乳头状肾细胞癌（hereditary papillary renal cell carcinoma，HPRCC）：为常染色体显性遗传性肿瘤综合征，由位于染色体 7q31 上的原癌基因活化突变引起，表现为双肾多灶性乳头状肾细胞癌，常为 1 型，发病年龄较晚且进展较慢。③遗传性平滑肌瘤病和肾细胞癌（HLRCC）：为常染色体显性遗传综合征，为位于染色体 Iq42.3-q43 上的延胡索酸水合酶（Fumarate hydratase，FH）基因突变所致，表现为双肾多灶性乳头状肾细胞癌，伴有多发性皮肤平滑肌瘤、多灶性子宫平滑肌瘤或平滑肌肉瘤，肾细胞癌多为 2 型乳头状肾细胞癌。临床上 HLRCC 多为发生在单侧肾的单发肿瘤，发生年龄较早，侵袭性很强，易早期转移。④ Brit-Hogg-Dube 综合征（Brit-Hogg-Dube syndrome，BHD）：为位于染色体 17p 11.2 的 BHD 发生移码突变引起截短蛋白功能缺失所致，BHD 基因编码卵泡素（Folliculin）。

表现为双肾多灶性透明细胞肾细胞癌、嫌色细胞肾细胞癌及嗜酸细胞腺瘤等，常伴有肺囊肿、自发性气胸、良性皮肤肿瘤如面部纤维毛囊瘤、毛盘瘤等。⑤3号染色体易位（constitutional chromosome 3 translocations）：3号染色体在不同位点发生断裂、重构，基因改变多样，肾细胞癌发生率增加，表现为双肾多灶性透明细胞性肾细胞癌。

二、肾细胞癌的病理分级

肾细胞癌的预后因素包括原发肿瘤的病理分期、淋巴结受累情况、核分级和组织学类型。核分级（nuclear grade）是肾细胞癌最重要的预后因素之一，Fuhrman分级法是最常用的分级方法，其3级和4级分级系统均被广泛应用。经典的Fuhrman分级为4级分级系统，WHO推荐将Fuhrman分级中的1、2级合并为1级即高分化、3级为中分化、4级为低分化或未分化。Fuhrman分级系统对不同类型的肾细胞癌的预后价值不一，对透明细胞肾细胞癌的价值最高，Fuhrman分级的4级或3级系统中不同级别之间的透明细胞肾细胞癌患者生存明显不同，但对其他类型肾细胞癌的预后价值仍有争议。

虽然文献介绍了各个级别核的大小标准，但在实际工作中不便测量，通常可通过观察10倍物镜下核的形态特征予以分级。

1级，细胞核直径小于10μm），大小如成熟的淋巴细胞，深染，染色质增多，无核仁，染色质微细结构不清。

2级，细胞核直径约为15μm，“开放”染色质，细颗粒状，核仁不明显。

3级，细胞核直径约为20μm，“开放”染色质，粗颗粒，核仁易见。

4级，细胞核直径大于20μm，具有多形性，核染色质增多，有1个或多个大的核仁。

肿瘤分级应由肿瘤中细胞核最高分级决定，如果核级别高的细胞散在分布，可以忽略不计，但是如果每个高倍视野有几个高级别的核，则肿瘤的分级应按此分级。

在病理报告中，建议提供预后因子、组织学分级、淋巴管及血管的癌栓、残余肿瘤等内容。预后因子（部位特异性因子）包括浸润超过包膜进入脂肪或肾窦周围组织、静脉侵犯、肾上腺侵犯、Fuhrman分级、肉瘤样变特征、组织学上肿瘤坏死；组织学分级要注明采用何种分级方法的肿瘤级别：有无淋巴管及血管的癌栓；治疗后有无残留肿瘤。为提供这些内容，病理医师在取材时应注意以下内容：将肾脏对切固定一夜，然后切成5～10mm的薄片以检测有无多灶肿瘤；不要在切开肿瘤前剥离包膜；将肿瘤与肾周脂肪一起取材以便发现小的包膜穿透灶；对部分肾切除标本取材时，至少对每一肾实质切缘取两块组织；对中央型肿瘤，至少取一块邻近的肾周组织。

第四节　肾细胞癌的诊断

一、肾细胞癌的临床表现

早期肾细胞癌（RCC）常无临床症状，常因健康查体或因其他疾病检查时 B 超或 CT 而发现。据我国国内文献报告，无症状 RCC 占 13.8%～48.9%，平均在 33%，而国外同期的无症状 RCC 所占的比例占 50%，也就是说接近一半的患者，是没有任何临床表现的，肿瘤是通过查体发现的，因此在早期 RCC 的诊断上，体格检查十分重要。

既往将 RCC 患者出现的血尿、腰部或上腹部肿块和腰痛统称为“肾癌三联症”，曾被认为是 RCC 的典型临床表现。但有“肾癌三联症”表现的 RCC 患者不到 RCC 患者总数的 15%，这些患者诊断时往往为晚期。因由临床表现而就诊的 RCC 患者常常仅表现有其中的一个或二个症状，其中以血尿最为常见。

血尿临床上表现为肉眼全程血尿，可反复发作及自行缓解，初次血尿时患者常被忽视，但当间歇数天或数月后再次出现血尿，从而引起注意。血尿时可无其他不适，但血尿伴随血块引起输尿管梗阻时可出现腰部剧痛，或者出血量多时可伴有细长形的血条。RCC 出现血尿表明肿瘤已侵犯肾盏或肾盂，往往不是早期 RCC 的信号。

腰部或上腹部肿块是 RCC 的另一常见症状，往往代表肾脏肿瘤较大或为巨大，但当患者体瘦时，部分肾下极肿瘤虽不大时但也可扪及。患者体检时腰部或上腹部肿块一般无压痛，质硬，表面尚光滑，可随呼吸活动，但当肿瘤固定，意味着肿瘤已侵犯邻近脏器或组织。

腰部疼痛较血尿和腰部或上腹部肿块少见，常为钝痛或坠痛，局限于上腹部或肾区，一般是由于肿瘤牵连肾被膜或瘤内出血所致，当肿瘤侵犯周围组织时常表现持续性疼痛，而侵犯腰椎或神经根时常为剧痛。

少部分患者临床上可有下肢水肿或男性左侧精索静脉曲张的表现，往往与上述症状伴随，是肾血管或腔静脉中瘤栓或肿瘤压迫左肾血管所致。

有 10%～40% 的 RCC 患者会出现副瘤综合征。副瘤综合征可能是 RCC 的早期表现或者是癌症复发的预兆。副瘤综合征的产生是由于肿瘤组织分泌的物质，或是体液因子在应答 RCC 时产生的物质或免疫系统的反应产物等。肾癌副瘤综合征可涉及几乎全身所有的器官系统，临床表现多样，主要表现为高血压、贫血、体重减轻、恶病质、发热、红细胞增多症、肝功能异常、高钙血症、高血糖、红细胞沉降率增快、神经肌肉病变、淀粉样变性、溢乳症、凝血机制异常等改变。

在 RCC 患者中，多达 1/3 的病例其首发症状为发热、体重减轻和易疲劳，其中有 20%～30% 的患者出现发热，而接近 2% 的 RCC 患者中是唯一的主诉。高钙血症是最常见的副瘤综合征之一，13%～20%的患者会出现高钙血症，但高钙血症的出现和程度与肿瘤的级别和存活率没有明显的联系。临床上，高钙血症具有广泛的征兆和多器官系统受累的症状。患者的主诉可以是昏睡无力、恶心、疲劳、虚弱和便秘等。RCC患者另外一个常见的副瘤综合征就是高血压。在年龄相关对照组高血压的发病率接近20%，而在肾细胞癌患者中其发病率接近40%，该高血压往往与低度恶性的透明细胞癌相关。

另外，在初诊的RCC患者中，大约有30%为转移性RCC，其中部分患者的转移灶引起的症状是最初症状，通过检查后而发现是RCC转移。如骨转移引起疼痛、活动障碍或病理性骨折；肺转移后的咳嗽、咯血；脑转移后的头痛、呕吐及视物模糊；皮下转移性结节等；而追问患者病史，肾脏局部可无明显症状。

二、肾细胞癌的影像学诊断

各种影像学检查可为肾肿瘤的临床诊断、评价RCC的临床分期、判断是否可选择手术治疗、决定手术方式及手术入路等提供重要的参考依据。中华泌尿外科学会制定的《肾细胞癌诊治指南》中推荐对怀疑有肾肿瘤的患者影像学诊断必须包括的检查项目有腹部超声波检查、胸部X线片、腹部CT平扫和增强扫描，其中腹部CT平扫和增强扫描及胸部X线片是术前临床分期的主要依据。其他影像学检查项目可根据医院的医疗设备条件、患者的临床表现和经济状况、RCC的临床分期以及拟实施的术式等选择进行：①腹部X线平片（kidneys，ureters，and bladder，KUB）检查可显示腹部及盆腔一些实质性脏器的轮廓、肾脏及肋骨的位置等，可为开放性手术选择手术切口提供帮助。②对未行CT增强扫描，无法评价对侧肾功能者需进行核素肾图或静脉尿路造影（intravenous urography，IVU）检查。③对碱性磷酸酶升高或有相应骨症状者需进行核素骨扫描检查。④对胸部X线片有可疑结节、临床分期的RCC患者需进行胸部CT扫描检查。⑤对有头痛或相应神经系统症状患者需进行头部CT、磁共振成像（magnetic resonance imaging，MRI）扫描检查。⑥对肾功能不全、超声波检查或CT检查提示下腔静脉瘤栓患者需进行腹部MRI扫描检查。超声造影、多层螺旋CT（multi-slice spiral CT，MSCT）及MRI扫描主要用于肾肿瘤的诊断和鉴别诊断，对具备这些检查设备的医院及具有良好经济条件的患者可选择这些检查项目。由于费用昂贵，正电子发射断层扫描（positron emission tomography，PET）或PET-CT检查主要用于发现远处转移病灶及评定化疗或放疗的疗效。

（一）超声检查

超声检查在健康人群查体中是发现肾脏肿瘤的主要手段，也是诊断肾肿瘤最常用的检查方法。传统的灰阶超声的回声可笼统反映出肿瘤内的组织学特点，部分表现为高回声；肿瘤内有无回声区及周边有低回声声晕也被认为是判断恶性的指征。但有部分RCC不具备这些特点，需借助CT或MRI等进行鉴别诊断。超声检查诊断RCC的敏感性及特异性与肾肿瘤的大小密切相关，对0～5mm、5～10mm、10～15mm、15～20mm、20～25mm与25～30mm的肾肿瘤，超声与 CT 检出敏感性分别为 0% 与 47%、21% 与 60%、28% 与 75%、58% 与 100%、79% 与 100%、100% 与 100%。常规超声检查对肾脏小肿瘤的检出不如 CT 敏感，但在 10 ~ 35mm 的病变中，超声与 CT 检查鉴别肿物为囊性或实性的准确率分别为 82% 与 80%。

良性肿瘤血管分支规则，排列有序，动脉分支由粗到细，有完整的内皮和肌层结构；而恶性肿瘤血管有大量不规则的分支，血管排列紊乱，呈放射状穿入肿瘤内，易成角，通常可见邻近血管间的连通。在血流动力学方面，恶性肿瘤血管存在动静脉交通；肿瘤内缝隙间压力可引起低速血流；动脉末端常常不是毛细血管网，而是畸形的盲端袋；内皮细胞间的缺口造成异常的渗出；血管壁的肌层发育不良，造成的血管收缩不良而形成不规则血流等也构成恶性肿瘤血流的特点。

近年来，超声造影剂的研究取得进展，静脉内注射超声造影剂能提高血流的回声，增强多普勒信号，提高低速细小血流的检出，同时，谐波超声造影能显示肿瘤的微血管，进行肿瘤微血管的实时成像，为肾脏肿瘤的评估提供了新的平台。超声造影能够很好地显示肾脏内各级血管分支、肾组织及其肿瘤外周或内部微小血管灌注情况，提高了肾脏肿块的良恶性鉴别诊断率，尤其在囊性肾癌或囊肿内壁结节或囊肿恶变，其可明显改善普通彩超偏低的血流显示率，从而明确诊断，并增加了超声与病理诊断的符合率。

注射超声造影剂后，良、恶性肿瘤内血流显示都相应增强，但增强程度和持续时间有显著差异，恶性肿瘤血流显像增强程度明显高于良性肿瘤，造影剂廓清也较良性肿瘤快，可根据这些特点来判断肿物的良恶性。超声造影在肾囊肿、脓肿等良性病灶中无血流信号增强；在胚胎性肾腺瘤、错构瘤表现为在动脉相明显增强，延迟相明显消退。RCC 和肾错构瘤彩色血流都可增强，但 RCC 增强程度较肾错构瘤高，且消退快。RCC 假包膜在灰阶超声上显示为肿瘤周围的低回声晕，而在谐波超声造影后显示为肿瘤周围的缓慢增强带。对碘过敏及肾功能不全的患者也可通过超声造影检查获得满意的肾脏增强扫描结果。

（二）腹部 CT 检查

腹部 CT 平扫加增强扫描检查对肾肿瘤诊断的准确率及对分期判定的准确率达 90% ~ 95%，是最主要的诊断手段。典型肾肿瘤位于肾实质内呈局限外凸性生长，绝大部分呈圆形、椭圆形，可有分叶，增强前呈等密度、高密度或低密度，边缘不清楚；肿块较小时密度均匀，肿块大时常伴出血、坏死，密度不均匀。增强后，在动脉早期肿瘤周围及边缘可见迂曲的肿瘤血管，呈结节、弧状或条状：在实质期大部分肿瘤有中至高度强化，密度不均匀增高。少部分肿瘤可增强不明显或不增强。

多层螺旋 CT（MSCT）可在不影响影图像质量的前提下在任意平面重组图像，且通过多平面重建（MPR）、最大密度投影（MIP）及容积重建（VR）技术等重建方式可清楚显示肾脏动脉及其分支、肾静脉及下腔静脉的情况，可增加囊性肾癌的分隔、结节的强化等恶性特征的检出率。

（三）磁共振成像技术

磁共振成像（magnetic resonance imaging，MRI）检查对肾肿瘤分期的判定的准确性略优于CT，特别在静脉瘤栓大小、范围的判定方面。MRI的对比分辨率高于CT，不需对比剂即可将血液与栓子区分开来。超高场强（大于2.0T）磁共振设备的应用，使图像信噪比及成像速度有了很大提高。梯度回波（gradient echo，GRE）、平面回波成像（echo planar imaging，EPI）技术的发展及新的快速扫描序列的开发应用，使MRI图像单层成像时间甚至达亚秒级水平（10～50帧图像/秒），大大减少了脏器的运动伪影。并行采集技术的开发和多通道线圈的应用，大幅度缩短了MRI扫描时间，而且没有降低其图像空间分辨能力。扫描时大矩阵和小视野相结合，并薄层采样，使MRI图像的空间分辨率有相当的改善。

1. 磁共振血管成像

随着新的磁共振血管造影（magnetic resonance angiography，MRA）专用快速成像序列的开发，数据采集填充方式的改进及半自动、自动探测血管峰药浓度软件的出现，使得简单、准确、有效地获得高质量的肾血管影像成为可能。有研究显示，MRA与数字减影血管造影（digital subtraction angiography，DSA）对肾动脉主干的显示无差异，与手术所见符合率92.5%，有很好的一致性，对肾动脉分支显示的特异性为100%，对肾动脉狭窄、肾动脉瘤及肾动静脉畸形的诊断及肾功能的评价都有重要作用。

2. 弥散加权成像

弥散是指分子的不规则随机运动，弥散加权成像（diffusion weighted imaging，DWI）。要是检测分子的随机微小运动，在临床应用中，它主要反映组织内水分子的运动，是目前唯一能在活体上进行水分子扩散测量的成像方法。病理状态下，病变组织中水分子弥散发生改变，DWI表现为信号异常。因为DWI受很多因素的影响，实际工作中常用表观扩散系数（apparent diffusion coefficient，ADC）值来量化DWI上观察到的组织扩散情况。

3. 磁共振灌注成像

组织或器官的微循环血流动力学状态称为灌注，反映灌注状态的成像称为灌注成像。磁共振灌注成像（perfusion-weighted imaging，PWI）是将组织毛细血管水平的血流灌注情况，通过磁共振成像方式显示出来，从磁共振的角度评估组织或器官的活力及功能。目前研究肾脏灌注的方法根据对比剂的来源不同分为两类：外源性对比剂灌注成像和内源性对比剂灌注成像。前者是将顺磁性对比剂注入体内产生对比成像，而后者是利用体内自身物质通过特殊序列成像产生对比，以前者最常用。PWI对肾血管性疾病、尿路梗阻及肾移植供体肾和移植前、后受体的肾功能评价，小肾癌的检出和定性及对囊性肾癌、RCC伴出血病例与良性囊性病变、多房囊性肾瘤的鉴别亦有较大价值。

4. **磁共振波谱分析**

磁共振波谱分析（magnetic resonance spectroscopy，MRS）是在 20 世纪 80 年代初期发展起来的一种利用磁共振现象和化学位移作用对一系列特定原子核及其化合物进行分析的方法。能够从生化代谢水平反映组织和器官的功能信息。MRS 可以测定 31P、13C、19F 和 23Na 等代谢物的浓度。31P MRS 的研究主要应用于肾移植患者的检查，包括对移植前受体肾脏功能、供体肾脏活性评价和肾脏移植后排斥反应的测定及移植后并发症的发现及鉴别等。1H–MRS 也对肾功能、正常肾脏组织和新生物的区分提供帮助，并可能为肾脏病变术前定性和疗效监测提供新的评价方法。

5. **新型对比剂**

由于常用的 MRI 对比剂为低分子量对比剂，通过肾脏时既不被肾小管分泌又不被重吸收，完全由肾小球滤过，而且颗粒小，易扩散入组织间隙，浓度与测得的信号强度之间关系复杂，对提供的肾脏功能信息有限。新一代的大分子 MRI 对比剂及氧化铁颗粒则能提供更多的肾脏功能信息。

钆连接的白蛋白能发现肾移植后蛋白尿的起源及周期性蛋白尿的发生位置；钆连接的枝状晶体（Gd–dendrimer）的摄取能反映外髓部近曲小管的损伤；超小顺磁性氧化铁颗粒（USPIO）则能显示出肾脏内炎性改变的位置。目前，此类对比剂尚未广泛应用于人体，研究数据大部分来自动物实验，但随着此类对比剂临床上的广泛应用，对肾脏功能及器质性疾病的评价将提供更多有益的帮助。

6. **介入磁共振成像技术**

随着开放式 MR 设备和特殊线圈的开发及应用，融合介入治疗与 MR 技术为一体的介入 MRI，可在任意平面显示病变，软组织分辨率高且对患者及医生均无 X 线辐射危害。其内容主要包括 MR 引导下非血管介入（经皮活检、肿瘤消融等）、血管介入以及微创术中 MR 导航系统等方面的应用。目前，介入 MR 在肾脏病变诊断及治疗中的文献报道逐渐增多，临床应用主要集中在 MR 引导的经皮射频消融、冷冻治疗、激光消融及 MR 引导的肾动脉栓塞等研究中。

MSCT 和 MRI 在 RCC 临床分期中的价值相似。MSCT 具有高的空间分辨率，显示静脉内微小癌栓时，其敏感度高于 MRI。但 MSCT 平扫无法区分血液和栓子的密度差别，对栓子的显示需行增强扫描。当癌栓阻塞、肿瘤或淋巴结增大压迫阻碍了对比剂流入时，MSCT 无法准确显示腔静脉癌栓的上缘范围，影响了分期的准确性。多层螺旋 CT 血管造影（multi–slice spiral CT angiography，MSCTA）和对比剂增强磁共振血管成像（contrast–enhanced magnetic resonance angiography，CEMRA）可以准确评价肾血管的数目、走行以及肿瘤与其周围动脉分支的毗邻关系。MSCT 尿路成像能够获得类似于逆行肾盂造影的影像，可更加直观地显示肿瘤与集合系统的关系。

（四）正电子发射断层扫描

正电子发射断层扫描（positron emission tomography，PET）和PET-CT也可用于RCC的诊断、分期和鉴别诊断。但由于RCC血运较丰富，肿瘤组织缺氧较轻，细胞膜葡萄糖转运体-1（glucose transporter-1，GLUT-1）表达较低，线粒体内己糖激酶活性较低，肿瘤组织葡萄糖代谢水平相对较低，此外肾细胞癌组织内6-PO_4-脱氧葡萄糖（FDG-6-PO_4）分解酶过高，可导致肿瘤组织摄取FDG较低或不摄取，加之静脉注射18氟（18F）标记脱氧葡萄糖（18F-FDG）后约50%未经代谢直接由肾脏排泄，FDG不被肾小管重吸收，放射性药物浓聚在肾集合系统，影响肾脏病变的显示，因此多组研究表明，18F-FDG PET对肾脏原发肿瘤的诊断准确度不如CT，但对RCC的淋巴结转移和远处转移要优于CT、MRI、超声、X线片及骨显像等其他传统影像检查方法，且转移淋巴结很少出现假阴性。Aide等研究显示1SF-FDG PET与CT对肾脏肿物和远处转移的诊断准确度分别为51%、83%和94%、89%。Kang等研究显示18F-FDG PET与CT对原发RCC的诊断敏感度和特异度分别为60%、92%和100%、100%。

（五）肾动脉造影

肾动脉造影在无CT、MRI设备时对RCC的诊断帮助较大，可反映肿瘤血管的分布情况，帮助肾肿瘤的诊断和鉴别诊断，但20%～25%的RCC在肾血管造影中无肿瘤血管显像，不能依血管显像结果诊断为RCC，其中有一部分RCC病例在肾血管造影中无肿瘤血管显像，但在CT增强扫描中仍有肿瘤强化现象。与B超、CT和MRI相比，目前肾血管造影检查诊断RCC的准确性并无明显优势，故认为肾血管造影检查诊断肾肿瘤的价值有限。而且肾血管造影为有创检查，有一定的并发症发生率，所以中华泌尿外科学会制定的《肾细胞癌诊治指南》中不推荐血管造影检查作为RCC诊断的常规检查项目。但对须行姑息性肾动脉栓塞治疗或保留肾单位手术前需了解肾血管分布及肿瘤血管情况者可选择肾血管造影检查。

三、肾肿瘤穿刺细胞学及病理诊断

在肾肿瘤的诊断中，穿刺活检行细胞学或病理检查的假阴性率为15%，假阳性率2.5%。穿刺活检的并发症发生率＜5%，包括出血、感染、动静脉瘘和气胸，此外穿刺针道肿瘤种植率＜0.01%，穿刺活检死亡率＜0.031%。由于CT和MRI诊断肾肿瘤的准确性高达95%以上，而穿刺活检的敏感性及特异性为80%～95%，穿刺活检约有17.5%的误诊率（假阴性和假阳性率），此外须考虑穿刺活检可能带来的并发症，甚至是严重并发症等问题。CT和MRI诊断肾肿瘤存在较大困难的往往是小肿瘤，而对此类患者可以考虑选择保留肾单位的手术或定期随诊观察，通过保留肾单位手术即可达到明确诊断目的，也可通过外科手术达到治疗目的，通过定期随访，对比影像学检查的结果也可以帮助明确诊断。所以中华医学会泌尿外科学分会制定的《肾细胞癌诊治指南》中认为肾穿刺活检对RCC的诊断价值有限，不推荐作为RCC患者的常规检查项目。对影像学诊断难以判定性质的小肿瘤患者，可以选择行保留肾单位手术或定期（1～3个月）随诊检查。对不能手术治疗的晚期肾肿瘤须化疗或其他治疗的患者，治疗前为明确诊断，可选择肾穿刺活检获取病理诊断。

四、肾脏肿瘤的鉴别诊断

1. 肾囊肿

在RCC的诊断中，需要注意跟一些肾脏占位性病变进行鉴别，最常见的为肾囊肿。单纯的肾囊肿在临床上常见，其诊断并不难，最敏感的手段是B超检测，可以清晰显示肾脏无回声的肿物，肿物壁薄光滑，内部回声均匀。但当囊液不均匀或囊壁不光滑时，需要CT或MRI等检查。

2. 肾嗜酸

细胞瘤肾嗜酸细胞瘤是比较罕见的肾脏良性肿瘤，常无明显症状。临床上肿瘤往往较大，CT上能够看到肿瘤内部有星状的瘢痕，是其典型的特征，该肿瘤常无明显的出血和坏死，可作为鉴别诊断的依据。

3. 肾血管

平滑肌脂肪瘤是临床上最为常见的肾脏良性肿瘤。肾血管平滑肌脂肪瘤的典型特点是B超表现为肾脏强回声的肿物，CT上为低密度肿瘤，CT密度为负值，可通过这些特点而做出诊断。但有少部分的血管平滑肌脂肪瘤，含脂肪成分很少，在B超或者CT上的特点不明，易误诊为RCC，其诊断上存在困难，往往需要结合B超、CT以及磁共振等来综合分析。

五、肾细胞癌的临床及病理分期

（一）肾细胞癌2002年AJCC TNM分期

RCC的临床分期主要依赖于体格检查和影像学诊断。其临床分期推荐采用2002年AJCC的TNM分期。病理分期中评价N分期时，要求所检测淋巴结数目至少应包括8个被切除的淋巴结，如果淋巴结病理检查结果均为阴性或仅有1个阳性，被检测淋巴结数目＜8个，则不能评价为N_0或N_1。但如果病理确定淋巴结转移数目＞2个，N分期不受检测淋巴结数目的影响，确定为N_2。

（二）静脉瘤栓分型

RCC侵入肾静脉并延伸至下腔静脉在临床上并不少见。RCC下腔静脉瘤栓的发生率为4%～19%，其中0.3%～1.0%的瘤栓可扩展至右心房。

根据静脉瘤栓的长度范围将静脉瘤栓分为不同级别或类型，目前尚无统一的分类方法。

Wilkinson 等将下腔静脉瘤栓分为肾静脉型、下腔静脉膈下型、下腔静脉膈上型三型。Libertino 等将其分为下腔静脉膈下型、下腔静脉膈上型二组，下腔静脉膈下型又可分为肝静脉上型和肝静脉下型，下腔静脉膈上型又分为心包内型和心内型。美国梅奥医学中心（Mayo Clinic）将其分为五级。0 级：瘤栓局限在肾静脉内；Ⅰ级：瘤栓顶端距肾静脉开口处＜ 2cm；Ⅱ级：瘤栓位于肝静脉水平以下的下腔静脉内，瘤栓顶端距肾静脉开口处＞ 2cm；Ⅲ级瘤栓在肝内下腔静脉，膈肌以下；Ⅳ级（肝上型）：瘤栓位于膈肌以上下腔静脉内。中华医学会泌尿外科学分会制定的《肾细胞癌诊治指南》推荐采用美国梅奥医学中心的五级分类法。

随着瘤栓分级的提高，手术难度及手术危险性、死亡率明显上升。但下腔静脉瘤栓最有效的方法是手术切除，手术方式应根据分级的不同选择下腔静脉壁切开取栓、下腔静脉部分切除及体外循环下行下腔静脉瘤栓取出术。文献报道手术死亡率为 6% ~ 9%。对于仅表现为肾或下腔静脉瘤栓无淋巴结转移和全身转移的 RCC 患者，在根治性肾切除术的同时行下腔静脉瘤栓取出术后 5 年生存率可达 54% ~ 68%。

第七章 前列腺癌

第一节 前列腺癌的流行病学与病因

一、发病率和发病趋势

前列腺癌是常见的泌尿系恶性肿瘤之一，其发病率在不同种族和地区有着极大的差异。在美国、加拿大、澳大利亚等国家，前列腺癌是男性最常见的恶性肿瘤，约占男性恶性肿瘤的1/3，死亡率占第 2 位，仅次于肺癌。在美国的不同种族中前列腺癌的发病率同样有明显差异，其中黑种人发病率最高。在欧洲大多数国家，前列腺癌同样是男性最常见的恶性肿瘤，其发病率占第 1 或第 2 位，根据欧洲部分国家的统计，前列腺癌的发病率为（36 ~ 81.9）/10 万人口。在亚洲包括中国、日本、韩国等国家，前列腺癌发病率较低，为（2.3 ~ 9.8）/10 万人口。

在中国，前列腺癌的发病率在不同城市和地区有着明显差别，在北京、上海、天津、广州、武汉、成都等大城市的发病率明显高于其他城市和地区。

前列腺癌发病率的增加与人类寿命延长、人口老龄化趋势有关，与前列腺特异抗原（PSA）的发现，临床影像学发展和穿刺活检技术提高等诊断技术的改进相关，对 50 岁以上男性常规PSA 筛查使前列腺癌查出率显著增加。虽然前列腺癌发病率增加，但死亡率明显下降，研究前列腺癌的发病原因和影响因素，确定易感人群将为有效预防、早期诊断和提高生存率提供重要依据。

前列腺癌患者主要是老年男性，新诊断患者中位年龄为 72 岁，高峰年龄为 75 ~ 79 岁。在美国，大于 70% 的前列腺癌患者年龄都超过 65 岁，50 岁以下男性很少见，但是大于 50 岁，发病率和死亡率就会呈指数增长。年龄小于 39 岁的个体，患前列腺癌的可能性为 0.005%，40 ~ 59 岁年龄段增至 2.2%（1/45），60 ~ 79 岁年龄段增至 13.7%（1/7）。

二、病因

前列腺癌的病因很复杂，大量的病因学研究和探讨提示以下几个因素与前列腺癌发病密切相关。

（一）遗传因素

前列腺癌的发病率在不同种族间有着如此巨大的差异，遗传因素无疑是影响前列腺癌发病的主要因素之一。流行病学研究数据显示，如果一个直系亲属（兄弟或父亲）患有前列腺癌，其本人患前列腺癌的危险性会增加1倍。两个或两个以上直系亲属患前列腺癌，相对危险性会增至5～11倍。此外，流行病学研究发现，有前列腺癌阳性家族史的患者比那些无家族史患者的确诊年龄早6～7年。前列腺癌患者群中一部分亚人群（大约9%）为“真实遗传性前列腺癌”，指的是三个或三个以上亲属患病或至少两个为早期发病（55岁以前）。

（二）环境因素

研究发现，亚裔人从本土移居到美国后前列腺癌的发病率明显上升，这提示地理环境和饮食习惯等因素都影响前列腺癌的发生。外源性因素会影响从所谓的潜伏型前列腺癌到临床型前列腺癌的进程。这些因素的确认仍然在讨论中，但高动物脂肪饮食是一个重要的危险因素。其他危险因素包括维生素E、硒、木脂素类、异黄酮的低摄入。阳光暴露与前列腺癌发病率呈负相关，阳光可增加维生素D的水平，可能是前列腺癌的保护因子。在前列腺癌低发的亚洲地区，绿茶的饮用量相对较高，绿茶可能为前列腺癌的预防因子。

总之，遗传是前列腺癌发展成临床型的重要危险因素，而外源性因素对这种危险可能有重要的影响。

现在尚无足够的证据建议生活方式的改变（降低动物脂肪摄入及增加水果、谷类、蔬菜、红酒的摄入量）会降低发病风险。有一些研究支持这些说法，这些信息可以提供给那些来询问饮食影响的前列腺癌患者男性家属。

（三）前列腺癌发病分子机制

在前列腺癌的发病机制方面有大量研究，如抑癌基因、原癌基因、各种生长因子和肿瘤发生相关的生物调节素等方面的研究阐述了在前列腺癌发生过程中不同环节的相互作用。前列腺癌的发生、发展与雄激素密切相关，因此影响雄激素合成、活性和代谢的因素（基因）均可能影响前列腺癌的发生。研究表明，前列腺癌发病率在种族之间差异的遗传基础是基因序列的差异，即基因单核苷酸多态性（single nuclear polymorphism，SNP）。有关雄激素合成过程中的关键酶CYP17和SRD5A2的基因多态性，以及影响激素生物效应发挥的雄激素受体（AR）和维生素D受体（VDR）基因多态性与前列腺癌发病危险性的关系日益受到人们的关注。这些基因多态性分析在不同种族和地域人群中均有研究报道，它揭示了不同种族间雄激素相关基因多态性差异与前列腺癌发病率差异的关系。

第二节　前列腺癌的诊断

一、前列腺癌的临床表现

早期前列腺癌通常没有症状，多数患者是通过体检筛查发现肿瘤，少部分患者甚至是因为行前列腺增生手术后病理诊断，也有部分人在死亡时终身携带未被发现的前列腺癌，尤其是前列腺特异抗原（PSA）发现以前极为常见，这些大多属于进展缓慢的低危前列腺癌。前列腺癌发展到晚期可能出现不同的临床表现，主要有以下几种。

（一）排尿障碍

肿瘤侵犯或阻塞尿道、膀胱颈时，则会出现类似下尿路梗阻或刺激症状。因前列腺癌多数发生在前列腺外周带，对尿道的压迫影响较小，排尿功能障碍一般进展缓慢，表现为尿频、排尿费力、尿线变细、夜尿增多等类似前列腺增生症状。对于进展快的患者可能症状明显，严重者可能出现急性尿潴留、尿失禁。

（二）出血

表现为血尿、血精等。前列腺癌出现血尿很少见，多数是因为肿瘤侵犯尿道、膀胱颈引起的血尿，发生率大约15%，可以是镜下血尿，严重时呈肉眼血尿，应该与膀胱癌鉴别。出现血精可能是肿瘤侵犯至输精管或精囊所致。老年人出现血精应该考虑到前列腺癌的可能性。

（三）疼痛

前列腺癌引起疼痛极为少见，如肿瘤侵犯或压迫输精管会引起腰痛、射精痛，部分患者出现患侧睾丸疼痛。癌灶突破包膜侵犯盆腔神经丛的分支时，可出现会阴部疼痛。

（四）转移灶引起的症状

1. 骨转移

前列腺癌极易发生骨转移，而骨转移引起的症状通常是最常见或最早发生的。常见转移部位依次是胸椎、腰椎、肋骨、骨盆，有时可发生在四肢长骨、胸骨等。骨转移的主要表现为疼痛和骨折。疼痛多表现为持续的腰部、背部、髋部隐痛或钝痛，部分患者出现坐骨神经痛。因前列腺癌骨转移多为成骨性，骨折发生率明显低于破骨性骨转移所致。前列腺癌引起的病理性骨折以股骨和肱骨等长骨为多见，脊椎骨折虽然不多见，但后果严重，脊椎骨折引起下肢截瘫可直接影响患者的生存。部分患者出现骨髓抑制症状，表现为出血、白细胞减少或贫血等。

2. 淋巴结转移

前列腺癌淋巴结转移多无临床症状。晚期患者如果髂窝淋巴结肿大压迫髂静脉可能导致下肢水肿和阴囊水肿，腹主动脉旁淋巴结肿大压迫可出现相应的临床表现。

3. 内脏转移

肺转移表现为咳嗽、咯血、呼吸困难、胸痛、胸腔积液；肝转移表现为黄疸、肝功能异常；胃肠道转移表现恶心、呕吐、出血、上腹痛等；颅脑转移可引起头痛、嗜睡、复视等神经系统症状。

4. 恶病质

与其他恶性肿瘤一样，前列腺癌到终末晚期会出现全身情况恶化、极度消瘦、DIC、严重贫血等表现。

二、前列腺癌临床诊断方法

前列腺癌的诊断方法很多，诊断流程应该包括临床初步筛查，影像学检查，前列腺穿刺活检明确诊断，进一步检查进行临床分期。临床上绝大多数前列腺癌患者通过前列腺系统性穿刺活检可以获得组织病理学诊断。然而，最初可疑前列腺癌通常由前列腺直肠指检或血清 PSA 检查后再确定是否进行前列腺活检。因此，直肠指检联合 PSA 检查是目前公认的早期发现前列腺癌最佳的初筛方法。

（一）直肠指检

大多数前列腺癌起源于前列腺的外周带，直肠指检（digital rectal examination，DRE）对前列腺癌的早期诊断和分期都有重要价值。对于 50 岁以上或有前列腺癌家族史的 45 岁以上男性每年应接受例行 DRE。典型的前列腺癌在直肠指检时可扪及坚硬如石的不规则结节，边界不清，无压痛或轻压痛，活动度差。DRE 发现前列腺结节应该与前列腺结石、肉芽肿性前列腺炎、前列腺结核鉴别。

值得提出的是 DRE 发现典型的结节，对前列腺癌诊断和分期具有重要的价值，但无结节发现并不能排除前列腺癌，部分小肿瘤发生在前列腺移行区 DRE 很难发现，应该进行影像学检查。另外，DRE 因检查者个人经验不同而致检查结果差异较大，临床上应结合 PSA 和影像学检查做出初步判断。

因为 DRE 检查对前列腺进行触摸按压，可能会导致 PSA 入血而影响血 PSA 值，应先抽血检查 PSA，后进行 DRE。

（二）前列腺特异性抗原检查

1. 前列腺特异性抗原概述

前列腺特异性抗原作为肿瘤标记物在前列腺癌的诊断、分期以及监测和随访中得到广泛应用。

PSA 是一种丝氨酸蛋白酶，也称为人类激肽释放酶 3，是人类腺激肽释放酶家族的成员之一，编码基因位于 19 号染色体的长臂，其分子结构为 237 个氨基酸组成的单链糖蛋白，具有糜蛋白酶样活性，半衰期为 2.2 ~ 3.2d，由前列腺腺泡及导管上皮细胞合成，储存在胞质小体、粗面内质网和溶酶体中，通过胞吐作用分泌入前列腺导管腔内。

射精时，大部分 PSA 释放出来，成为精液的组成部分，精液中 PSA 的浓度很高，为 0.2 ~ 5g/mL。研究发现，精液中含有精液凝胶素Ⅰ、Ⅱ和纤溶酶，这些蛋白构成了精液凝块的主要部分，它们在射精时形成，具有捕获精子的作用，而 PSA 的蛋白水解作用可以使精液凝块液化，从而使精子可以运动。少量 PSA 可通过上皮基底膜和前列腺间质扩散进入血清，发生前列腺癌时，PSA 的合成并未增加，由于上皮基底膜的破坏，屏障消失，使释放入血清的 PSA 增加，另外，癌变时细胞极性消失，胞吐作用可直接把 PSA 分泌到前列腺间质中，也造成血清 PSA 增加。

2. PSA 检查时机

中华医学会泌尿外科学分会（CUA），美国泌尿外科学会（AUA），美国临床肿瘤学会（ASCO）和欧洲泌尿外科学会（EAU）指南都建议 50 岁以上男性每年应接受例行 DRE、PSA 检查。对于有前列腺癌家族史的男性人群，应该从 45 岁开始进行每年一次的检查。

3. PSA 结果的判定

目前国内外比较一致的观点：血清总 PSA（tPSA）> 4.0ng/mL 为异常。对初次 PSA 异常者建议复查。当 tPSA 介于 4 ~ 10ng/mL 时，发生前列腺癌的可能性为 25% 左右（欧美国家资料）。

4. 游离 PSA

fPSA 和 tPSA 作为常规同时检测。多数研究表明 fPSA 是提高 tPSA 水平处于灰区的前列腺癌检出率的有效方法。

5. PSA 密度

PSA 密度（PSA density，PSAD），即血清总 PSA 值与前列腺体积的比值。前列腺体积是经直肠超声测定计算得出的。目前国际公认的 PSAD 正常值为 < 0.15。因为血清 PSA 值与前列腺体积成正比关系，在血清 PSA 轻度增高时，PSAD 可有助于区分前列腺增生症和前列腺癌。当患者 PSA 在正常值高限或轻度增高时，用 PSAD 可指导医师决定是否进行活检或随访。PSAD 可作为临床参考指标之一。

6. PSA 速率

PSA 速率（PSA velocity，PSAV）是 PSA 升高的速度，即连续观察血清 PSA 水平的变化，前列腺癌的 PSAV 显著高于前列腺增生和正常人。

（三）经直肠超声检查

经直肠超声（TRUS）检查是前列腺癌诊断重要方法之一，其简便易行，应与 PSA 结合作为前列腺癌的初筛方法。前列腺癌好发于外周带，经直肠超声检查可以清晰显示前列腺内结构、移行区和血流变化，精确测量前列腺和前列腺内肿块体积。

在TRUS引导下在前列腺以及周围组织结构寻找可疑病灶，并能初步判断肿瘤的体积大小。TRUS检查发现前列腺低回声结节，怀疑前列腺癌时行前列腺穿刺活检。大约有50%直肠指检未发现的肿瘤可经TRUS检查发现，TRUS检查还可以了解前列腺包膜完整性、精囊、膀胱、直肠和直肠窝有无异常。在癌组织侵犯和突破前列腺包膜时B超显示包膜及包膜以外低回声占位。TRUS检查在前列腺癌诊断特异性方面较低，发现一个前列腺低回声病灶要与正常前列腺、BPH、前列腺上皮内瘤变（prostatic intraepithelial neoplasia，PIN）、急性或慢性前列腺炎、前列腺梗死和前列腺萎缩等鉴别。在TRUS引导下进行前列腺的系统性穿刺活检，是前列腺癌诊断的主要方法。

（四）前列腺穿刺活检

前列腺系统性穿刺活检是诊断前列腺癌最可靠的检查。目前最常用的穿刺方法有经直肠超声引导下穿刺和经会阴部穿刺。经会阴穿刺方法多采用B超显示前列腺右侧包膜及包膜以外低回声占位距离照射治疗的粒子置入方法，即经直肠超声定位后经会阴穿刺活检。此方法虽然同样能准确定位和有较高穿刺阳性率，但创伤较大，疼痛明显，通常需要麻醉。目前广泛接受和应用的方法是经直肠超声引导下前列腺系统穿刺。

三、前列腺癌危险（因素）分类

对前列腺癌进行危险分类目的是对具体患者进行具体的综合分析，指导医生选择恰当的治疗方法和判断预后。前列腺癌危险分类方法很多，近年来出现了很多综合判断前列腺风险的临床“诺模图”计算方法（nomogram）。这些计算方法利用PSA、Gleason评分、临床分期、年龄、种族、淋巴结情况、切缘情况、精囊有无受侵等对前列腺癌进行综合评价。其目的包括前列腺癌早期诊断、淋巴结转移预测、治疗方法的选择、手术前的预后判断、手术后的生化复发判断、复发后的治疗选择和预后判断等。因为血清PSA、Gleason评分和临床分期是几乎所有前列腺癌诊断和治疗前的基本临床资料，他们与前列腺癌预后直接相关，因此，将血清PSA、Gleason评分和临床分期综合分析将前列腺癌分为低、中、高危三类，以便指导治疗和判断预后。

第三节　前列腺癌的病理

前列腺癌的病理诊断是临床医师对患者进行治疗、判断预后的重要依据，病理医师给临床医师提供前列腺癌的类型、Gleason评分、浸润范围及病理分期等。本章将对前列腺癌的病理特征、临床医师通过不同方法获得的前列腺标本如何进行病理诊断以及与前列腺腺癌预后关系非常密切的分级系统——前列腺腺癌 Gleason 评分系统做一简要的阐述，这些内容对泌尿外科医师理解病理报告、阅读病理报告后处理患者是很重要的。

一、前列腺癌的病理特征

前列腺任何部位都可发生癌，但绝大多数发生在前列腺外周区。一般认为前列腺癌约 70% 起源于外周区，15% ~ 25% 起源于移行区，5% ~ 10% 起源于中央区。临床 T_2 期的癌及 85% 的细针活检诊断的未触及肿块的癌（T_{is} 期）几乎都在前列腺外周区。超过 85% 的前列腺癌呈多灶性生长。

前列腺癌很少出现出血、坏死、明显的间质反应等改变，因此大体改变常不明显。有时可形成较大的结节，呈灰白或灰黄色，质地较硬，切面缺乏海绵状孔隙，但这种改变是非特异性的，很难与炎性结节或间质增生性结节鉴别。前列腺癌的最终诊断依赖于前列腺穿刺活检标本或切除标本的病理诊断。

（一）前列腺癌显微镜下的一般特点

前列腺癌最重要的组织学特征是浸润性生长、明显的核仁及缺乏基底细胞。前列腺癌组织与其他恶性肿瘤一样会浸润正常组织，常浸润前列腺间质，甚至浸润前列腺外组织如前列腺外脂肪组织、横纹肌组织、膀胱和精囊腺组织，也可进入血管和淋巴管形成癌栓，这些生长方式明显影响前列腺癌患者的预后。

显微镜下前列腺癌主要表现为小腺泡增生（约 70%），有时见大腺泡增生。增生的腺泡可散在分布；也可出现背靠背、共壁、搭桥，形成大片融合性腺泡群；甚至腺样结构基本消失，形成实性巢状、片状、条索状结构或单个细胞散在分布。有时表现为大腺泡结构如筛状、乳头状等结构。前列腺腺癌细胞核空，增大，常有明显增大的核仁，但核异型小，少数情况下异型明显如在治疗后复发或已广泛播散的终末期病例中。

前列腺癌是由前列腺腺泡的分泌细胞发生而来，表现为单一类型细胞的克隆性增生，正常的基底细胞层消失。在常规苏木素 - 伊红（HE）染色切片上，有时基底细胞层不易识别，此时需要用基底细胞标记物如高分子量细胞角蛋白 34pE12、CK5/6 和 p63 行免疫组化染色以帮助诊断。另外，研究发现前列腺腺癌细胞高表达 α - 甲酰基辅酶 A 消旋酶（AMACR/P504S），因此对诊断困难的病例，常进行 34PE12、p63 及 AMACR 三种标记的免疫组化染色，如常规 HE 染色切片中可疑的腺体周围基底细胞标记 34（3E12、p63 等阴性、AMACR 阳性则支持前列腺腺癌的病理诊断。

除了上述一般的特征外，前列腺癌还可出现一些提示性的组织形态学特征，如肾小球样结构、黏液性纤维增生或称胶原小结等特异性的形态特征；前列腺癌腺腔内可出现一些异常物质如嗜酸性结晶体、嗜碱性黏液或粉染浓聚的颗粒状分泌物；癌细胞的胞质染色较深、嗜双色性，腺腔腔缘比较平滑，可出现凝固性坏死、核分裂及细胞的异型性等。

（二）前列腺癌的类型

前列腺癌主要分为两大类：前列腺腺癌及特殊类型的前列腺癌。前列腺腺癌占 90% 以上，除了经典型外，还有很多的亚型，认识这些亚型有助于前列腺腺癌的诊断，可进行合适的 Gleason 评分；特殊类型的前列腺癌包括前列腺导管腺癌、尿路上皮癌、鳞状细胞癌、基底细胞癌及神经内分泌癌等，对特殊类型的前列腺癌应注明其组织学类型，如能进行 Gleason 评分应给予评分。

（三）高级别前列腺上皮内瘤变

高级别前列腺上皮内瘤变（HGPIN）是目前被公认的前列腺癌的癌前病变，与前列腺癌的关系非常密切。前列腺上皮内瘤变（PIN）是指前列腺导管或腺泡保留了固有导管或腺泡的大轮廓及基底细胞，但导管或腺泡上皮细胞具有异型性，表现为上皮细胞核增大及核仁增大。即细胞学异型的细胞仅限于上皮层内，腺泡周围仍有连续或间断的基底细胞层存在，且基底膜完整。根据腺泡结构复杂程度和细胞异常程度，特别是核仁增大程度的不同将 PIN 分为低级别和高级别两种。低级别 PIN（low grade PIN，LGPIN）的临床和生物学意义不明确，与癌的发生无明显相关性，在病理报告中不必注明。

文献报道穿刺活检标本中 HGPIN 的检出率差异很大（0 ~ 25%），可能因观察者之间的判断标准不同，与活检标本的数目没有明显相关性。HGPIN 不能依靠直肠指诊及超声进行诊断，其本身不会引起血清 PSA 值的升高，只能依靠病理学诊断。一般来说，HGPIN 在前列腺穿刺活检标本中的检出率为 4% ~ 6%，前列腺穿刺活检标本诊断 HGPIN 的患者，在随后的活检复查中发现癌的风险是 16% ~ 44.6%，平均风险为 26.4%。穿刺活检诊断为 HGPIN 的患者应进行随访，包括血清 PSA 检测、直肠指诊、经直肠超声检查及再次活检。目前的原则是对穿刺活检标本中发现孤立性 HGPIN 的患者不进行治疗，但无论其血清 PSA 水平及直肠指检结果如何都应在 6 个月内重复活检。进行重复前列腺穿刺活检时应对整个前列腺进行取材而不是仅仅在先前发现 HGPIN 的区域进行活检。

二、前列腺癌的 Gleason 评分系统

前列腺腺癌的分级是前列腺病理学的一个重要组成部分，有多种分级系统对前列腺腺癌进行组织病理学分级，如 Gleason 分级、Mostofi 分级和 MD Anderson 医院分级等，其中 Gleason 分级系统是目前前列腺腺癌应用最广泛的组织病理学分级系统。Gleason 分级系统（5 级 10 分制）是由美国 Donald F Gleason 总结了 4000 多例前列腺癌标本的组织学特点和临床特征的基础上，首先提出仅根据低倍镜下肿瘤的形态结构（腺体分化和浸润程度）来分级，不考虑细胞学特征如细胞核的异型性和细胞分化程度。1993 年 WHO 推荐 Gleason 分级系统作为前列腺癌的标准病理分级系统，认为该分级系统与前列腺癌的生物学行为和预后有良好的相关性。2004

年版 WHO 泌尿与男性生殖系统肿瘤分类正式将 Gleason 分级纳入其中，目前已成为前列腺癌最常用最重要的组织病理学分级系统。

Gleason 分级系统根据低倍镜下肿瘤腺体结构的分化程度，分为 5 种结构（5 个级别），即 1 ~ 5 级（1 级分化最好，5 级分化最差）。由于肿瘤的异质性，在同一标本中常见到一种以上的结构 / 级别，即存在主要的（占优势的）结构和次要的（占第二优势的）结构，二者均影响患者预后。为了更准确地反映前列腺癌的生物学行为，Gleason 提出了联合分级（Gleason 评分），即将常规 HE 切片中肿瘤的主要结构及次要结构分别分级，二者相加得出 Gleason 评分。例如，若一个前列腺癌标本大部分区域为 Gleason 4 级，少部分区域为 Gleason 3 级，那么其 Gleason 评分为 4+3=7。若只有一种结构，则主要结构和次要结构的分级相同，如一个只有 Gleason 3 级的前列腺腺癌，其 Gleason 评分为 3+3=6。Gleason 评分范围包括完全由 Gleason 1 级构成的肿瘤即 Gleason 评分 2（1+1=2）到完全未分化的肿瘤构成的 Gleason 评分 10（5+5=10），共 9 个等级。即使只有很少量的肿瘤，绝大多数病理医师仍倾向于报告主要及次要结构，这样不至于造成误解。例如，病理医师仅报告“Gleason 4 的前列腺腺癌”可理解为 Gleason 结构 4（高级别癌）或 Gleason 评分 4（低级别癌）。

三、不同方法获得的前列腺标本的评价

临床医师采取的前列腺标本根据方法不同有以下几种：前列腺穿刺活检标本、前列腺电切标本、全前列腺切除标本以及前列腺根治性切除标本。

（一）前列腺穿刺活检标本的评价

从前列腺不同区域穿刺活检获得的标本应放在标明部位的不同容器内送病理检查。病理医师在取材时应将每一个不同区域的组织制作 1 个蜡块，不能将所有活检组织制作 1 个蜡块或将取自前列腺一侧的组织制作 1 个蜡块。病理医师对每一条组织应分别报告，若为前列腺腺癌则分别报告其 Gleason 评分；如果所有穿刺组织均放在一个容器中无法区分部位，则给每一条组织一个单独的评分，或给一个总的 Gleason 评分。这样做的原因主要是：①病理报告某一部位为不典型小腺泡增生或疑似癌时，临床医师在重复活检时重点取该部位。②前列腺不同的部位有一些诊断误区，如基底部的精囊腺组织或中央区及尖端的尿道球腺等组织在形态上与高级别上皮内瘤变相似，标明部位有助于病理医师识别这些诊断误区。③若行近距离放疗则有助于确定靶位。④每一蜡块最多放两条组织条，这样有助于防止遗漏小灶癌或少量高级别癌，也可以避免因组织条过多导致组织破碎而无法判断癌组织累及组织条的数目、累及的百分比。

病理医师在穿刺活检报告中还会提供前列腺癌的组织学类型、肿瘤的量、有无脂肪、血管、淋巴管、神经甚至精囊腺组织的浸润。前列腺癌有许多组织学类型，有些组织学类型如导管腺癌、小细胞癌、鳞状细胞癌、腺鳞癌、基底细胞癌等生物学行为不同于普通的前列腺腺癌，这些类型的前列腺癌对内分泌治疗缺乏反应，应单独诊断。穿刺活检标本中肿瘤量的测量包括阳

性组织条的数目、所有组织条中总的癌的长度（mm）或每一组织条中癌的百分比，也可以给出所有送检标本中癌的总百分比。研究发现没有哪一种测量方法更为优越。前列腺穿刺活检标本中的前列腺癌的Gleason分级高、肿瘤量大，常提示前列腺根治标本中肿瘤的Gleason分级高及肿瘤的量大。但由于取样误差，穿刺活检标本中Gleason分级低或肿瘤量少在前列腺根治标本中并不一定能得到同样的结果。穿刺活检标本中若发现癌组织侵犯神经，提示在前列腺切除标本中发现癌组织侵犯前列腺腺外组织的风险高；如有脂肪、精囊腺组织的浸润，提示肿瘤已侵犯前列腺腺外组织；如有血管、淋巴管的浸润，则提示肿瘤发生转移的概率高。

有时在前列腺穿刺活检标本中仅见到少量排列紧密的小腺泡群，提示有前列腺癌的可能而不足以诊断前列腺癌。这些腺泡的形态类似分化较好的前列腺癌，但缺乏充分的病理诊断特征（如病灶位于穿刺组织条的边缘或尖端，无法判断其是否在良性腺体间浸润。此时，若腺体没有明显的细胞和组织结构的异型，则不能确诊为癌）或者腺泡数量太少，只能怀疑而不能被确诊为癌。此时病理医师会报告为“不典型小腺泡增生（ASAP）”或者描述为“小灶不典型腺体”，在早期文献中被称为不典型腺体（atypical gland）或疑似癌。ASAP不是一个独立的疾病或特定的诊断，也不是癌前病变，是许多疑似癌而又不能确定为癌的非典型小腺泡增生性病变的总称，作为一种病理诊断曾备受争议。在诊断ASAP时，病理医师应在报告中加备注，说明为什么该灶疑似癌但诊断依据不充分，建议再次活检。文献报道ASAP的发生率平均为7.6%，中位为5.2%，约42%及49%的病例在随后的活检复查中确诊为癌。ASAP提示癌的危险性超过高级别前列腺上皮内瘤变（HGPIN）、血清PSA升高（大于4ng/mL）和年龄（＞65岁）等危险因素。因此ASAP越来越引起临床和病理医师的重视。也有人提出ASAP的名称缺乏警示意义，不足以引起患者和临床医师的重视，应恢复使用“疑似癌”的名称。因此专家建议，对诊断为ASAP的所有患者无论其血清PSA是否升高，都应在3个月内重复穿刺活检，重复穿刺活检应增加原来ASAP部位的取样针数。

（二）经尿道前列腺电切标本的病理评价

对经尿道前列腺电切标本（TURP），病理医师应尽可能多地取材。推荐的取材方法是将送检的标本称重，12g以内的组织用4～6个蜡块全部包埋，超过12g的组织每增加5g则增加一个蜡块。病理报告中应提供前列腺癌的组织学类型、Gleason评分、肿瘤的量以及肿瘤侵犯情况。根据肿瘤累及标本的百分比，以5%作为临床区分T_{1a}期及T_{1b}期的界限。研究发现TURP标本若包埋6～8个蜡块，所有T_{1b}的肿瘤都能被发现；如包埋8～10个蜡块，超过90%的T_{1a}病变可被发现。小于65岁患者的T_{1a}期肿瘤也应采取积极的治疗，因此这些患者的所有TURP标本必须全部检查。

最易与低级别腺癌混淆的是不典型腺瘤样增生（AAH，又称腺病），在1.6%的良性前列腺电切标本及0.8%的前列腺细针穿刺活检标本中发现AAH的存在。AAH常因尿路梗阻进行的前列腺电切时偶然发现，发生于前列腺的移行区，常为多灶性。AAH在结构上类似于前列腺腺癌，也是紧密排列的小腺泡群，但细胞无明显核仁及其他异型性，腺泡周围有完整或断续的基底细胞存在，常规苏木素－伊红染色切片辅以基底细胞的免疫组织化学标记以及 AMACR 染色可以进行鉴别。AAH 组织学上类似于前列腺腺癌，没有肯定的证据表明 AAH 患者存在或发展为前列腺腺癌的风险更高；但也有文献认为其为 Gleason 2 级的前列腺腺癌的癌前病变。

（三）根治性前列腺切除标本的评价

由于前列腺癌缺乏其特征性的大体表现，因此对根治性前列腺切除标本，病理取材应规范，对前列腺每一象限均进行检查，这样才能对前列腺癌进行准确的病理分期。参考美国印第安纳大学医学院程亮医师介绍的“前列腺癌根治标本的处理方法”。

第四节　前列腺癌的治疗

前列腺癌的治疗方法很多，包括观察等待、前列腺根治性切除手术、近距离照射治疗（放射性粒子置入）、体外放射治疗、内分泌治疗、化疗、冷冻治疗、高能聚焦超声等局部治疗方法，以及骨转移治疗、疼痛治疗等。临床上根据患者的年龄、身体状况、临床分期、病理分级等选择不同的治疗方法和治疗方案。

一、观察等待

（一）前列腺癌的自然病程

与其他恶性肿瘤相比，前列腺癌是一种发展缓慢的疾病，尤其是那些低危前列腺癌。早年就有人总结了大量前列腺癌的发展趋势，认为早期前列腺癌大约一半生存长达 10 年，30% 的患者生存超过 15 年。Barnes 认为 2/3 以上的前列腺癌患者并非死于前列腺癌。

自 20 世纪 70 年代以来，涌现出一系列的前列腺癌观察等待的报道。Chodak 等报道了 828 例来自欧洲、北美和以色列的前列腺癌患者的流行病学资料，认为低分化前列腺癌的死亡率是高分化前列腺癌的 10 倍，低分化前列腺癌的 10 年生存率仅为 34%，而高分化前列腺癌为 87%。Jones GW 报道了局限前列腺癌长期观察等待的结果，233 例局限前列腺癌患者观察 22 年，其中 44 例患者因疾病进展接受了 1251 组织间置入治疗，其余患者均未接受外放疗和根治性手术治疗。本组患者的总生存率与同时期美国平均生存年龄表中同龄人无差异。Johansson JE 等报道了早期前列腺癌自然病程的研究结果，他们对 223 例 $T_1 \sim T_2N_XM_0$ 前列腺癌患者采用观察等待处理，如果患者出现症状，可给予内分泌治疗。结果 39 例（17%）患者经历了疾病进展和进一步处理，大多数患者在前 10 ~ 15 年疾病稳定。继续观察 15 ~ 20 年（此时仍有 49 例存活）结果无疾病进展生存、无转移生存和前列腺癌特异生存均明显下降。作者认为早期前列腺癌的自然病程很长，多数患者在长时间后逐渐出现疾病进展和转移，因此，他们提出只有患者的预期寿命大于 15 年才考虑行根治性手术治疗。

前列腺癌的自然病程长，进展缓慢是不争的事实，但是否应该提倡早期前列腺癌的观察等待也有不同观点。Billaxelson A 等比较了早期前列腺癌观察等待和根治性手术治疗的结果，其中 348 例采用观察等待，347 例根治性手术。平均随访 8.2 年，106 例（30%）观察等待组患者和 83 例（24%）根治手术组的患者死亡（P=0.04），其中 50 例（14.4%）观察等待组患者和 30 例（8.6%）根治手术组的患者死于前列腺癌，观察时间越长死于前列腺癌的风险越高。观察 5 ~ 10 年，前列腺癌的风险、远处转移的风险和局部病灶进展的风险均明显增高。因此，作者认为根治性手术治疗可以降低前列腺癌疾病特异死亡率和总死亡率，降低远处转移和局部病灶进展的风险。

上述 Billaxelson A 的报道只考虑了生存和疾病进展风险，而并未考虑患者的生活质量。Katz G 等（2007 年）比较了治愈性治疗与观察等待的健康相关生活质量（health-related quality of life，HRQOL），治愈性治疗组的患者不仅要经受手术或放射治疗的打击和痛苦，治疗后的并发症也明显影响他们的 HRQOL。尿失禁、性功能障碍是影响治愈性治疗组患者 HRQOL 的最主要的问题，各项 HRQOL 评分指标在治愈性治疗组患者均显著低于观察等待组。对于早期低危前列腺癌选择观察等待能保证患者的生活质量。

（二）观察等待治疗的概念

观察等待治疗指主动监测前列腺癌的进程，在出现病变进展或临床症状明显时给予其他治疗。近年来，人们更多地使用主动监测（active surveillance）这一名词。观察等待这一方法的问世主要是前列腺癌是发展缓慢的疾病。如果没有前列腺癌筛查，许多低危前列腺癌并不被临床发现而伴随患者到死亡，患者并非死于前列腺癌。这类患者如果通过各种筛查手段被临床诊断为前列腺癌，他们将经历不同的治疗，如根治性手术、内分泌治疗等，遭受创伤和经历多种治疗带来的副反应。基于上述原因，多年来有许多人提出了质疑，认为是否应该将所有前列腺癌都诊断出来，尤其是那些无临床意义的低危前列腺癌。

甚至近年来有大量文献对 PSA 筛查提出质疑，认为常规 PSA 筛查与不筛查比较虽然发现的前列腺癌多，但生存率两组无差别。由此推断 PSA 筛查使前列腺癌诊断病例增加，而增加的部分大多数是无临床意义的低危前列腺癌，对这些患者治疗与不治疗其生存率并无差别。因此，观察等待治疗适合部分前列腺癌患者。

（三）观察等待治疗的适应证

观察等待治疗并非放弃治疗，而是主动监测前列腺癌的进程，定期随访观察患者，在出现病变进展或临床症状明显时给予其他治疗。目前，越来越多的早期和中、低危前列腺癌被诊断，在临床上很难判断哪些属于不发展或发展缓慢无临床意义的低危前列腺癌，哪些患者可能会快速进展。因此选择观察等待治疗的患者一定要严密监测。对于观察等待治疗的适应证目前不统一，在美国和欧洲部分国家和地区对前列腺癌观察等待的适应证放得比较宽。虽然前列腺癌的自然病程长，进展缓慢，但不采用积极治疗仍有一定疾病进展的风险。

（四）观察等待治疗的随诊方法和注意事项

选择观察等待治疗的患者必须充分知情，了解并接受肿瘤局部进展和转移的危险，并能够接受密切的随访，对临床局限性前列腺癌并适合根治性治疗的患者，如选择观察等待治疗，患者必须了解并接受局部进展和转移的危险。

对于观察等待的患者必须密切随访，每 1 ~ 3 个月复诊一次，不能按时随访或依从性差的患者尽量不选用观察等待。如果患者长期病情稳定，可每 3 个月随诊一次，但如果随访指标不稳定应该缩短随访间隔，每 1 个月随访一次。随访检查项目包括 PSA、DRE、临床表现，其中临床表现应该注意患者排尿症状，有无血尿、血精，有无骨骼疼痛等。如果发现 PSA、DRE 有进展或出现临床表现应该进行影像学检查，包括 B 超、MRI 等。通过上述 DRE、PSA 检查和影像学检查，确定有前列腺癌病变进展的患者可考虑转为其他治疗。

（五）进展患者的治疗

选择观察等待治疗的患者出现病变进展，选择的治疗方法很多，根据患者具体情况而选择，如果患者符合条件，应该首先考虑治愈性治疗。

二、开放根治性前列腺癌切除手术

前列腺癌根治性手术是治疗局限性前列腺癌最有效的方法，已有 130 余年的历史。手术有三种主要术式，即传统的经会阴、经耻骨后（逆行法、顺行法）及近年发展的腹腔镜和机器人辅助腹腔镜前列腺癌根治手术。

（一）手术适应证

前列腺癌根治性手术应该用于可能治愈的前列腺癌，也就是说肿瘤应局限于前列腺，尚未浸透包膜或固定，尚未发现区域淋巴结转移或远处转移（即临床 T_1、T_2 期肿瘤）。已经明显侵犯前列腺包膜外或精囊，或明显存在淋巴结转移或远处转移的肿瘤，均不适合根治性手术治疗。手术适应证不仅应考虑肿瘤的临床分期，也应考虑患者的预期寿命，还应考虑患者的健康状况。手术没有硬性的年龄界限，不应仅因年龄因素拒绝患者的手术要求。但应告知患者，70 岁以后伴随年龄增加手术并发症及死亡率亦会增加。

（二）手术禁忌证

以下情况属于前列腺癌根治性手术的禁忌证。

（1）患有增加手术危险性的疾病，如严重的心血管疾病、肺功能不良等。

（2）患有严重出血倾向或血液凝固性疾病。

（3）已有淋巴结转移或骨转移。

（三）手术方法和标准

1. 耻骨后根治性前列腺切除术

术野开阔，操作简便易行，可经同一入路完成盆腔淋巴结切除，达到真正意义的根治治疗。手术分为两步进行。①改良式盆腔淋巴结切除术：下腹正中切口，整块切除髂动脉、髂静脉前面、后面及血管之间的纤维脂肪组织，下至腹股沟管，后至闭孔神经后方。取出切除组织后立即进行冷冻切片病理学检查，如发现淋巴结转移则应终止根治性手术。②根治性前列腺切除术：手术切除范围包括完整的前列腺、双侧精囊和双侧输精管壶腹段、膀胱颈部。术前应做好肠道准备、备血；经直肠穿刺活检者应等待6～8周再行手术以免因炎症反应造成直肠及周围组织损伤，同时保留神经手术亦较容易。

2. 前列腺癌的盆腔淋巴结清扫术

随着前列腺特异性抗原（PSA）的应用，前列腺癌淋巴结转移的发生率降至了目前的2%～6%。这使得许多泌尿外科医师缩小前列腺癌根治术淋巴结清扫的范围或者不再实施淋巴结清扫。然而，目前的影像学和分子标记物仍然无法准确地预测前列腺癌的盆腔淋巴结转移，盆腔淋巴结清扫（PLND）仍然是前列腺癌分期最可靠的手段。

3. 手术并发症及处理

（1）手术主要并发症及发生率：目前围手术期死亡（0～2.1%）、术中严重出血（1.0%～11.5%）、术后阴茎勃起功能障碍（29.0%～100.0%）、轻度尿失禁（4.0%～50.0%）、重度尿失禁（0～15.4%）、膀胱尿道吻合口狭窄（0.5%～14.6%）、直肠损伤（0～5.4%）、尿道狭窄（2.0%～9.0%）、深部静脉血栓（0～8.3%）、淋巴囊肿（1.0%～3.0%）、尿瘘（0.3%～15.4%）、肺栓塞（0.8%～7.7%）。腹腔镜前列腺癌根治术还可出现沿切口种植转移、转行开腹手术、空气栓塞、高碳酸血症、继发出血和穿刺处切口疝等并发症。随着对局部解剖的进一步认识及手术技巧的提高，这些并发症发生率仍在逐渐降低，而且有些并发症如在术中及时发现，积极处理并不对患者造成明显影响。

（2）术中预防并发症的关键措施：前列腺癌根治手术的并发症发生率与很多因素有关，包括手术者的熟练程度、临床分期、患者的体型和有无手术史等。此外，手术的细致、解剖层次和视野清晰程度等与并发症的发生密切相关。

（3）手术并发症的处理。

1）淋巴囊肿：B超可以诊断，可采用穿刺抽吸治疗。

2）尿失禁：提肛训练及抗胆碱能药物可逐渐改善，疗效不佳者需行人工括约肌植入术。

3）直肠损伤：术中仔细检查，发现后仔细分层缝合，必要时行结肠造口，同时过度扩张肛门括约肌。

4）阴茎勃起功能障碍：术中尽量保护神经血管束，术后试用磷酸二酯酶5型抑制剂（如万艾可、艾力达、希爱力等），严重者亦可采用阴茎假体植入术。

5）膀胱尿道吻合口狭窄：可采用扩张治疗，逐渐延长扩张间隔时间；扩张无效者可慎行膀胱颈尿道内切开。

4. 经会阴根治性前列腺切除术

由于经会阴途径直肠损伤机会大，精囊切除困难，神经血管束不易观察，术后勃起功能障碍发生率高，同时无法完成盆腔淋巴清扫，使该术式的应用受到限制；而近年腹腔镜手术的快速发展重又带动该术式的兴起。

三、腹腔镜根治性前列腺切除手术

（一）适应证

腹腔镜根治性前列腺切除术的适应证与开放手术相同。

（1）局限前列腺癌：$T_{1\sim2}N_0M_0$ 患者，$T_{3a}N_0M_0$ 期前列腺癌如果患者年龄和身体条件符合根治性手术也可选择手术，可给予新辅助或辅助内分泌治疗。

（2）预期寿命＞10年。

（3）是否选择保留神经血管束（NVB）手术：前列腺尖部触及结节和MRI可疑NVB受侵犯不能选择保留NVB手术；PSA＞20ng/mL，Gleason评分＞8分的患者慎重选择保留NVB手术。选择保留NVB手术还要根据患者意愿。

（二）禁忌证

同开放根治性前列腺癌切除手术。

（三）术前准备

术前常规检查血尿常规、心、脑、肝、肾等重要器官功能，血生化、血电解质等应该停药7～10d，术前1d进无渣饮食、肠道准备。其他如同开放根治性前列腺癌切除手术。

（四）腹腔镜器械准备

腹腔镜手术设备和器械的准备是保证手术成功的关键。成功的气腹制作和清晰的视野是保证腹腔镜手术顺利进行的关键，而这些均有赖于设备的完好无损。

腹腔镜前列腺癌根治术所需的主要设备和器械包括：气腹机、超声刀器械和主机、冲洗/吸引器、气腹针、5mm和10mm或12mm套管针、0°或30°腹腔镜、双极电凝、剪刀、抓钳/分离钳及所需的消耗品包括钛夹、Hemolock夹、血管闭合器（Endo-GIA）、可吸收线等。因反复消毒和使用容易损坏上述器械，尤其是腹腔镜、套管针等，应该及时更换。

（五）手术步骤

腹腔镜根治性前列腺癌切除术的手术与开放耻骨后前列腺癌根治术的前列腺切除和后尿道膀胱颈吻合步骤大致一样，不同的是手术入路和操作方式。腹腔镜是术者通过下腹部 5 ~ 6 个穿刺孔，在腹腔镜监视器监视下操纵器械完成的，并不直接接触手术部位。因此，手术难度最大，学习曲线长。初学者应该遵循先体外操作、动物实验、最后进行人体手术操作的学习程序。以下是经腹腔途径手术步骤。

（1）体位：患者取仰卧位，两腿分开，臀部抬高，调节手术床呈 30° 头低脚高位。消毒后留置 F20 导尿管。

（2）置入套管针和腹腔镜：在脐下缘弧形切开皮肤 1.5cm，将气腹针刺入腹腔，注入 CO_2 至腹腔使压力达 13 ~ 15mmHg。拔出气腹针，经此孔穿入 10mm 套管针（Trocar）。首先探查有无腹腔内器官损伤，然后在腹腔镜直视下分别穿入另 4 个 Trocar。位置分别为脐下 2cm 处水平，两侧腹直肌外缘各一个 10mm Trocar 和两侧髓前上棘上方各一个 5mm Trocar。通过 Trocar 分别置入不同的腹腔镜前列腺癌根治术作器械。套管针穿刺点。

（3）游离膀胱顶和前壁：盆腔探查了解有无异常，如损伤出血、粘连、畸形等。于膀胱顶前部打开腹膜，进入膀胱前与腹壁间隙，充分游离此间隙。

（4）盆腔淋巴结清扫：包括髂内、髂外、闭孔、骶前淋巴结等。

（5）切开两侧盆内筋膜，充分游离前列腺两侧和暴露耻骨前列腺韧带，切断两侧耻骨前列腺韧带，充分暴露阴茎背深静脉丛（DVC）。

（6）解剖前列腺尖部，注意避开前列腺尖两侧缘后方的神经血管束。

（7）结扎 DVC：用 1–0 可吸收线缝扎 DVC，缝针应该从 DVC 与尿道之间穿过，避免损伤尿道和 DVC。切断 DVC，或此时不切断 DVC，等处理前列腺尖部时切断。

（8）确定膀胱颈的位置由于无法用手直接触摸，术中可用腹腔镜器械探及前列腺和膀胱交界处寻找膀胱颈，也可牵拉 Foley 尿管观察水囊位置协助判断。

（9）切开膀胱颈用超声刀沿膀胱前列腺交界处切割直达膀胱尿道黏膜。切开膀胱尿道黏膜，继续向膀胱后壁分离。

（10）游离输精管和精囊切断膀胱颈后壁黏膜，分离逼尿肌与前列腺包膜，沿膀胱后继续分离暴露输精管壶腹，充分游离后切断。充分暴露精囊并完整分离切除双侧精囊。

（11）切开 Denovillier 筋膜游离神经血管束（NVB）向上牵拉切断的输精管和精囊，同时向下压直肠显露狄氏筋膜，在前列腺基底部精囊下方 0.5cm 处切开 Denovillier 筋膜，沿前列腺与直肠之间继续分离直至前列腺尖部。处理两侧前列腺侧韧带时注意止血，游离保护两侧 NVB（必要时）。

（12）切断 DVC，切断前列腺尖部尿道：切断 DVC 后充分游离前列腺尖部尿道。此时应该保留足够长尿道以保证不损伤尿道括约肌，保证术后控尿功能。

（13）重建膀胱颈如果膀胱颈口过大，可在后壁间断缝合膀胱颈。经尿道在膀胱内置入

Foley 尿管，冲起气囊，间断或连续缝合膀胱颈和尿道，直至完成膀胱尿道重建。

（14）取出切除的前列腺，缝合伤口。

四、机器人辅助腹腔镜根治性前列腺切除手术

腹腔镜应用于泌尿外科手术，使切口缩小达到了极限，通过视频辅助，使手术的操作部位有理想的显露。但是，在关注其优点的同时，传统腹腔镜也存在着诸多不利之处，如镜头的不稳定性；视野是二维的，没有立体感；直器械自由度小；不符合术者人体工程学标准等。机器人辅助腹腔镜技术从 21 世纪初开始广泛应用于腹腔镜外科手术领域，其利用手术机器人手术系统的灵活性、精确性和可操控性，使手术的微创化程度进一步加深，克服了传统腹腔镜的不足，使得微创手术能更加完美。近年来，欧美国家及我国相继开展了机器人辅助腹腔镜根治性前列腺切除手术（RLRP）治疗局限性前列腺癌。

（一）机器人手术系统概述

1. 机器人外科的发展历史

纵观外科手术机器人的研究和临床应用发展历史，可以分为两种类别的手术机器人。

（1）持镜机器人：持镜机器人（AESOP、伊索）应用于临床，通过语音命令自动调节手术视野，可完全取代扶镜手的工作。

（2）操作机器人：均属于主仆机器人系统。

2. 机器人手术系统组成（以 da Vinci 手术系统为例）

da Vinci 手术系统是一个成熟的机器人手术平台，包括医生控制台、手术车和影像处理系统三个主要部分。

医生控制台是机器人手术系统的控制中心，放置于消毒无菌区域之外。医生通过使用手柄和脚踏板控制位于患者体内的手术微器械和三维立体腔镜。其中三维视觉影像系统可将手术视野放大 12 倍，为在盆腔等有限空间内仔细进行组织解剖、分离、切除和施行精细缝合提供良好视野。外科医生通过操作控制台的助手获得和开放式手术一样直觉控制、运动范围和组织处理能力；且系统可以自动滤除手臂的自然颤抖和无意识移动，维持操作的准确性，避免误损伤。

手术车是机器人手术系统的运转部分，它的基本功能是支撑手术器械臂（3 个）和镜头臂（1 个）。其中最具特色的为机器人手臂的“内手腕”系统，能够提供 7 个自由度的活动范围，即常规器械的 5 个自由度和关节腕左右、上下方向的 2 个自由度，由此精准、无缝地复制医生主手的操作动作，以期达到术者的手在患者体内做手术的效果。

机器人手术系统为外科医生提供了超越人手和普通腹腔镜器械所能达到的更好的灵活性、精确性及可操控性。但是，目前该系统也存在诸多不足，如没有触觉反馈系统，体格庞大，术者与助手交流不便，成本及维护成本较高等。

（二）机器人辅助腹腔镜根治性前列腺切除术

机器人辅助腹腔镜根治性前列腺切除术（RLRP）是目前前列腺癌微创治疗的最新进展。临床应用 da Vinci 手术系统使得原先复杂和冗长的学习过程变得简单，并且可以获得更精细的切割，从而使患者得到更好的术后结果。与传统的手术方式比较，术中出血明显减少，几乎无须输血，术后患者恢复过程缩短。与传统腹腔镜手术相比，RLRP 的手术时间和住院天数无明显差异，但具有手术出血量少、术后并发症少、术后切缘阳性率低、中转开放手术率低、患者术后控尿能力恢复较好等优势。

机器人辅助的腹腔镜技术应用于根治性前列腺切除术，其手术适应证与开放手术相同，为局限于包膜内的 $T_{lb\sim lc}$ 期的前列腺癌。对于前列腺癌 T_3 期患者是否适合行开放或腹腔镜下根治性前列腺切除术尚有争议，有主张行新辅助治疗后行开放或腹腔镜下根治性前列腺切除术以降低切缘阳性率，但这对 5 年生存率影响不大。

目前，机器人根治性前列腺切除术多采用经腹膜腔途径，腹膜外途径较少。Menon 等认为腹膜外途径手术空间小，不利于操作，尤其对于周围粘连明显的手术更不适合。但腹膜外途径入路更加直接，类似于开放手术，对腹腔脏器干扰小，极少发生脏器损伤、肠粘连及腹腔感染等并发症。总结文献报道，经腹膜外途径 RLRP 适合于以下情况：①肥胖患者：经腹膜外途径可以缩短手术区域与 Trocar 置入点的距离。②术前有腹部手术史的患者：可以避免肠粘连松解的耗时和最小化肠管损伤的可能。③合并腹股沟疝的患者：经腹膜外途径 RLRP 可以避免需要经腹修补内环口的额外步骤。相反，在需要行扩大盆腔淋巴结清扫时，经腹腔途径 RLRP 减低了形成淋巴囊肿的危险。目前两种途径的 RLRP 的应用基本持平。

传统的 LRP 对腹腔镜下游离和吻合技术的要求较高，相比之下，机器人腹腔镜系统的优质视野图像和更便于精细操作的器械，使得广大泌尿外科医生能够经历更短的学习曲线，从而使患者获益。

1. 手术适应证

与开放手术及腹腔镜手术相同。①局限型前列腺癌，临床分期为 $T_{1\sim 2c}$ 的患者。②预期寿命：患者预期寿命 5 ~ 10 年。③健康状况：身体状况良好，没有严重的心肺疾病。相对禁忌证包括腹部外科手术史、放疗或去雄激素治疗史、经尿道或耻骨上前列腺切除史、肥胖（BMI ＞ 40）和前列腺体积过大（＞ 100g）。

2. 麻醉方式

气管插管全身麻醉。

3. 器械准备

泌尿外科普通腔镜基本器械，机器人手术微器械，机器人手术专用超声刀。特殊物品：3D 成像系统、一次性可冲洗吸引器、保温桶、防雾油、腔镜下取物袋、2–0 号可吸收线 2 根、0

号可吸收线 2 根、12mL 穿刺器 1 个。

4. 术前准备

建议在前列腺穿刺活检术后至少 4 ~ 6 周后再进行手术，有助于创面的愈合和更清晰的手术视野。阿司匹林和（或）抗血小板药物至少在术前 1 ~ 2 周停药。术前常规使用预防性抗生素。术中选择性应用弹力袜和（或）联合皮下注射肝素预防下肢深静脉血栓形成。术前 1 天流质饮食并且使用缓泻药。术前或术中留置肛管，术中留置 Foley 尿管。

5. 体位

头低脚高仰卧小截石位，两腿外展，伸直。患者上臂置于身体两侧，所有受压点垫软垫。头低脚高倾斜角度不超过 30°，如果角度太大，长时间气腹会给心肺功能带来不利影响。

6. 固定患者

与手术床固定，双下肢绑弹力绷带防止术中血栓形成。

7. 放置穿刺套管（经腹腔途径为例）

于脐上 1cm 处做一长约 12mm 纵形皮肤切口为镜头孔，以耻骨联合为中心，以其至镜头孔的距离为半径，做一弧线，于距镜头孔右、左侧各 8cm 及左侧 16cm 的弧线上分别做 8mm 皮肤切口，为 da Vinci 系统第 1、2、3 臂机械臂孔，于第 1 臂孔外下 8cm 置入 10mm 套管为第一辅助孔，于第 2、3 臂孔间头侧 5cm 处置入 5mm 套管为第二辅助孔。以 Hasson 法将 12mm 镜头孔穿刺套管置入腹腔，注入 CO_2，保持气腹压 14mmHg，置入镜头，直视下将各穿刺套管置入上述各位点。每个机械臂孔之间及与镜头孔间的合适距离在 7.5 ~ 10cm。

8. 手术步骤

摆好体位，将床旁机械臂手术系统（Patient Cart）移入位，四臂与上述相应 Trocar 连接，并分别置入镜头、单极弯剪（1 臂）、双极钳（2 臂）、无创环钳（3 臂）、吸引器及辅助器械。手术方式采用经腹腔前入路顺行切除方法。

（1）分离耻骨后间隙，切开盆底筋膜：认清膀胱轮廓后，两侧以输精管为界，用单极弯剪和双极钳倒 U 形打开腹膜，进入并扩大膀胱前间隙和耻骨后间隙，去除前列腺及膀胱颈表面的脂肪组织，电凝离断阴茎背浅静脉。游离前列腺前面及侧面，在靠近盆侧壁切开盆内筋膜，向盆壁侧推开肛提肌，沿前列腺两侧向前列腺尖部分离，离断前列腺耻骨韧带；向后分离至精囊脚，显露前列腺两侧面、前面、前列腺尖部及尿道与阴茎背深静脉血管联合体。

（2）缝扎阴茎背深静脉复合体（DVC）：更换第 1、2 臂器械为持针器，用 2-0 可吸收线缝扎 DVC。

（3）离断膀胱颈：将镜头换成 30° 镜，更换第 1、2 臂器械为单极弯剪及双极钳，用 da Vinci 系统第 3 机械臂环形钳牵引膀胱顶，放出膀胱内尿液，牵拉气囊尿管确定膀胱颈部，用单极弯剪和双极钳横断膀胱颈。分离出输精管，用单极弯剪电凝离断，完全游离双侧精囊。打开 Denonv Ulier 筋膜，沿其深浅两层间游离至前列腺尖部。

（4）保留神经血管束：以筋膜间法为例，剪开肛提肌筋膜，游离出神经血管束，用Hemolock夹闭精囊蒂，冷剪断。若不保留神经血管束，则用Ligasure离断精囊蒂。

（5）离断尿道：用电剪刀横断背深静脉复合体，冷剪刀切断尿道，完整切下前列腺及精囊。

（6）膀胱尿道吻合：更换第1、2臂器械为持针器，用3–0可吸收线双针连续缝合膀胱颈部和尿道，膀胱内留置F18双腔气囊尿管，注水检查有无吻合口漏。将前列腺及精囊置入标本袋内。检查术区无活动性出血，清点纱布器械无误，于术区留置乳胶引流管一根，自第1臂孔引出。松开机械臂与套管的连接，移走da Vinci床旁机械臂手术系统。扩大镜头孔切口后将标本袋及其内容物取出，缝合各切口。

（7）盆腔淋巴结清扫术：如术前患者血TPSA > 10ng/mL，Gleason评分> 6分者，建议行盆腔淋巴结清扫术。

9. 术后并发症

机器人手术后并发症类型与开放及腹腔镜根治性前列腺切除术基本相同，主要包括疼痛、尿失禁、勃起功能障碍、直肠损伤、肠梗阻、尿潴留等。虽然一些临床研究显示，机器人辅助腹腔镜手术的并发症发生率较低，但是由于RLRP开展时间不长，对尿控功能、性神经保留技术和术前功能状态定义的统计差异，且并未比较机器人辅助腹腔镜手术与传统手术并发症发生率，所以关于其术后并发症的报道结果差异较大。

对于术后尿控功能的恢复，早期文献总结认为RLRP较开放手术及LRP均有较好的效果。考虑为RLRP术中三维视野使外科医生能够更加精细地分离前列腺尖部，更好地保护尿道括约肌，并增加了保留尿道的长度，从而使其早期的尿控恢复较好。同时，在术后性功能恢复方面RLRP也显示了明显优势。

在过去的5年里，RLRP已成为机器人外科手术在泌尿外科应用最为成功的术式。RLRP能够明显缩短手术时间及住院时间，减少术中出血，减轻术后疼痛，提高尿控率，有利于保留勃起功能和降低切缘阳性率等。

Roy Berryhill等关于前列腺癌根治术应用机器人（n=5472）与传统腹腔镜（n=5411）和开放性（n=26691）手术方法的综合比较中指出，针对手术时间，随着手术技巧的熟练和经验积累，目前机器人辅助腹腔镜手术（RLRP）与开放（RP）、传统腹腔镜（LRP）的手术时间差别逐渐缩小，分别平均约为164min、227min和147min。由于气腹和精细止血技术的应用，平均出血量RLRP为152mL，LRP为406mL，而RP为697mL。通过机器人手术系统的应用，极大地降低了围手术期输血率，RLRP输血率约为2.9%，而LRP和RP约为8.3%和24%。肿瘤控制方面，RLRP的平均切缘阳性率约为12.5%，相比较而言，LRP和RP分别为19.6%和23.5%。RLRP围手术期总并发症率约为6.6%，而LRP和RP约为15.6%和10.3%。

手术机器人的最大优点是视野清楚，手术解剖精确，机械臂多角度的移动灵活，它能为术者提供一个真实、精确、放大、高清晰的手术视野。da Vinci机器人辅助腹腔镜在泌尿外科最早用于前列腺癌根治术。后逐渐扩大适应证，目前常用的适应证包括膀胱全切术、肾切除术、肾部分切除术、肾盂输尿管成形术、输尿管再植术等。理论上讲，da Vinci 机器人辅助腹腔镜手术适用于所有单纯腹腔镜手术适应证，更适用于高精度、复杂、深部位的手术。这对于前列腺根治术来说相当重要，因为前列腺癌手术部位深，在保护神经血管束和前列腺尖部时手术精细难度大。与开放手术相比，腹腔镜手术创伤更小，手术刀口更美观，而且术后恢复快。

机器人辅助腹腔镜根治性前列腺切除的手术步骤与腹腔镜前列腺癌根治性手术相同。文献报道机器人辅助腹腔镜与腹腔镜手术比较，手术时间更短、出血少、手术并发症少。White MA 等比较了机器人辅助腹腔镜与开放性根治性前列腺切除手术的切缘阳性率，腹腔镜手术切缘阳性率为 22%，开放手术为 36%（P=0.007）。Ficarra V 等比较了开放手术与机器人腹腔镜手术的结果和并发症。

通过比较，机器人辅助腹腔镜手术与开放手术虽然并发症发生率和切缘阳性率相似，但出血量少，尿控率和术后阴茎勃起功能恢复，腹腔镜手术明显优于开放手术。

手术费用较贵，限制了其普及。烦琐费时的术前准备限制了部分手术适应证，单纯肾上腺腺瘤切除、肾囊肿去顶、双侧精索静脉高位结扎、腹膜后淋巴结活检等手术单纯腹腔镜目前可能更有优势。Intuitive Surgical 公司将有第三代、第四代产品推出，不断改进优化，希望机器人辅助腹腔镜手术将来能发挥更大的优势。

在美国的泌尿外科年会上，据统计目前美国前列腺癌根治术的手术方式中，机器人辅助手术大约占 63%，开放手术占 36.8%，而传统腹腔镜手术仅占 0.2%。LRP 的逐渐减少，是由于越来越多的泌尿外科医生转为应用机器人辅助腹腔镜手术替代传统的手术方式。RLRP 手术创伤小，安全可靠，特别是术中出血、肿瘤控制率及控尿恢复均能达到甚至优于腹腔镜及开放性前列腺根治性切除术，并且能够明显缩短外科医生对手术掌握的学习曲线，是泌尿外科微创手术的发展方向。

五、体外放射治疗

放疗是前列腺癌的根治性治疗手段之一，适合于临床 $T_{1\sim4}N_{0\sim1}M_0$ 期前列腺癌的治疗。放疗和手术都是局限 $T_{1\sim2}$ 期前列腺癌的重要治疗手段。最近几年，在美国和欧洲，越来越多的患者接受放疗，分别有 1/3 的早期前列腺癌患者接受外照射、组织间照射和手术治疗。放疗联合激素治疗是局部晚期前列腺癌的标准治疗手段，此外，放疗是晚期或转移性前列腺癌的姑息性治疗手段。

放疗方法包括外照射和近距离照射（组织间粒子植入）。外照射技术包括常规照射、三维适形放疗（3D-CRT）和调强适形放疗（IMRT）等。近距离照射应用于预后好的局限早期前列腺癌的治疗。最近十多年，三维适形放疗、调强适形放疗和质子治疗得到广泛应用，提高了肿瘤照射剂量，并提高了前列腺癌的局部控制率和无病生存率，降低了对正常组织不良反应。在应用三维适形放疗和调强适形放疗的前提下，开展了前列腺癌的大分割照射，取得了和常规分割照射同样的疗效。放射治疗要考虑照射靶区和剂量，是否需做盆腔照射，是否需合并激素治疗等。

（一）适应证

前列腺癌的放疗适应证根据治疗的目的可以分成三大类：一是根治性放疗，主要包括局限期前列腺癌，如临床 $T_{1\sim2}N_0M_0$ 期。对于 $T_{3\sim4}N_{0\sim1}M_0$ 期，放疗联合内分泌治疗可获得满意的治疗效果；二是前列腺癌根治术后放疗，包括病理 $T_{3\sim4}$、精囊受侵、切缘阳性和术后 PSA 持续升高的患者；三是转移性前列腺癌的放疗，通过放疗可以延长患者的生存期，提高生活质量。

放疗和手术治疗都是局限早期前列腺癌的根治性治疗手段。局部晚期前列腺癌不能手术切除，放疗和激素治疗是有效的治疗手段，综合治疗提高了局部晚期前列腺癌的局部控制率和生存率。

（二）外照射原则

临床分期、PSA 和 Gleason 评分是前列腺癌的重要预后因素，根据这些预后指标，将局限期前列腺癌分为三个预后组：预后好、预后中等和预后不良。肿瘤负荷大、预后不良的前列腺癌需要更高的照射剂量，并联合内分泌治疗。局限期前列腺癌外照射的基本原则如下。

（1）建议应用三维适形放疗或调强适形放疗技术。

（2）低危患者的根治性照射剂量为 70 ~ 75Gy/35 ~ 41 次，包括或不包括精囊。

（3）中危或高危患者的根治性照射剂量提高至 75 ~ 80Gy，提高了局部控制率和无病生存率。

（4）高危或更高危患者应考虑盆腔淋巴结照射，合并辅助内分泌治疗和（或）新辅助内分泌治疗。

（5）高剂量照射＞ 75Gy 时，建议应用图像引导技术如前列腺粒子标记、腹部超声定位、直肠充盈或图像引导放疗（IGRT）等，以减少计划靶区（PTV）边界。

（三）照射技术

前列腺周围最主要的正常组织为直肠和膀胱，在应用常规照射技术放疗时，由于受到直肠和膀胱的剂量限制，根治性剂量不能超过 70Gy。新的放疗技术如三维适形和调强放疗技术在最近十多年得到了广泛应用，目前临床上已很少应用常规照射技术。新的放疗技术的应用可以提高前列腺的照射剂量（＞ 70Gy），同时降低了周围正常组织如直肠和膀胱的照射剂量。因而，提高了前列腺癌的治疗疗效，并降低了不良反应。

（四）前列腺癌根治术后放疗

根治性前列腺切除术后放疗适应证包括：①病理切缘阳性。②前列腺包膜受侵、病理 T_3 或 T_4。③术后 PSA 持续增高。④精囊受侵。Gleason 8 ~ 10 分也可考虑术后放疗。

术后切缘阳性或前列腺包膜广泛受侵（pT_3）的患者，术后复发率为 30% ~ 40%，是术后放疗适应证。局限期前列腺癌术后 PSA 持续增高表明有局部肿瘤残存，肿瘤高分级和局部复发率高有关，需考虑术后放疗。虽然精囊受侵和肿瘤远处转移密切相关，但术后放疗加激素治疗可能改善局部控制率和生存率。EORTC 22911 和 SWOG 8794 两项随机对照研究显示，术后立即放疗和观察提高了无生化失败生存率和局部控制率，降低了临床复发率。

术后放疗剂量建议为 60 ~ 70Gy，靶区为前列腺瘤床。术后照射剂量和肿瘤局部控制率、无生化失败率有一定的相关性。患者在 PSA 增高时，应及早治疗。Valicenti 等报道术后放射治疗剂量大于 61.5Gy 的 3 年无生化失败生存率为 91%，小于 61.5Gy 时为 57%（$P < 0.01$）。Pisansky 等报道剂量大于 64Gy 的 5 年无生化失败率为 56%，相反，低于此剂量的 5 年无生化失败率为 36%（$P = 0.18$）。

（五）并发症

放疗的近期并发症主要为直肠和下尿路不良反应，远期并发症有直肠和膀胱毒性，如直肠出血、前列腺炎和膀胱炎。极少见的并发症包括直肠或肛门狭窄、尿道狭窄和膀胱挛缩等，尿道狭窄主要发生在经尿道前列腺切除的患者。部分患者放疗后出现性功能障碍。

晚期不良反应通常在放疗结束 3 ~ 6 个月后发生，2 级以上晚期直肠毒副作用发生的中位时间为 12 ~ 18 个月。常规照射 70Gy 的晚期毒副作用发生率非常低，约 7.3% 的患者需住院治疗慢性泌尿系统不良反应（如膀胱炎、尿道狭窄、膀胱挛缩）。尿道狭窄易发生于经尿道前列腺切除术患者。3.3% 的患者因慢性肠道不良反应如慢性腹泻、直肠或肛门狭窄、直肠出血或溃疡等需住院诊断和治疗，仅 0.6% 的患者出现肠梗阻或穿孔。致命不良反应极罕见（$< 0.2\%$）。放疗后 12 ~ 15 个月，73% ~ 82% 的患者能保留性功能，但勃起功能障碍随放疗后时间延长逐渐降低，放疗 5 年后为 30% ~ 61%。性功能障碍和放疗引起的血管和神经丛损伤有关。

六、近距离照射治疗

前列腺癌的治疗方法包括观察等待、根治性手术、放疗、内分泌治疗、化疗及生物免疫治疗等，其中放疗又包括外放疗和近距离治疗。近距离治疗包括腔内照射、组织间照射等，是将放射源密封后直接放入被治疗的组织内或放入人体的天然腔内进行照射。前列腺癌近距离治疗包括短暂插植治疗和永久粒子种植治疗，后者也即放射性粒子的组织间种植治疗，是指利用特殊的设备，在 CT 或 B 超引导下，依据治疗计划，通过粒子植入系统将放射粒子直接植入前列腺，通过核素释放射线对癌细胞进行杀伤，以此达到治疗肿瘤的目的。前列腺癌放疗的局部控制率与受照剂量呈线性关系，常规外放疗剂量一般限制在 66 ~ 70Gy，而粒子治疗剂量可以达到 145Gy，与外放疗相比，粒子植入治疗可以提高前列腺局部的放射剂量并提高肿瘤的局部控制率，而周围正常组织结构受到的剂量降低，因此有着明显优势。

随着计算机三维治疗计划系统及精确定位固定系统的出现，使放射粒子植入治疗前列腺癌得到迅猛的发展、技术日趋成熟、疗效更满意，并得到广泛运用。这一技术较外放疗有如下优势：前列腺靶体积的局部剂量较高、对周正常组织损伤小、使用直肠二维超声及治疗计划系统制订治疗计划、肿瘤局部剂量的分布更适用于肿瘤的大小及形状、粒子种植定位精确、实现对肿瘤的三维适形内放疗、远期疗效满意。经会阴穿刺微创操作，术后恢复快，严重的并发症发生率低，缩短了患者的治疗时间。对于局部早期的低危前列腺癌，粒子治疗的 5 年及 10 年 PSA 无进展生存率与根治性手术相当。近十年来，这项技术在美欧得到广泛的应用，越来越多的患者愿意接受这种微创治疗，粒子治疗的比例逐年上升。

（一）患者选择及术前评估

1. PSA 术前

PSA 不仅与肿瘤临床分期密切相关，而且是一个非常重要的判断预后的指标，PSA 低于 10ng/mL，给予单一的粒子植入内放疗，多数患者能得到较好的控制，对于 PSA 大于 20ng/mL 的高危患者，术后 2 年内有较高的生化复发率，应结合其他治疗。

2. Gleason 评分

对于 Gleason 6 分的低危患者，单一的粒子植入治疗能得到较好的远期生化控制，Gleason 为 7 分，应判断主要分级区为 4 分或 3 分，即 4+3 或 3+4，如果为 4+3，预示单一粒子置入效果不佳，对于 Gleason 8 分的高危患者，应采取联合治疗。

3. 临床

分期为 $T_{1\sim 2a}$ 期的低危患者，肿瘤扩散至前列腺包膜外的机会小，可采用单一粒子植入治疗，应结合穿刺活检的阳性针数及位置，判断肿瘤的体积、范围及尿道周围有无侵犯，在一些情况下粒子能作用到前列腺包膜外 3～5mm，对于 T_3 期患者，应结合外放疗或其他治疗。

4. IPSS 评分

这一指标对于判断术后尿路刺激症状非常重要，评分小于 8 分，术后尿路刺激症状轻，发生尿潴留风险也低。评分大于 20 的患者，术后尿路症状可能较重。

5. 前列腺体积

术前的经直肠超声检查及治疗计划，应评估前列腺体积及中叶的情况，体积在 35mL 以内，有助于按计划实施粒子植入，体积大于 60mL，部分前列腺被耻骨支遮挡，不能按计划穿刺及粒子植入，这种情况所用粒子数量大，治疗费用高，术后并发症也较高，一般内分泌治疗 3～6 个月，缩小前列腺体积后再行粒子治疗。若前列腺中叶过度突入膀胱，也会影响粒子植入的效果。

6. TURP 病史

半年内曾做过经尿道前列腺电切术，前列腺尿道部会有较大缺损，影响粒子固定及剂量分布，容易出现粒子移位及尿失禁等并发症。如果 TURP 的时间较长，前列腺尿道部缺损不大，也可以考虑粒子治疗，这种情况应注意剂量的分布，适当降低尿道周围的剂量，同时也应向患者交代术后尿失禁等风险。

7. 糖尿病

严重的糖尿病不能得到有效控制，术后容易发生反复的尿路感染，直肠炎等并发症，严重者可发生前列腺脓肿及尿道直肠瘘，应予高度重视。

（二）粒子治疗剂量

目前用于粒子治疗的放射性核素常选用 ^{125}I 及 ^{103}Pd，这些放射性核素均释放低能量的射线。^{125}I 是半衰期为 60d，光子能量为 28kV，初始剂量率为 7cGy/h，最大优势是不需要特殊防护，但是由于其能量低、穿透距离较短，可引起治疗体积内部分区域不能接受足量照射，因此，临床治疗时需要非常精确的种植粒子，确保剂量分布均匀，同时由于其初始剂量率较低，为 8 ~ 10cGy/h，比较适合分化较好的肿瘤。^{103}Pd 用于临床，半衰期为 17d，光子能量为 21kV，初始剂量率为 18 ~ 20cGy/h，由于初始剂量率高，比较适合分化差的肿瘤，其治疗优势与 ^{125}I 相似，临床应用时易于防护和剂量局限，不利方面是剂量衰减过快。依据临床肿瘤局部控制率情况，两种放射性核素粒子治疗的疗效没有明显的区别。ABS 建议对单纯近距离治疗的患者，^{125}I 的处方剂量为 144Gy，^{103}Pd 为 115 ~ 120Gy；虽然两种放射性核素的处方剂量不同，但是这一剂量是生物等效的，联合外放疗者，外放疗的剂量为 40 ~ 50Gy，而 ^{125}I 和 ^{103}Pd 的照射剂量分别调整为 100 ~ 110Gy 和 80 ~ 90Gy。常用 ^{125}I 粒子的源强为 0.28 ~ 0.37，至于外放疗联合近距离治疗的次序，ABS 无特别建议，但多数学者建议先行外放疗再行近距离治疗，以减少放疗并发症。

（三）粒子治疗规范

治疗计划实施包括三个基本步骤：根据 CT 或超声评估前列腺体积；决定源的总活度；决定粒子在前列腺内的空间分布。

（1）前列腺体积测定：经直肠超声从前列腺底部到尖部以 5mm 间隔进行横断面扫描，之后勾画前列腺轮廓，测定前列腺体积，超声的优势是前列腺边界清晰、操作简便、价格低廉，可以保证获得图像时的体位与手术时基本一致，也可以通过 CT 测定前列腺体积，CT 扫描图像提供了一个清晰的骨解剖结构，根据其与模板的关系，可以对进针的角度进行调整，TRUS 与 CT 测定的前列腺体积有区别，CT 往往过高估计前列腺体积，而 TRUS 测的体积与前列腺手术获得的体积接近。

（2）计算粒子总活度：美国纽约 Memorial Sloan–Kettering Caner Cener 曾绘制过 ^{125}I 和 ^{103}Pd 粒子的列解图，列解图描述了 MPD 首先求出三个轴向的靶尺寸，之后计算平均尺寸 ^{125}I 粒子的 MPD 为 160Gy，^{103}Pd 粒子的 MPD 为 110Gy，很显然，靶体积和等剂量曲线体积彼此不能完全吻合，目前这一方法已经被计算机治疗计划系统取代。

（3）决定粒子空间分布：大多数研究组都提出应该降低中心区剂量来减少尿道的并发症。Wallner 提出尿道剂量应限制在 400Gy 以内，直肠剂量限制在 100Gy 以内。

（4）三维粒子植入治疗计划系统：根据治疗计划扫描的每一层厚度，一般要求3～5mm层厚，将这些靶区的多层轴向扫描图像在三维空间上重新构建出整个前列腺和周围正常组织，靶区可由一个人定，也可由几个人共同制定，这一特征对于判定肿瘤靶体积和精确躲避周围关键结构是非常有帮助的，尤其是肿瘤与关键器官相邻较近时，如直肠和膀胱。此外，剂量－体积－直方图计算表明，靶体积和危险组织与器官的剂量均具有显示体积的功能，由于放射性核素释放的射线在较短的距离内迅速衰减，所以，粒子源在靶体积内的分布十分关键，计算机技术的引入，保证了近距离治疗剂量在靶体积内呈三维空间分布，这样大大提高了近距离治疗的精确度，使临床肿瘤放疗剂量自动计算变得简单易行。

（四）粒子治疗的实施

1. 术前准备

（1）完善术前常规检查，合并糖尿病患者给予积极治疗。

（2）术前3h半流质饮食，术前清洁灌肠。

（3）制订治疗计划，预定粒子。

2. 手术基本操作

（1）粒子种植的标准模式是依据术中实时计划，在模板和TRUS的引导下经会阴进行粒子种植，所需设备包括：前列腺穿刺固定器、模板、步进器、18G粒子植入针及Mick粒子植入枪、高分辨率的双平面直肠超声、三维治疗计划及质量验证系统。也可以在CT引导下植入粒子，但应用较少。

（2）麻醉显效后，截石位，置Foley尿管，气囊注水20mL，有助于超声下显示前列腺部尿道，将阴囊向腹侧牵引，避免影响穿刺，将前列腺穿刺固定器与手术台连接，固定超声步进器、模板装置，安全套注入凝胶5～10mL，插入直肠超声探头，排尽空气，减少空气对超声图像的干扰，将探头插入直肠，向上与直肠保持10° ～55° 角，并与步进器的支架固定，调节超声探头的位置能采集到前列腺基底至尖部的图像，并且使前列腺图像位于模板网格的中央对称位置，确保5mm横断面图像与术前体积测定时相匹配。通常在超声引导下前列腺左右两叶各穿刺一针至前列腺基底部，以此作为固定针及参照针，以防止做术中计划及穿刺过程中前列腺移动，术中应再次利用TRUS做计划，将探头推进使图像显示前列腺最基底层的位置，步进器间隔5mm后退，采集基底至尖部间隔5mm的图像，并勾出尿道及前列腺的轮廓，经计算机治疗计划系统，重建前列腺三维形态并做出实时术中治疗计划，可人工调整控制尿道周围及直肠周围的剂量，根据剂量分布曲线图及实时计划放置穿刺针及粒子。按定位仪上等位模板的相对位置，将植入套管针经模板引导系统及会阴部穿刺入前列腺，通过超声冠状、矢状断面观察引导植入针至前列腺准确位置，一般先将植入针插植完毕后，再植入粒子。按治疗计划用Mick植入枪将粒子推至针尖部位，在植入针后退过程中纵向释入粒子，一个针位粒子释放完毕，重复植入其他针位。粒子植入完毕后退出超声探头，略加压包扎伤口。

3. **术后治疗**

（1）抗生素治疗 3 ~ 5d，选用 α 受体阻滞剂，可改善排尿症状。

（2）术后留置尿管 3 ~ 5d。

（3）常规摄骨盆、胸部 X 线平片，了解粒子分布情况及有无粒子移位。

4. **术后剂量的评估**

术后剂量评估非常重要，建议每例患者行粒子种植后都应进行剂量学评估，因为它可以提供术后粒子分布情况，从而来评价术前计划的质量并使之得到改善。评估可以使用的方法很多，包括 X 线平片、CT 和 MRI。平片可以提供一个几何学的重建，能了解粒子数量，但是不能提供前列腺及其周围组织的情况。CT 可以对粒子进行定位，但是 CT 对软组织的区分困难，从而使对前列腺边界确定困难。MRI 对解剖组织的显示有着巨大的优势，但是它的一大缺点就是对粒子的区分困难。为了更好地测定剂量，现在已有了 CT 与 MRI 结合的方法。现在使用得最多的还是 CT。关于术后多长时间进行评估，目前还没有定论，粒子植入术后因前列腺水肿和出血而影响剂量评估，前列腺的体积平均增加 20% ~ 30%，而水肿消失的半衰期为 10 ~ 20d，目前大多数认可的时间是术后 1 个月。

5. **术后随访及疗效**

判断术后应定期了解患者的排尿、排便及性功能等情况，并做相应的治疗，每 2 ~ 3 个月做直肠指检、复查 PSA。直肠指检可以了解前列腺局部情况，如果需要做前列腺超声检查，最好不经直肠途径，以免探头损伤直肠，加重直肠炎的症状。PSA 最低值与肿瘤的长期控制相关，是生化治愈的标志，也是一个重要的预后判断因素，PSA 最低值越低，随后复发的可能性将越低，关于成功治疗术后 PSA 最低值生化标准还存有争议，目前认为近距离放疗后理想的 PSA 最低值应小于 1ng/mL，最低 PSA 小于 0.5ng/mL 与无病生存率的提高明显相关，若三次 PSA 连续性升高，定义为生化复发，复发的时间为 PSA 最低点和第一次 PSA 升高时间之间的中点，若连续三次检查 PSA 值无升高，为 PSA 无进展生存。研究提示 PSA 动力学可能是重要的预后判断指标，若 PSA 倍增时间短于 3 个月与前列腺癌特异性死亡率关系密切，对于这样的患者可以考虑进行补救性的外放疗及内分泌治疗。

（五）临床疗效

到目前为止，还没有近距离治疗疗效的前瞻性研究报道，所有的报道都是回顾性分析，近距离治疗的疗效和临床分期、Gleason 评分及血 PSA 水平有关。对于低危患者，即 PSA ＜ 10ng/mL，Gleason 评分＜ 7 分，临床分期在 T_{2a} 期以内的患者，其远期效果与前列腺癌根治术和外放射相似。Juanita 等系统回顾了 2000 年以前近距离放疗所得结果，单独近距离放疗治疗 5 年无生化复发率为 86% ~ 100%。Potters 等报道低危患者 5 年 PSA 无进展率在 85% ~ 94%。对于中危患者，即具备

PSA 10～20ng/mL，Gleason 评分 =7 分，临床分期为 T_{2b} 期三个条件之一的患者，文献报道不尽一致，由于各报道对患者的选择及 PSA 无进展率的定义不一致，因此各报道之间的结果也不具有可比性。最近的研究提示近距离放疗单独治疗中危患者效果也是满意的，结合外放疗在中危患者中的使用还存在争议，Blasko 等报道结合外放疗并不能改进 5 年生化进展率（84% vs 85%），而 Merrick 等报道中危患者结合外放疗 6 年的生化无进展率为 97%。对于高危组患者，通常建议联合外放疗和（或）内分泌治疗。Stock 等报道通过联合近距离放疗、内分泌治疗、外放疗治疗 132 例高危前列腺癌患者，5 年 PSA 无进展生存率为 86%，效果良好，其中有 47 例患者术后做了前列腺活检，96% 的患者首次活检是阴性。Lee 等报道结合内分泌疗法可以显著提高中高危患者的 PSA 无进展生存率（79% vs 54%），在中危患者中效果最好，4 年 PSA 无进展生存率可达到 94%。

（六）并发症

粒子治疗并发症包括短期并发症和长期并发症。通常将一年内发生的并发症定义为短期并发症，而将一年以后发生的并发症定义为长期并发症。这些并发症主要涉及尿路、直肠和性功能等方面。近距离治疗创伤小，患者容易接受。相对于前列腺癌根治术，近距离治疗创伤小，阳痿及尿失禁的发生率较低，但其尿路刺激症则比前列腺癌根治术明显。术后早期常见尿路刺激症状，包括尿频、尿急、尿痛、尿无力、排尿不尽、夜尿增多等，在术后 1 个月内很常见。但是大多数患者在 6～12 个月前会逐渐恢复到正常水平。联合外放疗会加重下尿路症状，急性尿潴留的发生率文献报道在 5% 左右，与术前 IPSS 评分高、前列腺体积大（＞ 35mL）及残余尿量大于 200mL 有关。长期 α 受体阻滞剂的使用可以减轻术后排尿梗阻症状，降低尿潴留发生率，术后尿失禁的发生率较低，为 0～19%，在有 TURP 手术史的患者尿失禁发生率较高。有 3% ～ 12% 的患者出现尿道狭窄，可能与尿道球部的放射线剂量过高有关，这种情况可以通过定期尿道扩张来解决。

粒子植入治疗的主要优势之一是保护性功能，大多数报道认为术后勃起功能的保留率可达 80% 以上，术后勃起功能障碍的原因目前还不清楚，有作者提出可能与神经血管束的辐射损伤有关，有文章指出阴茎球所接受的辐射剂量与术后勃起功能障碍有着很强的相关性。勃起功能的保留率与术前勃起功能状况、前列腺接受的放射剂量、是否有内分泌治疗或者外放射治疗有关。Merick 等报道 181 例术前性功能良好的患者接受治疗并随访 6 年后，近距离放疗 + 外放射治疗者性功能保持率为 39%，而未行外放射治疗者为 52%，随着随访时间的延长，勃起功能的保持率也在降低，Stock 等报道术后 3 年的保持率为 79%，6 年的保持率为 59%。直肠炎也是近距离治疗的常见并发症，发生率为 1%～21.4%，多表现为大便次数增加、里急后重等直肠刺激症状、过多的直肠黏液或者间断性轻度便血，常为自限性，一般对症处理即可。但严重时可出现直肠溃疡甚至尿道直肠瘘。如出现直肠炎、直肠溃疡，建议不要行直肠活检，电灼等有创性的操作，因这样容易造成尿道直肠瘘。尿道直肠瘘的发生率一般为 1% ～ 2%，但处理起来较棘手。Snyder 等证明了直肠炎的严重程度与直肠所接受的放射剂量相关，直肠并发症可以通过仔细的粒子植入操作技术和保持术后排便通畅而得到降低。

（七）注意事项

（1）前列腺癌粒子置入治疗涉及肿瘤、放疗、泌尿外科及影像多个专业，开展此项工作应重视多学科的合作。

（2）前列腺解剖形状不规则，应重视术前、术中治疗计划，术后评估及前列腺周围正常组织的解剖关系，避免盲目操作。在适应肿瘤形状，提高肿瘤组织剂量基础上，注意周围正常组织的受量，以减少并发症的发生率。

（3）对于中高危及局部晚期前列腺癌，应注意与外放疗、内分泌治疗及其他治疗方法的配合，术后重视随访，了解病情变化，积极治疗相关的并发症。

七、内分泌治疗

前列腺是需要激素参与生长调节的激素依赖性器官，研究表明，前列腺癌与雄激素、雌激素、孕激素、生长因子、催乳素和血管生长因子等均存在不同程度的相关性，但雄激素与前列腺癌的关系最为密切，研究也最为持久广泛。1941 年 Huggins 和 Hodges 发现前列腺癌依赖雄激素刺激长，他们发现内分泌治疗能使升高的血清酸性磷酸酶水平下降，碱性磷酸酶在初始阶段有缓慢上升，然后也下降或保持正常，这些生化水平的变化通常与前列腺癌导致的症状有关，那时人们认为，通过这种方式使前列腺癌患者的生存期延长，在有些患者甚至可以治愈。此项结论后来得到了研究证实并广泛深入地应用于临床前列腺癌治疗中。目前，前列腺癌的内分泌治疗已远远不只局限于最初的睾丸切除术及雌激素的应用，其主要内容包括：去势、雄激素最大限度阻断、间断性内分泌治疗、雄激素撤退综合征、根治术前新辅助治疗、辅助内分泌治疗、二线内分泌治疗、即刻治疗或延迟治疗、持续性雄激素抑制、非甾体类抗雄激素药物的单一治疗等。内分泌治疗已应用于各期前列腺癌，作为单一、辅助及新辅助治疗方法，并且也是前列腺癌治疗领域中研究最多，结论最不统一的方面。

（一）方法和药物

目前，有关前列腺癌内分泌依赖性的分子和组织学机制还不十分明确，其内容十分复杂，尤其是细胞因子和生长因子的作用就更不十分清楚，但目前已明确前列腺是雄激素依赖器官，前列腺细胞的分化、生长和功能依赖于雄激素的刺激，雄激素同时也是前列腺癌细胞生长和存活的必要因素。男性最主要的雄激素是睾酮（testosterone，T）。睾酮属于甾体类激素，由 19 个碳原子组成，其中第 17 位的羟基与第 3 位的酮基决定其生物学活性。绝大多数的雄激素产生于睾丸的间质细胞（Leydig 细胞），总量约 6.6mg/d，成人血浆浓度为 5.72 ± 1.35ng/mL（19.8 ± 4.7mmol/L），另有 5% ~ 10% 的雄激素由肾上腺合成，肾上腺源性雄激素产生于肾上腺皮质的束状带和网状带，主要是雄烯二醇和脱氢雄甾酮，虽然其产量相当小，却能被前列腺和肾上腺外组织经 17β－羟类固醇脱氢酶和 5－α 还原酶Ⅰ和Ⅱ作用代谢成双氢睾酮（DHT），与睾酮相比，DHT 的生物活性强 10 倍之多，因此不难理解临床上前列腺患者行双侧睾丸切除去势后仍不能完全阻断雄激素对前列腺的继续作用。

正常状态下，前列腺的增大程度取决于以下三个阶段：第一阶段，由初期 DNA 合成和雄激素刺激所引起的细胞增生过程；第二阶段，调节前列腺内细胞数量的抑制反应；第三阶段，雄激素刺激被阻断时，引起腺体内上皮细胞脱落的细胞凋亡过程。雄激素依赖性是指在正常或恶性组织中通过阻断雄激素而诱发细胞凋亡的临床现象。在前列腺癌的发生初期，上述第二阶段即调节前列腺内细胞数量的抑制反应消失，但第一、第三阶段仍在发挥作用，所以可以通过阻断雄激素得到抑制 DNA 合成、抑制细胞增殖及促进细胞凋亡的多重效果。转移性前列腺癌中因同时存在雄激素依赖性和非依赖性细胞，所以依赖内分泌治疗达到根治的目的是十分困难的。据研究报道，转移性前列腺癌患者中 80% ~ 90% 对内分泌治疗敏感，内分泌治疗 12 ~ 23 个月后将转变成激素抵抗性前列腺癌，其后 23 ~ 37 个月后死亡。

前列腺癌内分泌治疗中任何抑制雄激素活性的治疗均可被称为雄激素抑制治疗，雄激素抑制主要通过以下两种策略。①抑制睾酮分泌：手术去势或药物去势（黄体生成素释放激素类似物，LHRH–a）。②阻断雄激素与受体结合：应用抗雄激素药物竞争性封闭雄激素与前列腺细胞雄激素受体的结合。两者联合应用可达到雄激素最大限度阻断的目的。雄激素抑制的其他策略包括抑制肾上腺来源雄激素的合成，以及抑制睾酮转化为双氢睾酮。

（二）适应证

近年来，有关前列腺癌内分泌治疗的研究及临床应用得以广泛深入地开展，随着 LHRH 类似物、非甾体类雄激素阻断剂等多种药物的应用以及持续雄激素抑制（CAD）、间断雄激素抑制（IAD）、辅助治疗和新辅助治疗等多种策略的推广，前列腺癌内分泌治疗方案得到了极大的丰富。

但另一方面，内分泌治疗的诸多不良反应对患者的生活质量产生了严重的影响，学术界对于内分泌治疗的最佳时限也一直存在争议。对于年龄较小的前列腺癌患者、早期前列腺癌患者使用内分泌治疗是否会产生治疗过度的问题，需要进行重新评估。长期进行雄激素抑制且不导致激素耐受性疾病也是前列腺癌内分泌治疗研究的一个热点。因此，明确内分泌治疗的适应证就成了前列腺癌治疗过程中一个亟待解决的问题。

（三）内分泌治疗方案

内分泌治疗的方案包括：①单纯去势（手术或药物去势）。②最大限度雄激素阻断。③间歇内分泌治疗。④根治性治疗前新辅助内分泌治疗。⑤辅助内分泌治疗。其适应证及方法分别叙述如下。

1. 单纯去势治疗

（1）手术去势。

适应证：适合于任何年龄和情况的前列腺癌患者，是国内外公认的晚期前列腺癌内分泌治疗的“金标准”。手术去势术 24h 内 60 ~ 65 岁以下的患者可降低血清睾酮 80% ~ 90%，65 岁以上的患者降低血清睾酮 60% ~ 70%。VACURG 进行了一系列大型临床试验，证实了手术去势在减轻晚期前列腺癌患者疼痛和改善体力状况方面的有效性，前列腺癌患者口服己烯雌酚 3mg/d，2 ~ 3 年后血浆睾酮水平有较大的波动，但手术去势患者的血浆睾酮水平仍能保持较低水平。欧洲肿瘤研究与治疗组织研究表明，手术去势后患者的睾酮水平在 3 ~ 12h 后就可以达到最低水平 0.2mg/mL，去势术治疗与每日口服 1mg 己烯雌酚、去势术加用醋酸环丙孕酮的治疗效果比较，在肿瘤进展率、患者存活期上三组间没有明显的差异。

方法：外科手术去势主要有睾丸切除术和包膜下睾丸切除术两种术式。以前还曾做过肾上腺切除，甚至做垂体切除术，并取得不错的疗效，不过由于此等手术较复杂，并发症较多，随后又产生新的抗雄激素药物，现在已不再使用。

不良反应：手术去势治疗最常见的并发症是性欲降低、性功能丧失。有少数报道去势治疗术后仍保留有性欲和勃起功能。其他的长期不良反应包括对患者的心理影响、身体潮热、骨质疏松、疲乏、肌肉容积少、贫血和体重减轻等。

（2）药物去势。

合成 LHRH-a 分子结构式的 6 号位置替代有多种 D 氨基酸的残基。因此，合成 LHRH 的活性强度是内源性 LHRH 的许多倍。内源 LHRH 刺激 LH 呈节律性的释放，而合成的 LHRH 开始是刺激 LH 释放，后来则抑制 LH 释放，继而降低睾酮的产生，达到去势水平。

适应证：适用于各期前列腺癌，LHRH-a 使用的明确禁忌证是脊椎转移即将发生脊髓压迫或由于肿瘤侵及膀胱底部引起早期输尿管梗阻。因这类药物价格昂贵，国内仅在患者拒绝接受手术去势且经济上又能接受时方才使用，另外约 10% 患者注射 LHRH-a 后血清睾酮无法达到去势水平，这部分患者可能需要用外科去势的方法进行治疗。

方法：LHRH-a 的剂型有体内植入式和微胶囊两种。目前有四种 LHRH- a 药物做过广泛的临床试验，即亮丙瑞林（Leuprorelin）、戈舍瑞林（Goserelin）、布舍瑞林（Buserelin）和那法瑞林（Nafarelin）。使用的缓释药物为低剂量，并保证释放量平稳，作用时间为 28 ~ 30d。应用剂量：布舍瑞林 3.6mg、亮丙瑞林 3.75mg、戈舍瑞林 3.6mg、曲谱瑞林 3.75mg。缓释剂型有皮下埋藏植入针和微胶囊两种，缓释剂型为 1 个月、2 个月、3 个月或 6 个月注射一次。由于在 LHRH-a 的作用下，LH 受到刺激，使得睾酮在治疗开始的前 2 ~ 3 周分泌增加，严重的肿瘤转移病例，患者的骨髓表现为贮存不足、脊髓压迫症状，有些患者还会有偏瘫，甚至死亡。Thompson 等回顾性分析了 765 例前列腺癌接受 LHRH-a 治疗的病例，发现有 15 例患者是死于睾酮一过性升高导致的“病情加剧”。因此，在给予前列腺癌患者 LHRH-a 治疗的早期应十分仔细观察病情，在进行治疗前一周或在开始使用 LHRH-a 的同时最好给予抗雄激素制剂，这样能够预防生化指标和临床症状反弹的发生。这种预防方法尤其适用于有严重的前列腺癌转移病例。

不良反应，主要不良反应有身体潮热、严重出汗并性欲、性功能减退及激素反弹现象（在刚开始采用高效能 LHRH 激动剂治疗时，会出现 LH 和睾酮水平的一过性高峰）。

2. 单纯抗雄激素治疗

单纯抗雄激素治疗最主要的临床优点是能够使患者保持性欲和性功能。其原因是这种药物使血浆睾酮水平维持正常，甚至较高的水平，而性欲和性功能的调节与前列腺生长和功能的调节互不相干，前者主要受睾酮控制，后者则依赖 5α–DHT。单纯抗雄激素治疗会使血浆雌二醇升高，同时干扰下丘脑的反馈通路，导致 LH 和 T 的产生处于相对稳定状态。

方法：醋酸环丙孕酮（CPA）的优点是口服剂型、起效快、少有雌激素的心血管不良反应。CPA 的推荐剂量为 100mg/d。CPA 作为单一治疗的方法与 DES 3mg/d、H 烯酸雌二醇 100mg（肌内注射，每月 1 次）治疗方法进行了对比性研究，结果并未发现它们对前列腺癌的治疗有明显的区别，结论是 CPA 可以作为前列腺癌的单一用药的标准治疗方法。CPA 的用药剂量在 50 ~ 100mg/d 能够有效预防由 LHRH–a 导致的激素反弹现象。氟他胺单一治疗的推荐剂量为 250mg，每日 3 次，口服。氟他胺在肝脏中代谢为羟化氟他胺，后者是一种具有活性的抗雄激素药物。它的不良反应有恶心、呕吐（46%），腹泻（21%）。此外，男性乳腺肿大约 40%，其原因为循环雌激素水平升高。一时性肝炎样综合征发生率约 3%。因此，服用氟他胺的患者在治疗早期要定期检测肝功能。通常，肝功能的变化是可逆的。比鲁卡胺作为单一治疗方案的药物，既往应用口服 50mg/d，治疗晚期前列腺癌安全有效，最近研究表明应用康士得治疗前列腺癌患者必须以更高的剂量 150mg/d 才能得到与去势治疗同样的效果。中国人民解放军总医院泌尿外科曾研究评估单一应用口服康士得 150mg 作为治疗局部晚期无转移的前列腺癌患者的疗效及安全性。结果证实，局部晚期前列腺癌，经康士得 150mg 和药物去势治疗 12 周后，PSA 的抑制率分别为 62.18% 和 68.03%，两组之间差异无统计学意义（$P > 0.05$）。前列腺体积变化分别缩小达到 36.23% 和 42.59%，两组前列腺体积缩小相似，差异无统计学意义（$P > 0.05$）。

3. 最大限度雄激素阻断

雄激素最大限度阻断（maximal androgen blockade，MAB）是指应用手术或药物治疗，以去除或阻断睾丸来源和肾上腺来源的雄激素。目前文献中使用的定语有全（Total 或 complete）、最大限度（maximal）或联合使用（combined）等形容词。使用的名词有阻断（blockade）、抑制（suppression）和去除（deprivation）等。故中文翻译为雄激素全阻断（TAB），或雄激素最大限度阻断（MAB）。我们认为，雄激素最大限度阻断意义较确切。它可作为前列腺癌的一线内分泌治疗。

Huggins 和 Scott 开始在临床中引入雄激素全阻断的概念，即在去势手术后，再行双侧肾上腺切除术，以期完全去除雄激素，但由于较高的病残率和死亡率，这一方法未能被广泛采用。Brace 首先报道将孕酮作为一线抗雄激素药物，用于去势之后的患者，以达到雄激素最大限度阻断的作用。Labrie 等在 1985 年，首先报道 LHRH 类似物（Leuprolide）与非甾体抗雄激素药物氟他胺（Flutamide）合用，以达到最大限度雄激素阻断的目的。

最大限度雄激素阻断治疗的机制：①前列腺癌的发生和进展依赖于血清中雄激素的刺激，单纯去势治疗（手术去势或药物去势）后可去除血清中 90% 的睾酮含量，血清中剩余 10% 的睾酮来源于肾上腺，这部分睾酮通过去势治疗是不能去除的。而且65岁以上的男性，60%的睾酮来源于睾丸，另外40%来源于肾上腺。②去势对前列腺组织中活性睾酮——双氢睾酮(DHT)的影响也较小，前列腺组织中DHT的水平仍可达到正常值的30%~40%。阻断这部分雄激素，可望达到更好的临床疗效。③重复性前列腺癌穿刺活检显示MAB与单纯去势相比，前列腺癌细胞凋亡指数增高，增殖指数下降，bcl-2和p53蛋白表达减少。

适应证：晚期前列腺癌，包括N_1和M_1期；局限性早期或晚期前列腺癌，但无法行根治性前列腺切除或放射治疗；根治性前列腺切除术前的新辅助内分泌治疗；配合放射治疗的辅助内分泌治疗；治愈性治疗后局部复发，但无法再行局部治疗；治愈性治疗后远处转移；间断性内分泌治疗；雄激素非依赖期的雄激素持续抑制。

方法：常用的方法为去势加抗雄激素药物，这种方法是患者在接受去势治疗（外科去势或药物去势）的同时，给予抗雄激素治疗；还有一种方法是去势的同时服用5α还原酶抑制剂，后者阻止睾酮转化为DHT。在Crawford有一项较大型的研究支持最大限度雄激素阻断作为一线内分泌治疗方法，这项研究方案中，亮丙瑞林每日注射1次（无事先给予抗雄激素预防反弹现象）与亮丙瑞林合用氟他胺治疗比较，两组患者的肿瘤进展时间和存活期有明显的差别；去势术与戈舍瑞林合用氟他胺进行比较的结果与前一项类似，单纯去势组患者平均存活时间为27.1个月，最大限度雄激素阻断组为34.4个月。Bertagna等在一项1056例前列腺癌的回顾分析中表明，去势术合并尼鲁米特对于缓解转移灶疼痛、降低肿瘤标记物水平、提高客观缓解指标、延缓病情进展等均有一定作用，但是对肿瘤特异存活期和总存活期没有明显的改善。吴士良等对46例T_3、T_4和$T_{1\sim4}N_1M_1$期前列腺癌患者进行内分泌治疗临床观察，分为最大限度雄激素阻断（外科去势术合并氟他胺）和单纯抗雄激素治疗（氟他胺250mg，3g/d，服用8周）二组，结果最大雄激素阻断组无论在降低血浆PSA水平，还是缩小体积方面，都优于单纯抗雄激素组。总之，外科去势联合抗雄激素治疗的MAB方法，可延长总生存期3~6个月，延长无进展生存期，降低死亡风险。故有作者推荐其为标准治疗方案。既往报道的MAB方法，多用于肿瘤进展之后，故未表现出明显的疗效，如能在晚期前列腺癌发现之初就开始应用，有望达到更明显的效果。

不良反应：由于MAB治疗中需合用抗雄激素药物，一方面增加了治疗药物的费用，另一方面不良反应的增高也是显而易见的。孕酮的主要不良反应为性欲和性能力减低，单独应用者发生率为86%，与手术和药物去势相当，其他的不良反应还有体重改变、无力、肝功异常和血栓形成等。非类固醇抗雄激素药物的不良反应也有性欲和性能力减低，单独应用的发生率为20%~30%，低于孕酮，其他的不良反应还有：男子乳房女性化（40%~62%）、潮热（23%~50%）及乳房疼痛（26%~63%）；消化道不良反应，如腹泻和肝功能损害。

4. 根治术前

新辅助内分泌治疗临床研究表明在临床工作中由于高达50%的患者，其临床分期可能被低估，使得手术切除前列腺切缘肿瘤阳性率增高，术后复发率增高，而实际的治愈率比预期的低。故对前列腺癌患者在根治性前列腺切除术前，进行一定时间的内分泌治疗，以减少肿瘤体积、降低临床分期、降低前列腺切缘肿瘤阳性率，进而提高生存率的同时将根治术的适应证扩大至 T_3 期。新辅助内分泌治疗（NHT）的治疗效果：①降低临床分期：一组欧洲 402 例前瞻性随机研究显示，应用 3 个月新辅助治疗，30% 的病例临床分期降低，15% 的病例病理学降低，其中 T_2 期有统计学意义，而 T_3 期无统计学意义。意大利的 303 例前瞻性随机研究显示，3 个月新辅助治疗，B 期和 C 期均有 20% 的病例组织学证实临床分期降低。②降低前列腺切缘肿瘤阳性率：在 11 项随机前瞻性 3 个月新辅助治疗研究中，10 项结果显示切缘阳性率的降低有统计学意义，总的切缘肿瘤阳性率从 37.1% ~ 64.8% 降低至 7.8% ~ 27.7%，7 项进一步分析 T_2 期的研究显示，切缘肿瘤阳性率均有统计学意义的降低。降低的幅度为 48.5% 至 81.6%。另外 5 项进一步分析 T_3 期的研究中，3 项显示切缘阳性率从 61% ~ 64% 降至 26% ~ 42%（P=0.01）。③不能降低精囊及淋巴结浸润：4 项随机前瞻性 3 个月新辅助治疗方案比较了精囊的肿瘤浸润率，新辅助治疗不能降低精囊的浸润；5 项随机前瞻 3 个月新辅助治疗方案比较了淋巴结的转移情况，其中 1 项 T_2 期治疗后淋巴结浸润减少，而其他无明显区别。④降低局部复发率：一组欧洲 402 例前瞻性随机研究显示，T_2 期肿瘤应用新辅助治疗者局部复发率为 3%，而直接手术为 11%（P=0.03）。

适应证：适合于 T_2、T_3 期前列腺癌患者。

方法：采用 LHRH–a 联合抗雄激素药物的 MAB 方法，也可单用 LHRH–a（包括亮丙瑞林、戈舍瑞林）或抗雄激素药物（比卡鲁胺、氟他胺等）或雌二醇氮芥，但 MAB 方法疗效更为可靠。早期的新辅助治疗时间为标准的 3 个月，Meyer 等前瞻性地比较了 240 例新辅助治疗 3 个月或 5 个月的两组患者，平均随访 4 年，从第 3 年开始，5 个月组 PSA 的复发开始低于 3 个月组，第 4 年时差别最明显，且维持至第 8 年；Cleave 等前瞻性地比较了 547 例患者新辅助治疗 3 个月和 8 个月的结果，8 个月组 PSA 下降程度、前列腺体积缩小程度均明显高于 3 个月组，8 个月组和 3 个月组切缘肿瘤阳性率分别为 12% 和 23%（P=0.0106）。上述结果提示长于 3 个月的治疗可以获得更好的结果，但应用多长时间为最佳尚有待进一步确定，目前推荐疗程为 3 ~ 9 个月，一般选择 6 个月。

总之，新辅助联合治疗不仅能缩小前列腺癌的体积，更主要的是改变了前列腺的分期和分级，使癌细胞退变萎缩，这不仅增加了手术的安全性、减少术中出血及降低术后的切缘阳性率，而且扩大了手术适应证，使一些可能为 $T_{3c\sim4b}$ 期的患者也有安全手术的可能性。

5. 间歇内分泌治疗

Akakura 和其同事提出间歇内分泌治疗的观点。这一理论的优点是周期性地内分泌治疗，在非治疗间歇期能提高生活质量并节约费用，并且在雄激素缺如或低水平状态下，能够存活的前列腺癌细胞通过补充的雄激素获得抗凋亡潜能而继续生长，从而延长肿瘤进展到激素非依赖的时间，与传统内分泌治疗相比可能有生存优势。随后其他学者也进行了这方面的研究，对其研究是基于两个补充性的观点：第一，在动物模型中（Shionogi 乳腺癌细胞、LNCaP 前列腺癌细胞）间歇性内分泌治疗与持续性内分泌治疗相比，可延长肿瘤进展为激素难治性的时间，由于激素难治性前列腺癌目前被认为是致命性的前列腺癌，因此任何能够延长疾病进展为激素难治性前列腺癌的时间的治疗措施都是受欢迎的；第二，由于雄激素阻断疗法伴随的严重的不良反应，许多患者（和医生）对持续性雄激素阻断疗法的真实益处产生怀疑，由于雄激素阻断的可复性，血睾酮水平在停止雄激素阻断疗法后会恢复正常，因此在理论上，间歇性雄激素阻断所伴随的不良反应较持续性雄激素阻断降低。

最初，Trachtenberg 和 Russo 等观察 Dunning R3327 鼠 PCa 模型在间断性激素治疗下肿瘤生长情况，发现间断应用雄激素阻断治疗能延迟肿瘤进展到雄激素非依赖的时间。Sato 等发现种植到鼠体上的 LNCaP 肿瘤去势后，肿瘤体积缩小，间断性注射睾酮（注射睾酮 1 周，间断 2 周），使肿瘤获得间断性雄激素抑制，在肿瘤对睾酮阻断没有反应前，能进行 4～5 个周期的睾酮刺激，说明间断性雄激素阻断能延长雄激素非依赖性前列腺癌的进展。Umekita 等应用睾酮治疗种植雄激素非依赖性 LNCaP 104–R2 细胞系的裸鼠，能引起肿瘤退化，随后阻断睾酮，导致肿瘤再生长，裸鼠肿瘤的退化被认为是由于肿瘤中雄激素受体和癌基因表达水平减少。上述实验研究为临床上选择 IHT 治疗 PCa 患者提供理论依据。

IHT 治疗是指患者接受内分泌治疗直到睾酮下降至去势水平、PSA 降到正常水平以下，停止治疗。根据肿瘤进一步发展情况（如 PSA 升高等），开始下一个治疗周期，如此反复。目前文献中 IHT 又称为间断性雄激素抑制（intermittent androgen deprivation，IAD）或间断性雄激素抑制（intermittent androgen suppression，IAS）。IHT 治疗目的在于提高生存率的同时，提高患者生活质量，减少治疗费用。

适应证：局限前列腺癌，无法行根治性手术或放疗；临床局限性前列腺癌（$T_{1\sim3}$ 期）和局部治疗（如根治性前列腺切除术或局部放疗）后无症状但 PSA 复发患者，由于这部分患者趋向于有更长的平均生存期、更长的治疗间歇及更长的雄激素非依赖性形成时间；对于部分晚期及转移患者也可选择性应用；根治性前列腺切除术后病理切缘阳性；最近报道最适合于年龄＞ 70 岁的局限性前列腺癌及 Gleason 得分＜ 7；对内分泌治疗敏感的，内分泌治疗一定时间后 PSA 降低能达停药标准者。

禁忌证：症状明显和病变发展迅速的患者；内分泌治疗失败，出现雄激素非依赖性前列腺癌（①治疗 6 个月后，血清 PSA 水平不能达到可接受的低谷值。②血清 PSA 水平在 2 个独立的 IHT 治疗时间持续升高。③不考虑血清 PSA 水平，有任何疾病进展的证据）。

方法：理论上，阻断雄激素治疗应该持续到雄激素最大限度去除一诱导肿瘤凋亡和消退、并在雄激素非依赖性前列腺癌细胞生长之前停止。IHT 的治疗模式：多采用 MAB 方法，也可用单纯药物去势。一般推荐每循环雄激素阻断治疗时间为 8～9 个月，至少 6 个月。

第八章　卵巢良性肿瘤、交界性肿瘤及恶性肿瘤的生殖医学

第一节　卵巢肿瘤概述

卵巢是女性的性腺，其主要功能包括：①产生卵子并排卵的生殖功能。②产生性激素的内分泌功能。卵巢对人类后代的繁衍起着主要作用，卵子的发生和成熟、卵泡的发育及激素生成是生殖过程的两个主要方面，前者指卵细胞的生命周期，后者指卵巢的功能单位——卵泡的形态学变化，而激素的分泌则反映其变化过程中的功能表现。以上各过程组成人类完整的生殖过程。

一、发生特点

卵巢肿瘤（ovarian tumors）是指发生于卵巢上的肿瘤。它是女性生殖器常见肿瘤之一。卵巢恶性肿瘤还是妇科恶性肿瘤中死亡率最高的肿瘤。卵巢肿瘤的种类繁多。其中最常见的有以下几种。

1. 上皮性肿瘤

上皮性肿瘤最常见，占卵巢肿瘤的 50% ~ 70%，其中以浆液性肿瘤最多见，其次为黏液性肿瘤。以其组织学及细胞学特点，它们各有良性、交界性（低度潜在恶性瘤）及恶性之分。上皮腺瘤占卵巢恶性肿瘤的 90%。

2. 生殖细胞肿瘤

生殖细胞肿瘤来源于胚胎时期的生殖细胞，约占卵巢肿瘤 25%，在生殖细胞肿瘤中，良性有成熟型囊性畸胎瘤（皮样囊肿），恶性有内胚囊瘤、未成熟畸胎瘤及无性细胞瘤等。

3. 性索间质肿瘤

性索间质肿瘤占卵巢肿瘤的 6%，主要有颗粒细胞瘤、卵泡膜细胞瘤及纤维瘤。

4. 继发性（转移性）肿瘤

继发性（转移性）肿瘤占 1% ~ 9%，最常见为来自胃肠道的转移癌，镜下可见印戒细胞，又称库肯勃瘤。

二、流行病学

卵巢肿瘤的发生与年龄、生育史、初潮年龄、绝经年龄及地区等因素相关。

1. 年龄特点

卵巢肿瘤可发生于任何年龄，上皮性卵巢肿瘤以成人为主，成人的卵巢肿瘤 70% ~ 80% 为上皮性肿瘤，而 20 岁以下患者的上皮性肿瘤仅占 17%，其交界性肿瘤也少见，有人报道上皮性肿瘤的发生率，＜ 9 岁者为 6.5%；10 ~ 13 岁者为 16%；14 ~ 17 岁者为 38%。青少年及年轻女性最常见的卵巢肿瘤是生殖细胞肿瘤，包括畸胎瘤、无性细胞瘤、内胚窦瘤、胚胎性癌及原发性绒癌，约占 60%，而成人仅占 20%。女性在出生时在其生命中某阶段患卵巢肿瘤的危险性为 6% ~ 7%，患卵巢恶性肿瘤的概率为 1.5%。虽然近年卵巢恶性肿瘤的基础研究及临床诊治方面均取得很大进展，但其 5 年生存率仍低于 40%，仍是妇科肿瘤中死亡率最高的恶性肿瘤。

2. 生育史

不孕妇女易患卵巢癌，随着妊娠次数的增多，患卵巢癌的机会逐渐降低。妊娠能降低发生卵巢癌危险的主要原因是因为妊娠期卵巢不排卵有保护作用。

3. 初潮年龄与绝经年龄

研究调查发现，月经初潮年龄在 18 岁以下者危险性约为 18 岁以后者的 2 倍。绝经年龄晚也在一定程度上影响卵巢癌的发生，但并未能达到统计学显著水平。

4. 地区因素

在全世界，卵巢癌高发地区是挪威，而发生率最低的是日本左贺县及大阪，我国卵巢癌的发病率略高于日本，但造成这一现象的确切原因不明，可能与人种、地区生活习惯有关。

5. 其他因素

精神因素对卵巢癌的发生和发展有一定的影响。性格急躁、长期的精神刺激可导致机体免疫监视系统受损，对肿瘤生长有促进作用。卵巢对香烟也很敏感，每天吸 20 支香烟的妇女，卵巢癌发病率高。

三、诊断

（一）临床表现

1. 症状

（1）胃肠道不适：患者可无任何不适。患者首发症状常常表现在胃肠道。部分患者因腹胀、胃纳不佳、饮食减少或明显消瘦而就医。若腹水出现，腹胀将更为明显，也可出现腹痛。卵巢癌主要表现为非特异性的症状，如表述不清的腹部不适感、消化不良及其他轻微的消化道不适等，可持续存在几个月之久。所以年龄在 40 ~ 70 岁的妇女，如果出现持续存在的、不能明确诊断的胃肠道症状，应高度怀疑卵巢肿瘤的可能性。

（2）腹部肿物：多数患者在晨起空腹膀胱充盈时自摸及下腹部肿物，但当肿物较小（≤ 7cm）时自己往往摸不到，必须依靠 B 超检查才能发现，定期做妇科检查确有必要。若肿物长势迅速或出现腹水者应高度可疑为恶性卵巢肿瘤。

（3）月经改变：大约 1/2 卵巢癌患者月经不正常，阴道有不规则出血。临床还发现卵巢功能不全者，如月经初潮推迟，绝经期提前；个别患者可有痛经。

（4）压迫症状：肿瘤不断地长大，会对周围组织产生相应的压迫症状，除以上症状加重外，还主要表现为腹胀、腹部肿块和腹水；盆腔的压迫症状，如尿频、肛门憋堵、下腹坠胀或大便不畅等不适。

（5）其他：如卵巢肿瘤发生蒂扭转、破裂及感染可出现急腹症等；晚期恶性卵巢肿瘤则表现为大网膜包块、肝脾大、消化道症状及消瘦、严重贫血等恶病质表现。

症状的轻重取决于：①肿瘤的大小、位置、侵犯邻近器官的程度，如压迫周围神经引起腹痛、腰痛或下肢痛，压迫盆腔静脉出现下肢水肿等。②肿瘤的组织学类型，如功能性肿瘤可分泌雌激素或雄激素等类固醇激素，引起幼女的性早熟，生育期女性的月经紊乱、阴道异常出血、不孕、男性化，绝经妇女的阴道出血等。③有无并发症，如肿瘤蒂扭转、破裂及感染转引起的急腹症等。

2. 体征

（1）肿瘤巨大时腹部膨隆，腹部可触及肿瘤，腹水多时可叩及移动性浊音。恶性卵巢肿瘤有时可在腹股沟、腋下或锁骨上触及肿大的淋巴结。

（2）妇科检查：较小的卵巢肿瘤（或 5cm）盆腔检查不易扪及，较大的卵巢肿瘤可能较易扪及。常规的妇科检查在卵巢癌的早期诊断中确诊率较低，但其仍是早期诊断盆腔肿瘤最实用的手段。应常规进行双合诊及三合诊，可在阴道后穹隆触及盆腔内质硬的不规则结节，肿块多为双侧，实性或半实性，表面凹凸不平，活动度差，伴有或不伴有腹水。晚期可呈“冰冻骨盆”状。若为功能性肿瘤，则可表现为生育期妇女的多毛、绝经妇女子宫及阴道黏膜不萎缩等。对于绝经＞ 3 年的妇女，若卵巢有任何可触及的包块，也不能除外卵巢肿瘤的可能性。

（二）辅助检查

1. 超声检查

目前，常用的超声方法有经腹超声、经阴道超声和经直肠超声。经腹超声扫描范围广泛，较大包块能见其全貌，但需充盈膀胱，肥胖患者清晰度差；经阴道超声扫描角度在 70° ~ 240°，聚焦范围为 6 ~ 10cm，清晰度明显提高；经直肠超声主要观察子宫颈及浸润宫旁组织的程度，有时也用于未婚患者腹部超声扫描欠清晰时。常用的超声种类有 B 超及彩色多普勒超声。

（1）B超：在早期卵巢癌的诊断中日益受到广泛的关注，现已成为诊断卵巢肿瘤的必要手段，可检查肿瘤的大小、部位、形态，肿瘤的形状（囊性或实性、囊内有无乳头）、肿瘤和子宫的关系及有无腹水等，临床诊断符合率＞90%，但是对于直径＜1cm的实性肿瘤不易测出。

卵巢恶性肿瘤的B超声像图主要为：①卵巢囊性肿块，肿瘤壁厚薄不均，内壁乳头状。②卵巢多房性囊肿，房间隔粗大，局部增厚。③合并囊内液浑浊，不清，漂浮物较多，多为囊内出血所致。④卵巢囊实性包块，回声杂乱无章。⑤实质性卵巢包块，菜花状，边界不清，欠光整，伴局部的暗区。⑥大网膜增厚，子宫表面及盆腔不光滑。⑦卵巢肿块伴有无其他原因的腹水。

（2）彩色多普勒超声：彩超常能测定卵巢及新生组织血流变化，发现广泛的肿瘤血管浸润及低阻性血流频谱，有助于诊断。卵巢恶性肿瘤的血流频谱特征为高速低阻型，阻力指数（RI），搏动指数（PI）＜1.0，该血流的分布与周围组织相比，血流更丰富、不规则及更明亮。

2. 电子计算机断层扫描（CT）与磁共振成像（MRI）

对小病灶识别性较敏感，可清晰的显示肿瘤，对判断肿瘤的大小、性质、部位、周围脏器的浸润及有无发生肝、肺及腹膜后淋巴结转移有重要意义。主要对术前临床分期有一定的帮助，并可检测手术后肿瘤持续存在的状态及是否有肿瘤复发，结合肿瘤标志物对治疗效果进行评估。

（1）卵巢癌CT图像：盆腔或下腹部囊实性不规则肿块，有结节状突起，腔内可见菜花状、手指状及乳头状等多种形态突起，囊壁厚薄不一，囊内间隔不规则增厚，肿瘤有缺血坏死区域。增强造影时，结节状、乳头状突起及不规则增厚的囊壁、实质性肿块可见明显增强效果，浆液性者少数囊壁及肿瘤实质区域有钙化，黏液性者无。黏液性形成腹膜假性黏液瘤，表现为下腹部低密度肿块，其内容物胶冻状、密度均匀，CT值略低于水，有明显的分隔及厚薄不均的囊壁。多合并有腹水。盆腹腔其他脏器转移可显示转移脏器边缘不清，有不规则软组织影，肝脏、脾脏内多发性占位。CT对于盆腔和腹膜后淋巴结有较好的显示。尚不能根据淋巴结的大小鉴别病变是属于恶性还是反应性增大，但目前仍不失为一种有用的临床手段。对于较小的病变CT不能分辨，结合病史淋巴结大于1.5cm视为异常。

（2）MRI：其对盆腔脏器显示的清晰程度高于B超及CT。肿瘤的形态学改变与CT检查所见类似。判断实性成分必须行增强扫描，增强后肿瘤实性部分明显增强。其对卵巢恶性肿瘤的定性诊断、分期的准确性、敏感性及特异性均较CT高。

卵巢癌MRI图像特点：①在T_1WI上见囊壁和囊内隔形态不规则，肿块内坏死区域表现为低信号，增强扫描后囊壁及囊内隔见强化，肿块者造影无强化。②在T_2WI上肿块显示为高信号或中信号，各肿块呈不同程度高信号。③MRI检查与CT检查一样，能发现腹水、腹膜种植灶、肿大的淋巴结及被直接侵犯的邻近脏器。

（3）X线：常用的有胸、腹部平片，胃肠道钡餐造影，盆腔血管造影等，对判断有无肠梗阻有诊断意义。胸部平片可以判断有无胸腔积液及肺转移，腹部平片检查已被B超检查取代。胃肠道钡餐造影能排除胃肠道的肿瘤，而且能明确肿瘤与胃肠道，尤其是回盲部、乙状结肠等部位的关系及浸润深度。盆腔血管造影是利用造影剂来显示盆腔内血管结构和分布特点，而提供间接的辅助诊断指标。卵巢恶性肿瘤血管造影常可显示出局部血管增多、粗细不均及走形紊乱等特征，但这些表现并不是卵巢恶性肿瘤的特异性变化，所以不能据此而确定卵巢恶性肿瘤的诊断。

3. 必要时选择以下检查

（1）系统胃肠摄片或乙状结肠镜：尤其是盆腔包块伴有下段胃肠道症状的绝经后妇女，必要时行胃镜检查，提供是否发生卵巢癌的转移或胃肠道原发性肿瘤的证据。

（2）肾图、静脉肾盂造影：分别可了解肾脏的分泌及排泄功能、了解泌尿系统压迫或梗阻的情况，除外邻近器官的病变。

（3）肝脏扫描或照相：了解肝脏转移或肝脏肿物。

（4）放射免疫显影和 PET 检查：均有助于对卵巢肿瘤的定性及定位诊断。

4. 肿瘤标志物

目前尚无任何一种肿瘤标志物为某一种独特肿瘤所专有，各种类型的卵巢肿瘤具有相对较特殊的标志物，用于辅助诊断及病情监测。

（1）癌胚抗原 125（CA125）：CA125 是从卵巢浆液性癌细胞株 OVCA433 得到的抗原，其相应的单抗为 OC125。分子量＞ 20 万，是一种大分子多聚糖蛋白。其正常值＜ 35kU/L（酶免疫法）。

临床意义：①约 80% 卵巢上皮癌患者 CA125 高于正常水平。90% 以上的卵巢癌患者 CA125 水平的高低反映了病情缓解或恶化的程度，尤其对浆液性腺癌更具有特异性。故 CA125 用于判断卵巢癌疗效，是预测肿瘤复发的重要指标。卵巢浆液性腺癌患者，在满意的肿瘤细胞减灭术后 CA125 水平迅速下降至正常；若 CA125 迟迟未降至正常或下降＜ 60%，提示体内肿瘤残存较大，化学治疗治愈的可能性小，应考虑再次手术；在肿瘤复发时，CA125 水平的升高较临床或影像学诊断提前 3 ~ 4 个月出现。CA125 半衰期可作为反映化学治疗敏感性的指标，CA125 半衰期短，则表示体内肿瘤残存小或对残存肿瘤对化学治疗敏感，预后好。联合 CA125 与 CA125 半衰期优于单纯测定 CA125 水平。②其他卵巢癌 CA125 升高较低，甚至无升高。Jacobs 等认为，绝经妇女人群中的水平在 30U/mL，卵巢恶性肿瘤Ⅰ期患者 CA125 阳性率仅在 50% ~ 60%，所以作为卵巢癌的早期诊断的筛查是无意义的。

（2）糖链抗原 19-9（CA19-9）：CA19-9 是用人结肠癌细胞株免疫 BALBC/C 鼠，并与骨髓瘤进行杂交所得的单克隆抗体，该抗体能与这一类肿瘤相关的糖类抗原起反应，该抗体所识别的肿瘤相关抗原，即为 CA19-9。免疫放射度量分析（IRMA）法与酶放大免疫法（EMIT）正常参考值均小于 37.0U/mL。

CA19-9 为胰腺癌的首选标志物，但是卵巢上皮性肿瘤也有 37% ~ 53% 的阳性表达，卵巢黏液性囊腺癌 CA19-9 阳性表达率可达 76%，而浆液性肿瘤则为 29%，卵巢良性肿瘤的灵敏度为 20%。

（3）癌胚抗原（CEA）：CEA 是一种酸性糖蛋白，编码基因位于 19 号染色体，是由 29

个分离基因组成的基因家族，分子量 20 万，胚胎期在小肠、肝脏及胰腺合成。其基因表达至成人被抑制，仅表达于被致癌物、病毒激活及免疫监视机制失控时。

CEA 为广谱肿瘤标志物，对卵巢上皮性肿瘤较敏感，特别是在卵巢黏液性囊腺癌时阳性率为 32.5%，平均血清水平为（97.8 ± 20.4）pg/L，均高于卵巢浆液性肿瘤（$P < 0.01$），故 CEA 是诊断卵巢黏液性囊腺癌较好的肿瘤标志物，血清 CEA 水平与卵巢肿瘤手术分期、组织学分期、病理学类型及患者预后均呈正相关性。实验室检测结果，卵巢黏液性良性肿瘤 CEA 阳性率为 15%，交界性肿瘤为 80%，而恶性肿瘤可为 100%。血浆 CEA 水平持续升高的患者常发展为复发性卵巢癌，且生存时间短。虽然 CEA 与卵巢癌有某些关联，但与其他肿瘤标志物相比，特异性较差，所以对卵巢癌的诊断意义不大，其主要意义在于它对术前 CEA 水平高的患者可进行治疗中的检测及治疗后的观察。

（4）组织多肽抗原（TPA）：TPA 是癌胎儿蛋白，存在于癌组织细胞质膜及细胞质小胞体内的单链多肽，是分子量为 40kD 的蛋白，与细胞的增殖分裂有关，在增殖细胞的有丝分裂期分泌旺盛。酶联免疫法健康人 95% 可信区间上限值为 1.28ng/mL（90U/L）。

TPA 是一种非特异性肿瘤标志物，广泛存在于多种器官来源上皮性肿瘤中，特异性较低。在卵巢癌的血清检出率达 67% ~ 85%，与 CA125 相比，卵巢黏液性囊腺癌阳性率相对高，约为 66%，因此两者结合有助于判断肿瘤来源及性质。有研究发现，动态监测 TPA 有利于判断卵巢癌的预后和转归，是监测恶性肿瘤是否复发的良好指标。

（5）糖链抗原 54/61（CA54/61）：CA54/61 是用两个人的肺腺癌细胞株免疫制备的单抗 MA54 和 MA61 识别的抗原。正常（参考）值为 12U/mL。卵巢癌阳性率分别为 61.2% 和 50.4%，而在黏液性腺癌中阳性率更高，可达 75.0% 和 64.4%，阳性率高于 CA125。与以浆液性癌升高明显的 CA125 联用可将阳性率提高到 85%，故应进行 CA54/61 和 CA125 的联合检测。

（6）糖链抗原 72-4（CA72-4）：CA72-4 或称肿瘤相关糖蛋白 72（TAG72），是从乳腺癌的肝转移灶中得到的一种与 CEA、CA125、CA19-9 和 CA153 均不相同的肿瘤相关糖蛋白。其分子量＞ 100 000，属于黏蛋白类癌胚抗原。正常（参考）值＜ 6U/mL。

卵巢上皮性癌的敏感性为 42%，特异性高达 99%。目前普遍认为 CA72-4 是检测卵巢黏液性囊腺癌较好的肿瘤标志物。其在卵巢交界性黏液性囊腺癌中阳性也较高，与 CA125 联合检测能提高卵巢癌初次诊断的敏感性和特异性。

（7）NB70/K：NB70/K 是用人卵巢癌相关抗原制备出的单克隆抗体，正常值＜ 5OAU/mL（单克隆抗体放射免疫分析法）。对卵巢上皮性肿瘤敏感性可达 70%。早期卵巢癌患者 50% 血中可检出阳性。实验证明，NB70/K 与 CA125 的抗原决定簇不同，在黏液性囊腺瘤也可表达阳性，因此在临床应用中可互补检测，提高肿瘤检出率，特别利于对卵巢癌患者进行早期诊断。

（8）甲胎蛋白（AFP）：AFP 是由胚胎肝细胞及卵黄囊产生的一种糖蛋白，属于胚胎期的蛋白产物，但出生后部分器官恶性病变时可以恢复合成 AFP 的能力，如肝癌细胞和卵巢生殖细胞肿瘤都有分泌 AFP 的能力。由 590 个氨基酸组成，分子量为 6.9kD，含糖 4%（放射免疫分析法）。

临床意义：①对卵黄囊瘤具有特异性价值，该瘤患者血清中AFP含量极高。动态观察AFP水平有助于对卵黄囊瘤患者疗效的评估，协助判断预后与诊断复发。②卵巢未成熟型畸胎瘤、混合性无性细胞瘤及睾丸胚胎性肿瘤等含卵黄囊成分者，AFP也有增高，有协助诊断的意义。

（9）人绒毛膜促性腺激素（HCG）：随着对HCG分子结构的进一步深入研究，发现其为一总体名称，血清中的HCG包括规则HCG、缺刻HCG、规则游离HCG、缺刻游离HCG、β－核心片段和β－核心片段－蛋白复合物等。目前研究认为检测总β–HCG对监测滋养细胞肿瘤较为理想。正常参考值为非妊娠时血清β–HCG＜3.lg/L（放射免疫分析法），尿HCG＜312U/L（酶联免疫吸附分析法）。

临床意义：①卵巢原发绒癌能分泌大量的HCG。②含有绒癌成分的胚胎癌HCG升高。

（10）性激素：卵巢性索间质肿瘤中有部分类型具有分泌类固醇激素功能，因此性激素可作为具有类固醇激素分泌功能的卵巢肿瘤的标志物。

临床意义：①雌激素升高见于：卵巢颗粒细胞瘤及卵泡膜细胞瘤可产生较高的雌激素；浆液性、黏液性和Brenner瘤有时产生一定量的雌激素。②分泌雌孕激素：环管状性索间质肿瘤。③雄激素：约3/4的支持－间质细胞瘤、硬化性间质肿瘤。

（11）碱性磷酸酶（ALP）：ALP为一组在碱性环境中能够水解磷脂的正磷脂单脂磷酸水解酶。通过电泳ALP分出6～7个同工酶，根据器官特异性可分为肝型ALP、小肠型ALP、胎盘型ALP（PALP）及精原细胞型ALP四型。妇科恶性肿瘤主要是PALP升高，其中卵巢浆液性囊腺癌阳性率达80%。因此，联合测定PALP与CA125能提高卵巢上皮癌的诊断率。

（12）乳酸脱氢酶（LDH）：LDH能可逆地催化乳酸氧化为丙酮酸，该催化反应是无氧糖酵解的最终产物。此酶广泛存在于机体各组织细胞胞质中。LDH催化乳酸和丙酮酸之间的可逆性反应，正反两个方向的反应均能检测。因许多组织的LDH含量均较丰富，引起升高的疾病很多，故LDH特异性不强。可用于卵巢上皮癌和卵巢生殖细胞肿瘤的检测，且还可对卵巢无性细胞瘤进行病情监测。

（13）端粒酶（TLMA）：TLMA是一种能够催化延长端粒末端的核糖核蛋白，由RNA和相关蛋白质组成，它能够以自身携带的RNA为模板，反转录合成端粒DNA并添加于染色体末端，从而维持端粒长度的稳定。卵巢癌、卵巢低分化肿瘤及有淋巴结转移者，端粒酶活性显著提高，还发现端粒酶活性与卵巢上皮性癌发展及蔓延相关，至今尚未发现端粒酶活性与肿瘤分期、浸润深度及DNA成分相关。

5. 流式细胞仪

细胞DNA测定流式细胞术（FCM）方法通过流式细胞仪分析DNA直方图了解肿瘤DNA含量。卵巢恶性肿瘤DNA含量与肿瘤的组织学分类、分级、临床分期、复发及生存率相关。

6. 腹水或腹腔冲洗液的细胞学检查

直接经腹或阴道后穹隆穿刺。对诊断有帮助。CA125检测主要对卵巢上皮性肿瘤，AFP对内胚窦瘤、绒毛膜促性腺激素对绒毛膜癌的诊断和预后估计有重要参考价值。目前认为以获得细胞块或腹水的细胞学涂片进行腹腔穿刺是没有必要且有害的，50% 的卵巢癌的腹水标本中常不能发现肿瘤细胞，且穿刺有可能导致尚局限于囊肿内的恶性肿瘤细胞扩散。

7. 腹腔镜检查

腹腔镜检查是集诊断与治疗为一体的方法。临床意义：①可用于盆腔肿块、腹水、腹胀的可疑卵巢恶性肿瘤患者的明确诊断。②良性卵巢肿瘤及早期卵巢癌的手术治疗。③术前放腹水或腹腔化疗，进行术前准备。④若肿瘤过大达脐耻中点以上、腹膜炎及肿块粘连于腹壁不宜进行此检查。

四、鉴别诊断

良性卵巢肿瘤体积不大时多无症状，妇科检查尤其双合诊及三合诊，一般不难发现在子宫一侧或双侧而不是子宫的肿物，未婚妇女可作肛查。困难情况时，借助于超声检查、CT 扫描，或者必要时通过腹腔镜检，均有助于诊断，而重要的是如何鉴别诊断。

1. 非卵巢肿瘤的鉴别

（1）卵巢瘤样病变：最常见的是滤泡囊肿，多囊卵巢及黄素囊肿，以单侧为多，壁薄直径很少大于 5cm。黄素囊肿有时体积也可较大，多并发于葡萄胎（16.8% ~ 59.5%）、侵蚀性葡萄胎（20.8%）或绒癌，此时血 HCG 阳性，有时不易下降，多囊卵巢直径不大，常是双侧卵巢增大，多伴有闭经。

（2）盆腔炎性肿物：多有盆腔炎病史，或者经过急性或亚急性盆腔炎后，形成炎性肿物甚至脓肿。输卵管积水可能由于病程长，症状轻，炎症病史常不十分清楚。检查时外形椭圆，壁薄，有压痛，活动度略差于卵巢肿瘤。若已形成输卵管脓肿，则压痛明显，伴有体温升高，白细胞计数高。均应手术切除。

（3）子宫肌瘤：浆膜下子宫肌瘤，尤其是已形成蒂，或者肿瘤有继发变性的红色退变或囊性变时，不易与卵巢肿瘤鉴别。除肿瘤多伴有月经症状外，子宫常增大。检查时肿瘤还随宫颈及宫体移动，与子宫关系密切，抑或有蒂也不如卵巢肿瘤蒂长，必要时可用探针探宫腔，明确大小及方向，B 超多可协助诊断。

（4）妊娠子宫：早期妊娠时，子宫增大变软，峡部更软。检查时甚至感觉子宫体与子宫颈不相连，易将宫体误诊为卵巢囊肿，而将宫颈误诊为整个宫体。详细了解病史，有无停经及早孕反应，不难鉴别，必要时可查 HCG 或做 B 超。中期甚至晚期妊娠的巨大子宫，有时因病史不明，也会误诊为巨大卵巢肿瘤，认真做腹部检查，监测胎心，或必要时做 B 超，有助鉴别。

（5）充盈膀胱：妇科检查前未排空尿，或者其他原因引起慢性尿潴留，而患者又自述能排尿，常会造成误诊。检查时一定注意先排空尿，必要时可导尿后再做检查。

2. 卵巢恶性肿瘤鉴别诊断

（1）非卵巢恶性肿瘤引起的腹水：包括肝硬化或结核性腹膜炎等。转移至卵巢的恶性肿瘤，也可伴发腹水，如 Krukenberg 瘤或乳腺癌等。要注意过去病史及全身检查，如大便潜血，血清肿瘤特异性标志，必要时做胃镜、乙状结肠镜或肠系造影等。

（2）子宫内膜异位症：虽然盆腔或后穹隆也可触及结节，但多有痛经史而无恶病质、低热及消瘦等。B 超、CT 等有时均不易鉴别，且血清 CA125 均可阳性，必要时可做腹腔镜检，协助鉴别诊断。

（3）生殖器结核：患者可有低热、消瘦及食欲不振等症状，类似恶性肿瘤的恶病质，但多有不孕或其他部位结核病史，常有月经过少或闭经，盆腔检查也可触及包块或后穹隆有结节，肿瘤标志物检查多阴性。有时需短时间抗结核治疗观察疗效，必要时甚至开腹探查，根据病理检查结果确定诊断，其他如 B 超、CT 或 RII，也可有助于鉴别诊断。

（4）非卵巢的生殖器恶性肿瘤：子宫内膜癌转移卵巢前已述及与原发卵巢内膜样癌的鉴别。妊娠性绒癌常伴发黄素囊肿，鉴别不困难；如转移卵巢其原发灶在子宫的症状多表现明显，而原发卵巢绒癌比较少见，子宫中多无病变。病史也不相同，子宫绒癌多有葡萄胎或前次妊娠史如流产、早产或宫外孕等。输卵管癌与卵巢癌有时不易鉴别。前者可能有阴道分泌物增多或不规则出血史，但由于部位相近，常互相侵及，形成输卵管卵巢的癌性肿块，有时需病理检查方能辨明何者为原发，治疗均以手术为主。

（5）盆腔非生殖器肿瘤：腹膜后肿瘤有来自间叶组织的脂肪瘤，来自神经组织的神经纤维瘤等。做妇科检查时应注意其位置与子宫的关系，部位多较高，贴于后壁，比较固定。肠系膜恶性肿瘤活动度较差，一般较硬，但变性坏死时即呈囊性感。血清肿瘤标志物的检测及单抗 RII 等，均可有助于鉴别诊断。

（6）原发腹膜浆液性乳头状癌：其临床表现及病理均非常相似，且肿瘤标记物 CA125 也阳性。在术时常发现卵巢正常而腹膜面有大量癌组织，或在卵巢表面有少量癌组织，或侵及子宫周围及后穹隆等处。病理检查时应注意卵巢间质有无癌。原发腹膜浆液性乳头状癌诊断标准：①卵巢无癌。②或只卵巢表面有癌但无皮质下浸润。③或侵犯卵巢表面皮质下间质小于 5mm × 5mm。④或侵犯卵巢实质小于 5mm × 5mm，表面有或无癌。治疗与卵巢癌相同。

（7）幼少女卵巢肿瘤：幼少女卵巢肿瘤是指出生后至 16 岁之间所发生的卵巢肿瘤，约占此段年龄组所有肿瘤的 1%，但在生殖系统恶性肿瘤中却最常见。由于幼女时期卵巢多位于腹腔内，故常见症状为腹腔内肿物或腹痛，加以盆腹腔部位均较小，肿物牵扯腹膜并增加邻近器官压力，更增加了腹痛的原因。约 10% 患者有性早熟征，如乳晕色素增加、乳房过早发育、阴道分泌物增加、阴道不规则出血或阴毛生长过早等。这些症状常在激素分泌肿瘤切除后，全部消失。在幼女做肛门检查时，如不能自肛门触及肿物，并不能排除卵巢肿瘤，因此时肿瘤多位于腹腔内。应注意与多囊肾、神经母细胞瘤及 Wilm 瘤等鉴别；急腹痛时应与阑尾炎鉴别。

五、治疗

（一）卵巢上皮性肿瘤的治疗

1. 卵巢良性上皮性肿瘤的治疗

（1）开腹手术。

1）肿瘤剥除术：适用于保留生育功能的妇女。卵巢良性上皮性肿瘤均选择手术治疗，手术治疗时宜选择下腹正中或旁正中探查切口，首先留取腹水或腹腔冲洗液，必要时行腹腔细胞学检查，继而行肿瘤剥除术（必要时行附件切除术），送快速冰冻病理学检查确诊。如果结果为恶性，按照恶性肿瘤治疗原则扩大手术范围。

2）附件切除术：适用于 50 岁以下不需保留生育功能者，或围绝经期妇女，以及可疑肿瘤破裂的患者。

3）子宫及双附件切除术：适用于绝经后妇女，有乳腺癌、直肠癌和卵巢癌家族史，以及不需保留生育功能的妇女。

（2）腹腔镜手术：要严格掌握适应证，建议在有条件的医疗机构实施。手术要由有经验的医师在做好开腹手术的准备下实施，手术中应保证完整切除并取出肿物，避免囊液流入盆腹腔，并保留足够的组织送病理检查。

注意：对于可疑为良性黏液性卵巢肿瘤患者，由于不能将病灶切除干净，可造成盆腹腔广泛种植，不宜行腹腔镜手术。

2. 卵巢交界性上皮性肿瘤的治疗

（1）手术治疗：初始治疗——希望保留生育功能者，任何期别都可在全面分期后接受保留生育功能的手术。手术后，病理检查未发现浸润性种植者，可观察；如果发现浸润性种植，可观察或参照上皮性卵巢癌进行治疗。分期手术时切除淋巴结和大网膜的目的在于明确分期，并不改善患者的预后。

分期不完全的交界性肿瘤：无生育要求：无浸润性种植，可行全面分期手术或观察；有浸润性种植，可行全面分期手术，或观察或参照上皮性卵巢癌治疗。有生育要求：无浸润性种植（或无法确定有无浸润性种植），可观察或行保留生育功能的分期手术；有浸润性种植，可选择：行保留生育功能的全面分期手术（2B 级证据），观察（2B 级证据），或按照上皮性卵巢癌进行治疗（2B 级证据）。

多数文献报道，保守性手术与切除子宫和双卵巢的根治性手术结局相似，均预后良好。行肿瘤剥除手术患者有较高的复发率，为 12% ~ 58%，而切除患侧卵巢后复发率则较低，仅 0 ~ 20%。究竟做囊肿剥除手术与单侧附件切除手术孰优孰劣尚待研究。对于双侧交界性卵巢肿瘤，只要有正常卵巢组织存在，即可进行肿瘤切除而保留生育功能。临床上对于双侧卵巢交界性上皮性卵巢肿瘤的患者是否也可行保留生育功能的手术呢？双侧卵巢交界性上皮性卵巢肿瘤发生率约为38%。有学者认为只要肿瘤无外生乳头、无浸润种植及有正常卵巢组织存在即可考虑进行肿瘤剥除的保留生育功能手术。但对于临床期别较晚的患者仍要慎重保留生育功能，在保证疗效的前提下保留生育功能是需仔细斟酌的。复发患者仍可考虑行保留生育功能手术。

近年来对于早期交界性肿瘤的手术可通过两种方式来进行，即开腹和腹腔镜手术。随着腹腔镜技术的不断发展，对于有经验的腹腔镜医师是安全的、有效的诊治工具。对于囊性成分为主、体积较小的交界性卵巢肿瘤可通过腹腔镜施术，而对于实性成分为主、体积较大的则以开腹手术为宜，腹腔镜手术后交界性肿瘤的复发是否等同于开腹手术尚有待进一步研究。卵巢交界性肿瘤的复发较晚，因此，需要有长期随访的资料方能说明。

手术注意事项：

1）手术中先留盆腹腔冲洗液。

2）仔细探查盆腹腔。包括肝、脾表面、膈下、肿瘤生长部位与周围组织的关系，明确解剖关系。

3）腹腔镜手术治疗应注意囊肿的破裂、囊内容物的溢出及部分的污染，术中用取物袋可尽可能避免肿瘤细胞在盆腹腔及腹壁切口的种植，一旦肿瘤发生破裂，用大量生理盐水冲洗盆腹腔。切口的保护，谨防肿瘤种植于切口。

4）术中注意保护输卵管，不随意钳夹输卵管；术中采用医用几丁糖凝胶及生物蛋白胶等防粘连，以利于术后生育。

（2）化学治疗：很多临床医师认为对于此类分裂很慢的细胞群，不论是放射治疗还是化学治疗都是收效甚微的，仅用于出现了腹水或者肿瘤的组织学形态有恶变，或者生长迅速的肿瘤才进行化学治疗。目前认为Ⅰ期或其他期别手术后无肿瘤残留者不需要进行化学治疗，有肿瘤残留者可以给予较缓和的化疗方案，如PC方案。

3. 卵巢恶性上皮性肿瘤的治疗

（1）手术治疗：手术是卵巢上皮癌的主要治疗手段，应是首选，卵巢上皮癌的治疗原则与确切分期密切相关，所以第一次手术对患者至关重要。

1）保守性手术：年轻患者要求保留生育功能，确属ⅠA期的（GJFIGO）患者，可行单侧附件切除术，进行或不进行对侧卵巢剖视。术后是否行化学治疗，一直存在争论，问题在于对化学治疗是否影响内分泌功能，能否妊娠，以及生育的下一代是否健康等。

2）治疗性手术：单纯手术很难完全治愈非早期的卵巢上皮癌，但手术仍是很重要的。手术治疗详述如下，全面的确定分期的剖腹手术（comprehensive staging laparotomy）包括：①腹部足够大的纵切口。②全面探查。③腹腔细胞学（腹水或盆腔、结肠侧沟及横膈冲洗液）。④大网膜切除。⑤全子宫和双侧附件切除。⑥仔细做盆腹腔探查及活检（粘连、可疑病变、盆腔侧壁、肠浆膜、肠系膜及横膈）。⑦盆腔及腹主动脉旁淋巴结清扫术（至肠系膜下动脉水平）。

初次肿瘤细胞减灭术（primary cytoreductive surgery；debulking surgery）：原则上对于初

次手术的患者，尽量在初次手术时切除一切可能切除的病灶。

（2）化学治疗：化学治疗是卵巢上皮性癌综合治疗的重要手段之一，其原因在于多数卵巢上皮性癌对化学治疗比较敏感，至少有一半的患者对化学治疗有良好的反应。卵巢上皮性癌常常在盆腹腔广泛种植，特别是细小癌灶，很难在术中切除干净，尚有亚临床转移的可能，须依靠化学治疗起到协同治疗的目的。有时卵巢肿瘤巨大且固定，术前化疗可增加手术机会和达到更加满意的减灭效果。

（二）卵巢生殖细胞肿瘤的治疗

良性生殖细胞肿瘤诊断明确首选手术治疗，年轻有生育要求者行卵巢肿瘤剥除术。年龄大于 40 岁无生育要求者可行卵巢切除或附件切除术。

恶性生殖细胞肿瘤仍以手术为主，化学治疗及放射治疗为辅。至今手术治疗的地位仍不能以其他治疗所替代，仍然是治疗的关键，可根据病变范围、年龄及生育要求采用单侧附件切除术，单侧附件切除加子宫切除术及肿瘤细胞减灭术等。现根据不同卵巢恶性生殖细胞肿瘤的类型阐述其具体治疗原则如下。

（1）手术治疗。

1）无性细胞瘤的手术治疗：大多数无性细胞瘤患者较年轻，手术范围应尽可能选择保留生育功能，做单侧附件切除术。

如有下列情况需慎重选择保守性手术：①患者为 XY 核型的两性畸形，为防止对侧发育不良的性腺再发肿瘤，应做双侧附件切除。②肿瘤已属晚期时需慎重选择保守性手术。③肿瘤为双侧时需慎重选择保守性手术。

2）卵巢卵黄囊瘤（内胚窦瘤）的手术治疗：范围应包括卵巢原发肿瘤、大网膜及盆腔内种植瘤切除，手术切除范围是否一定要包括淋巴结清扫，尚无一致意见。复发瘤分布较广而多，或是体积偏大仍要手术切除。

3）卵巢胚胎癌的手术治疗：卵巢胚胎癌生长迅速，早期即可向腹膜广泛转移，或通过淋巴道转移到腹主动脉旁淋巴结，晚期通过血行转移至远处器官。与其他恶性生殖细胞肿瘤一样，卵巢胚胎癌也应以手术结合化学治疗，进行综合治疗。对于需保留生育功能的年轻女性，如子宫和对侧卵巢无转移，可采用保留生育功能的手术。

4）卵巢未成熟畸胎瘤的手术治疗：卵巢未成熟畸胎瘤是恶性度很高的肿瘤，如若处理不当，病死率相当高。卵巢未成熟畸胎瘤的治疗原则：①首先应该进行肿瘤细胞减灭术。②手术后及早采取有效的联合化疗。

对于复发性肿瘤，应根据未成熟畸胎瘤恶性程度逆转的规律，结合不同的具体情况，制定不同的治疗方案。手术时应仔细探查，特别是横膈、肝脏表面及腹膜后淋巴结，以进行正确的肿瘤分期。肿瘤大多数为单侧性，且患者多年轻，故多主张作单附件切除，以保留生育功能。如无生育要求，且肿瘤为Ⅱ、Ⅲ期则可做双附件及子宫切除。由于大网膜为常见的转移部位，故不论肿瘤期别的早晚均做大网膜切除。是否常规性清扫腹膜后淋巴结尚无肯定意见。临床Ⅰ

期患者不一定做淋巴结清扫，Ⅱ、Ⅲ期最好做淋巴结清扫术。也有学者认为经探查淋巴结不增大，可不必清扫淋巴结。对于要求保留生育功能的患者，即使有广泛种植，也可保留健侧卵巢和子宫。

对于复发瘤仍以手术切除为主。如经临床检查无肿瘤复发迹象，不必考虑二次探查术。

5）保留生育功能手术的适应证：对于何种情况下适合施行保留生育功能的手术，迄今仍无明确观点。一般认为，对于年轻有生育要求的患者，除非对侧卵巢或子宫已受累，均可作为保守手术的对象。手术方式应采取一侧附件切除，而不宜行单纯肿瘤剥除。对于Ⅱ期以上患者，在切除一侧附件的同时，行包括大网膜切除和淋巴结清扫的细胞减灭术，以求尽可能将转移瘤切除。为术后化疗提供条件。

总之，恶性生殖细胞肿瘤是较为常见的妇科恶性肿瘤，该组肿瘤为高度恶性肿瘤，但对化学治疗敏感，且未成熟畸胎瘤可向良性逆转，故治疗效果有明显改善。切除单侧附件几乎成为青年、幼年及有生育要求的患者的常规术式。保留生育功能的手术可不受期别的限制，对Ⅰ期患者只切除患侧附件、大网膜及腹膜后淋巴结。Ⅱ、Ⅲ、Ⅳ期患者，如子宫和对侧附件正常，可行转移灶切除、大网膜和腹膜后淋巴结切除。保留子宫和对侧卵巢。

（2）化学治疗：恶性生殖细胞肿瘤对化学治疗十分敏感。根据肿瘤的分期、类型和肿瘤标志物的水平，术后可采用4～6个疗程的化学治疗。

（3）放射治疗：对于大多数恶性生殖细胞肿瘤不敏感，一般不需辅以放疗。但无性细胞瘤是一种对放射线高度敏感及放射治疗可治愈的肿瘤，手术后放疗，可使生存率达100%。但由于无性细胞瘤多为年轻患者，盆腔放射治疗将影响生理及生育功能。因此，放射治疗的作用受到了一定的局限。但对无生育要求而肿瘤又为晚期的患者，或有远处转移者仍具有重要价值。许多患者经放射治疗仍可获得痊愈。

（三）卵巢性索间质肿瘤的治疗

1. 良性卵巢性索间质肿瘤

（1）未生育者：行患侧附件切除术，术后辅以顺铂为主的化疗方案。

（2）已生育，年龄在40岁以上者：行全子宫双附件切除术后辅以顺铂为主的化疗方案。

2. 恶性卵巢性索间质肿瘤

（1）手术治疗。

多有激素刺激症状。多数性索间质肿瘤（如纤维瘤、泡膜细胞瘤及支持细胞瘤等）是良性的，应按良性卵巢肿瘤处理。有些是低度或潜在恶性的（如颗粒细胞瘤、间质细胞瘤及环管状性索间质肿瘤等）。

（2）化学治疗。

1）化学治疗适应证：①高危Ⅰ期患者：a. 核分裂象高（510/10HPF）：核分裂象高说明肿瘤细胞生长活跃，恶性度较高，预后较差。b. 细胞分化差。c. 肿瘤包膜破裂。d. 腹腔细胞学阳性。e. 肿瘤较大（直径＞10cm）：肿瘤较大时，即使细胞分化较好，亦应考虑化学治疗，因根据局部切片作出的细胞学分级判断有时难以反映整个肿瘤的情况。且肿瘤较大时，往往病程较长，肿瘤发生潜在转移的机会高。f. 年龄大于 40 岁。对高危 I 期患者，化学治疗可作为术后辅助治疗以预防复发。通常于术后补充化疗 4 个疗程。②中、晚期和复发者：对能彻底手术的中、晚期和复发患者，术后化疗可预防复发，对手术不理想或不能手术的患者，进行化学治疗有助于延长生命、减轻痛苦。通常于术后补充化疗 6 ~ 8 个疗程。对低危的 IA、IB 期颗粒细胞瘤，不需行术后化疗，因预后良好、复发率低，纵使复发，往往 5 ~ 10 年后才出现。

2）常用的化疗药物及方案：卵巢性索间质肿瘤对化学治疗较敏感，多选用以铂类为主的化疗方案（PAC、PVB 及 PEB 方案），BVP 方案和 BEP 方案为目前治疗卵巢性索间质肿瘤的首选方案，具体方案同前所述，共用 6 个疗程。两者疗效相近，对中、晚期和复发患者总的有效率为 66% ~ 93%，其中 CR 55%，PR 27%，且完全缓解病例均生存达 5 年以上。

（3）放射治疗。

术后放射治疗对于残余瘤、转移瘤的患者有辅助治疗作用，而对于处于早期且又年轻的患者不必进行放射治疗。颗粒细胞瘤对于放射治疗，虽然不似无性细胞瘤那样敏感，但与其他上皮性肿瘤相比，尚有一定的治疗效果。尤其是对于肿瘤封闭、盆腔固定，难以实施较彻底手术者，放射治疗更具意义。对于术后、化学治疗后的患者，放射治疗亦是有益的综合治疗手段。

（四）卵巢转移性肿瘤的治疗

如患者全身情况许可时，应积极手术。妇科手术范围因人而异，一般情况下行全子宫及双附件切除术，大网膜可做部分或横结肠以下切除；如患者身体情况差，或术中发现腹部已广泛转移，可行双附件切除术；原发灶也可切除，若原发灶已切除但有盆腔局限转移者，可做全子宫加双附件切除，同时尽可能切除盆腔转移瘤。术后根据原发瘤选用适当的化学治疗和（或）放射治疗。

（1）胃肠道癌转移卵巢妇科手术后，根据原发癌的部位、性质，可选用适当的抗癌药进行化学治疗。对胃肠道转移至卵巢的癌肿常用氟尿嘧啶（5–FU）、丝裂霉素（MMC）及顺铂（DDP）等化疗方案。胃肠道癌转移至卵巢，预后很差，即使术后加化学治疗也难以达到理想的效果。

（2）乳腺癌转移卵巢文献报道约 1/5 的乳腺癌患者有卵巢转移癌。乳腺癌有指征者术后化疗或用他莫昔芬治疗有一定的效果。

（3）女性生殖道癌转移女性卵巢生殖道癌转移至卵巢的治疗原则是积极治疗原发癌，根据患者情况、病灶范围等可选用化学治疗或放射治疗。

（4）恶性黑素瘤转移卵巢十分罕见，通常已经广泛播散，为缓解腹部或盆腔疼痛，治疗出血或扭转，应手术切除肿瘤。

（5）淋巴瘤和白血病侵犯卵巢通常为双侧受累，约有 5% 的霍奇金病患者发生卵巢的淋巴瘤受累，但常发生于疾病晚期。Burkitt 淋巴瘤患者的卵巢受累非常常见，其他类型的淋巴瘤累及卵巢次之，白血病患者的卵巢浸润不常见。一旦发生，应请血液肿瘤科医师会诊，决定下一步治疗。通常情况下，治疗方法与淋巴瘤或白血病的治疗基本相同，切除增大的卵巢肿瘤可以使患者感到更加舒适，也可以提高患者对术后化疗的反应。

（五）复发瘤的处理

对于复发的患者治疗的目的是为了改善患者的生存质量。再次手术只对较年轻的患者有效，多数只能缓解症状。对于恶性生殖细胞肿瘤、性索间质肿瘤和交界性肿瘤的复发，应积极再次手术切除。由于化学治疗的严重反应，要尊重患者的选择，考虑患者的生活质量。不主张在骨髓或周围造血干细胞缺乏保护，或肝肾功能有损害的情况下，给患者大剂量化疗。放射治疗可以用来治疗局部复发和缓解局部症状。必须给患者以精神支持。

六、随访与监测

卵巢癌易于复发，应长期随访与监测。随访和监测内容有：①临床症状、体征、全身及盆腔检查，强调每次随诊盆腔检查的重要性。②肿瘤标志物：CA125、AFP及HCG等。③影像检查：B超、CT及MRI（有条件者）。④正电子发射显像（PET）（有条件者）。⑤类固醇激素测定：雌激素、孕激素及雄激素（对某些肿瘤）。⑥二次探查术。⑦术后随访：术后第1年，每月1次；术后第2年，每3个月1次；术后第3年，每6个月1次；术后3年以上者，每年1次。

第二节　卵巢上皮性肿瘤与生殖医学

一、卵巢上皮性肿瘤概述

（一）卵巢良性上皮性肿瘤

卵巢良性上皮性肿瘤占卵巢肿瘤的75%，多数呈囊性，表面光滑，边界清楚，可活动。

常见类型：①浆液性囊腺瘤：约占卵巢良性肿瘤的25%，常见于30～40岁患者。以单侧为多。外观呈灰白色，表面光滑，多为单房性，囊壁较薄，囊内含淡黄色清亮透明的液体，有部分病例可见内壁有乳头状突起，群簇成团或弥漫散在，称乳头状浆液性囊腺瘤。乳头可突出囊壁，在囊肿表面蔓延生长，甚至侵及邻近器官，如伴有腹水者，则多已发生恶变。②黏液性囊腺瘤：占卵巢肿瘤的15%～25%，最常见于30～50岁。多为单侧。肿瘤表面光滑，为蓝白色，呈多房性，囊内含藕粉样黏液，偶见囊壁内有乳头状突起，称乳头状黏液性囊腺瘤，囊壁破裂，瘤细胞可种植于腹膜及内脏表面，产生大量黏液，称腹膜黏液瘤。

（二）卵巢交界性上皮性肿瘤

卵巢交界性上皮性肿瘤（borderline ovarian tumor，BOT）是较为特殊的卵巢肿瘤，也称为卵巢上皮性低度潜在恶性肿瘤，占卵巢恶性肿瘤的10%～15%。由于其不同于卵巢良性上皮性肿瘤，也不同于卵巢上皮性癌，FIGO认定这一类特殊的肿瘤后，对其命名、诊断和治疗的诸多问题一直以来存在争议。因患者发病年龄早、预后较好，近年来保留生育功能手术逐渐成为年轻患者的主流治疗方式。

常见类型：病理学上常见的有浆液性、黏液性及子宫内膜样低度潜在恶性肿瘤。镜下有以下特点：①覆盖乳头的上皮有分层。②有覆盖乳头的上皮形成，显微镜下呈乳头样突起或丛状突起。③上皮间质多晶。④细胞具有不典型性。⑤有丝分裂活跃。⑥无间质浸润。必须至少符合上述标准达两条才能诊断。

（三）卵巢恶性上皮性肿瘤

卵巢恶性上皮性肿瘤发生率虽在女性生殖系统恶性肿瘤中居第2位或第3位，但其死亡率已跃居首位。

常见类型：病理学上常见的有浆液性、黏液性和子宫内膜样卵巢癌。大多数卵巢癌患者早期无症状，即使出现一些症状，也通常模糊和非特异性，主要表现为食欲下降、乏力、腹部不适及体重减轻等，患者不易察觉，容易误为普通内科疾病而延误就诊。盆腔包块和腹水是卵巢癌最重要和最常见的两个体征。如果患者盆腔内有一个实质性、大小不规则、活动度差或固定的包块，就应该高度怀疑有卵巢癌的可能性。此外，若患者上腹部出现转移性包块或腹水，则几乎可以明确诊断为卵巢癌。

二、卵巢上皮性肿瘤与不孕

（一）卵巢上皮性肿瘤发生不孕的机制

1. 卵巢良性上皮性肿瘤发生不孕的机制

女性卵巢是卵子发育、成熟及排出的基地，各个不同阶段的卵泡均在卵巢皮质，若卵巢遭受到破坏，使卵子发育、成熟及排出发生障碍，均可导致不孕。一般说来，卵巢上皮性良性肿瘤在以下情况时可引起不孕症。

解剖方面，卵巢上皮性良性肿瘤生长过快、过大时，可以影响卵巢的血运和排卵。合并感染时与周围组织粘连，使排卵受阻，或输卵管伞端捡拾卵子受阻，使受孕率降低；合并蒂扭转时患侧卵巢、输卵管扭转、坏死，使得自然生育概率降为原来的一半。术后盆腔粘连也可由于卵巢、输卵管粘连，导致排卵、拾卵障碍而致不孕。功能方面，卵子的数量和质量可能产生异常，这将影响精子的活动、储存、成活和获能而导致不孕。卵巢上皮性良性肿瘤可能导致子宫内膜内环境不正常，从而导致了受精卵种植的失败及妊娠的终止。

2. 卵巢交界性肿瘤及恶性肿瘤发生不孕的机制

卵巢交界性肿瘤本身可能影响卵巢功能，导致不孕。因肿瘤切除卵巢可影响生育。

（二）卵巢良性上皮性肿瘤合并不孕的治疗

1. 手术指征

卵巢上皮性良性肿瘤大于5cm，持续半年未消失应手术。可选择腹腔镜治疗，如无腹腔镜条件时也可开腹施术。

2. 手术时间

卵巢肿瘤一经确诊，应手术治疗。避开月经期施术，由于月经期盆腔充血，手术时易发生出血和感染。

3. 手术方式

为保留患者生育功能，对于年轻、单侧良性肿瘤患者应行患侧卵巢囊肿剥出术，尽可能保留正常卵巢组织和对侧正常卵巢组织；即使双侧良性囊肿，也应争取行囊肿剥出术，保留正常卵巢组织。对于对侧卵巢肉眼观察未见异常时不做常规剖检。

4. 手术注意事项

手术时尽可能保留正常的卵巢组织，不轻易切除患侧附件；术中注意保护输卵管，不随意钳夹输卵管；术中采用医用几丁糖凝胶及生物蛋白胶等防粘连，以利于术后生育。

（三）卵巢交界性肿瘤合并不孕的治疗

根据国际妇产科联盟（FIGO）分类，适合保留生育功能的卵巢上皮性肿瘤包括交界性肿瘤。

（1）一般治疗：保留生育功能患者术后不孕的治疗包括测基础体温、检测性系列及监测卵泡等。

（2）宫、腹腔镜检查：明确有无子宫内膜原因致不孕，明确双侧输卵管是否通畅。

（3）助孕技术：包括供精者人工授精和丈夫精子优化后人工授精。授精的方式有经阴道授精、宫腔内受精、体外受精－胚胎移植及配子输卵管内移植；显微授精技术，如透明带部分分离术、透明带下显微镜授精、胞浆内精子注射、显微授精和辅助性孵化技术等。

（4）化学治疗：对于卵巢交界性上皮性卵巢肿瘤患者进行了保留生育功能手术后是否需要化学治疗尚存在争议。有报道晚期患者化学治疗有意义，也有报道化学治疗并不能延长生存期。但总体上大多数学者认为对于下列情况应予以化学治疗：①晚期、肿瘤巨大并广泛种植。②肿瘤有外生乳头。③病理提示有复发高危因素包括非浸润种植、DNA多倍体及多核异型等。④腹腔积液。⑤血清CA125明显升高。化学治疗对生殖功能的影响同卵巢恶性上皮性肿瘤内容。

（四）卵巢恶性上皮性肿瘤合并不孕的治疗

对于年轻的且有生育要求的卵巢上皮性恶性肿瘤患者，在不影响存活率的情况下，建议对其进行保留生育功能治疗。由于卵巢上皮性癌的浸润性和致死性均高于交界性卵巢肿瘤，对于保留生育功能的治疗，还需针对安全性予以考虑。

保留生育功能的手术：根据国际妇产科联盟（FIGO）的分类，I A 期高分化的卵巢上皮癌可保留生育功能，在高度选择病例中，有时也可保留 I A 期中分化上皮癌患者的生育功能。Schilder 等报道保留生育功能的 I 期卵巢上皮癌患者预后很好，5 年存活率为 98%，10 年存活率为 93%，与根治性手术后相当，因此提示，对于这些患者行保留生育功能的手术是可行的。由于 I 期中分化或低分化患者的复发风险高，临床上约 15% 有隐匿性淋巴结转移，所以保留生育功能的手术仅适应于全面分期手术证实为 FIGO I 期的高分化卵巢癌患者。一般认为，对于卵巢上皮性癌施行保留生育功能（保留子宫和对侧附件）的手术应谨慎并严格掌握指征，必须具备以下条件方可实行：①患者年轻，有生育要求。② I A 期。③细胞分化好（GJ、非透明细胞癌）。④对侧卵巢外观正常、剖探阴性。⑤有随诊条件。亦有主张完成生育后视情况再行手术切除子宫及对侧附件。行保守性手术应获得患者知情同意。

三、卵巢上皮性肿瘤与妊娠

妊娠合并卵巢肿瘤为较常见的妊娠并发症，好发于卵巢功能旺盛时期，多见于生育年龄妇女。随着围生期医学及超声检查技术的不断发展，妊娠合并卵巢肿瘤的检出率有显著提高，所以近年来其发病率总体呈上升趋势，已由 1/1000 上升至 41/1000，而其临床表现与卵巢肿瘤的大小、妊娠时期及性质有关，所以多数患者在早期可无任何症状。卵巢肿瘤一般不会对胎儿的生长发育产生直接影响，但其危害仍较非妊娠期大，主要表现在：①卵巢肿瘤可随妊娠中期子宫底的逐渐升高，卵巢也会逐渐进入腹腔，一旦卵巢肿瘤进入腹腔后活动空间就会增大，从而发生卵巢肿瘤蒂扭转的概率也会增大，而产后子宫体积突然减小，加上腹腔空隙增大，较易诱发卵巢肿瘤蒂扭转。②卵巢肿瘤若是体积过大，限制了子宫的增长，可能造成妊娠晚期早产，亦可能受到妊娠子宫压迫导致肿瘤破裂、出血。③卵巢肿瘤增大，嵌顿于盆腔，可能阻止胎头正常入盆，造成“头盆不称”甚至梗阻性难产。同时，如因妊娠合并卵巢肿瘤行剖宫产手术治疗时增加了围术期的风险。

（一）妊娠与卵巢上皮性肿瘤的相互影响

1. 肿瘤对妊娠的影响

良性肿瘤一般不直接影响胎儿的生长发育，妊娠晚期时如果卵巢肿瘤较大，可导致胎位异常，分娩时肿瘤如为恶性容易发生破裂，并可因肿瘤位置低，当卵巢肿瘤增大时，嵌顿于盆腔，可以阻止胎头正常入盆，造成“头盆不称”甚至梗阻性难产。

2. 妊娠对肿瘤的影响

妊娠中期发生卵巢肿瘤蒂扭转主要是因为随着妊娠中期患者子宫底的逐渐升高，卵巢肿瘤也会逐渐进入患者的腹腔。一旦卵巢肿瘤进入了患者的腹腔，肿瘤的活动空间就会增大，从而发生肿瘤蒂扭转的概率也会增大，而产后子宫突然缩小并下降，再加上腹腔空隙增大，较易发生肿瘤蒂扭转。

（二）卵巢上皮性肿瘤合并妊娠的治疗

1. 妊娠合并卵巢良性肿瘤的治疗

妊娠合并良性肿瘤中以成熟性畸胎瘤最多见，约占 50%，其次为浆液性及黏液性囊腺瘤。妊娠合并卵巢肿瘤的处理既要治疗肿瘤，又要兼顾不影响妊娠，强调治疗的个体化。妊娠前发现的卵巢肿瘤若能除外卵巢非赘生性肿瘤，宜在手术治疗后再考虑妊娠，可以避免妊娠期卵巢肿瘤蒂扭转、破裂及流产和早产的发生，以提高产科安全性。早孕合并卵巢肿瘤，如果未出现并发症，以期待至妊娠 3 个月后手术为宜，等待期间对肿瘤直径＜ 6cm，囊性，结合 B 超判断其性质，密切观察随访，如果发现肿瘤渐缩小甚至消失，证实为卵巢生理性囊肿，不予干预。排除生理性囊肿后一般认为手术最佳时机在 14 ~ 18 周，此时子宫的敏感度降低、胎盘形成，流产的发生率大大下降；另外子宫也不大，基本不影响手术操作。手术时操作需轻柔，尽可能避免刺激子宫，术前、术后均须用宫缩抑制剂等安胎。妊娠 18 周以后，肿瘤随着增大的子宫进入腹腔，发生肿瘤蒂扭转的机会增加。妊娠 28 周后手术则较困难，临产后肿瘤有妨碍胎头下降，甚至破裂的危险。也有学者认为妊娠 16 ~ 18 周是手术最佳时机，因此时胎盘已形成，能够分泌足量孕激素维持妊娠，且子宫敏感性低，妊娠黄体已消退，所以此时手术安全性大，术后给予硫酸镁抑制宫缩，黄体酮肌内注射保胎治疗。而某些学者认为手术时机应选择在 12 ~ 18 孕周。故在 18 孕周后发现的卵巢良性肿瘤，如果肿瘤不大，且随诊中无明显变化者，可期待至足月后剖宫产时一并切除或产后手术切除为宜；若随诊中肿瘤越来越大，且囊内出现实性成分，可疑为恶性肿瘤时则应尽快手术治疗。

妊娠合并卵巢良性肿瘤的手术一般选择经腹进行，无论是单侧性或双侧性肿瘤，均可行卵巢肿瘤剥除术。近年来随着腹腔镜手术的增多，妊娠期腹腔镜下行卵巢肿瘤剥除术，是一种简单安全的手术方式。其主要优势有：①手术时间短，切口小、术后恢复快，减少妊娠相关的血栓栓塞的风险。②胃肠道激惹少，胃肠功能恢复快，减少了术后肠粘连、肠梗阻的发生。③腹部切口美观，切口疝少。④术后疼痛轻，降低了胎儿窘迫率。⑤住院时间短。孕妇术后可迅速恢复到正常的生理状态，流产、早产率下降。由于妊娠期的特殊情况，在妊娠期行腹腔镜手术需要注意气腹压力不宜过高，一般不高于 12mmHg，以减少腹压对下腔静脉的压力，减少对胎盘血运的影响。术中冲洗液要选用温水，减少对妊娠子宫的刺激。手术穿刺切口也应酌情选择，如在妊娠早期手术，可按常规选择脐周及下腹切口。妊娠中期后随着子宫增大，附件位置升高，手术切口应选择相应较高的位置，以确保子宫不受损伤，必要时可在超声引导下穿刺。另外，术中不应使用单极电刀，可用双极电凝或超声刀操作。

但妊娠期腹腔镜手术仍有并发症存在。妊娠期子宫增大，可能会造成子宫损伤，而且过大的子宫会影响手术操作；国外曾有报道穿刺气体误入羊膜腔而致胎儿死亡。气腹可能影响妊娠妇女的心血管及呼吸功能，腹内压增高可能减少母体静脉回流及心输出量，母体产生低氧血症，直接导致胎儿低血压及缺氧，另外 CO_2 气体吸收可增加母体动脉 CO_2 分压，有可能造成胎儿酸中毒。但到目前为止，关于妊娠期腹腔镜的报道相对较少，确切的并发症发生率难以统计。最近有作者提出无气腹腔镜在妊娠期的应用，从而避免了气腹可能带来的各种并发症。但是在国内该方面的报道较少。另外，值得强调的是，由于妊娠期间子宫增大，影响了手术视野及卵巢的暴露；加之盆腔充血，术中易出血，手术难度加大。

开腹手术妊娠早期手术切口以下腹正中切口为宜，术后给予天然孕激素等药物安胎；妊娠中晚期手术切口应根据子宫宫底高度及卵巢肿瘤所在部位进行切口选择，充分暴露附件，如术中病理证实为良性肿瘤手术后应用宫缩抑制剂保胎，术中病理为恶性肿瘤者有利于扩大手术范围。无论开腹手术或腹腔镜手术，手术中均应注意操作轻柔，尽量避免搬动子宫，以减少流产或早产的发生。

2. 妊娠合并卵巢交界性肿瘤的治疗

合理治疗卵巢交界性肿瘤的关键基于正确无误的病理学诊断，检查过程中一定要确定瘤细胞中最具进展的成分，并鉴别交界性肿瘤和浸润性癌。循证医学 B 级建议，卵巢交界性肿瘤若为 FIGO I 期，应认为良性；如无微浸润或浸润性种植，则预后良好；如出现微浸润、浸润性转移或非整倍体，则预后不良，应当作上皮性卵巢癌来治疗。

3. 妊娠合并卵巢恶性肿瘤的治疗

妊娠合并卵巢恶性肿瘤的主要病理类型为上皮性卵巢癌和生殖细胞肿瘤。妊娠期患者多为年轻女性，上皮性肿瘤中交界性肿瘤占有相当大的比例，浸润性癌多为早期且细胞分化程度高，因此妊娠合并卵巢癌患者总体预后较好。妊娠期合并卵巢恶性肿瘤的处理原则与非妊娠期相同，手术治疗为主，辅以化学治疗。

对于短期内肿瘤迅速增大或出现实质性结构等恶性症状的卵巢肿瘤必须及时剖腹探查以尽早明确诊断，以免延误病情。但对于妊娠 28 ~ 32 周的可疑卵巢恶性肿瘤病例，处理时宜谨慎，应结合孕龄、胎儿发育情况、胎盘成熟度以及有无产科并发症等情况综合分析，权衡利弊并与患者及其家属沟通后再决定处理时机。全面分期手术是规范性治疗卵巢癌的基础，所有患者均应行手术分期以决定后继治疗方案。若肿瘤属Ⅰ A 期上皮性癌或病变属低度恶性，患者要求继续妊娠，可于妊娠期行附件切除，妊娠期尽量不进行化学治疗，产后再行系统的化学治疗，或在剖宫产手术中行根治性手术，术后辅以化疗。对超过Ⅰ A 期的上皮性癌应终止妊娠，行肿瘤细胞减灭术。若病灶局限于卵巢或盆腔应完成完整的分期手术，因有约 30% 的病例进行完整的手术分期后分期升级。进入腹腔后抽吸腹水行细胞学检查。然后对腹膜表面进行全面视诊，可能潜藏转移的腹膜组织或粘连组织都要进行病理活检。如果没有明显可见的腹膜病灶，则需进行随机活检并至少包括以下部位：双侧盆腔、双侧结肠旁沟及膈下（也可使用细胞刮片进行膈下细胞学取样和病理学检查）。手术过程中应切除子宫、双侧附件、大网膜并尽力完整切除肿瘤保持不破裂。需要保留生育功能者，在符合适应证的前提下可保留子宫和健侧附件。此外，盆腔和腹主动脉旁淋巴结系统性切除术也是分期手术的重要组成部分。盆腔淋巴结切除术的范围包括髂内外血管表面和内侧的淋巴脂肪组织、闭孔窝内位于闭孔神经前方的淋巴脂肪组织，最好也将髂总血管周围的淋巴脂肪组织一并切除。行腹主动脉旁淋巴结切除术时，需要将位于下腔静脉和腹主动脉表面及两侧的淋巴脂肪组织全部切除，上界至少达到肠系膜下动脉水平，最好达到肾血管水平。对于交界性卵巢肿瘤患者，有证据显示淋巴结切除术和大网膜切除术可能发现潜在病灶从而使患者的期别升高，但同时也有证据显示，切除淋巴结并未改善总的生存期。病灶达到上腹部行细胞减灭术，力求使残留肿瘤病灶直径＜ 1cm，即达到满意的肿瘤细胞减灭术。术中仍应取腹水或行腹腔冲洗进行细胞学检查，即使这种做法可能不影响卵巢外病变的分期。切除子宫及双侧附件。

切除所有受累的大网膜及一切肉眼可见病灶。切除能够切除的肿大或可疑淋巴结。盆腔外肿瘤病灶≤ 2cm 者（即Ⅲ B 期）应切除双侧盆腔及腹主动脉旁淋巴结。为达到满意的减瘤术，可根据需要切除肠管、脾脏、部分肝脏、胆囊、部分胃、部分膀胱、胰尾及输尿管，当病灶累及膈下组织时，可行膈肌剥除术。

第三节　卵巢生殖细胞肿瘤的生殖医学

来源于生殖细胞的肿瘤约占所有卵巢肿瘤的 1/4。儿童和青春期的卵巢肿瘤的 60% 为生殖细胞肿瘤，绝经期后则很少见。原始生殖细胞具有向不同方向分化的潜能，由原始性生殖细胞组成的肿瘤称为无性细胞瘤；原始生殖细胞向胚胎的体壁细胞分化称为畸胎瘤；向胚外组织分化，瘤细胞和胎盘的间充质细胞或与它的前身相似，称为卵黄囊瘤；向覆盖在胎盘绒毛表面的细胞分化，则称为绒毛膜癌。卵巢恶性生殖细胞肿瘤主要包括卵黄囊瘤、未成熟畸胎瘤、无性细胞瘤、胚胎癌、原发绒癌以及混合性生殖细胞肿瘤。对于卵巢恶性生殖细胞肿瘤主要发生于儿童及年轻女性，保留生育功能的治疗显得很重要。

卵巢生殖细胞肿瘤是一组来源于卵巢的生殖细胞的肿瘤。不同类型的生殖细胞肿瘤在临床上往往具有一些共同特征。第一，恶性程度高，是原发性卵巢恶性肿瘤中恶性程度最高的一类肿瘤，其中恶性程度最高者首推原发卵巢绒毛膜癌，其后依次为内胚窦瘤、胚胎癌、未成熟型畸胎瘤和无性细胞瘤等。第二，年轻妇女发病率高，生殖细胞肿瘤多见于年轻妇女，甚至幼女。据统计卵巢恶性生殖细胞肿瘤发病年龄的中位数为 19 岁。第三，肿瘤多为单侧发病。第四，混合型肿瘤的存在，在混合型肿瘤中，以无性细胞瘤为最常见的组成部分，其后依次为内胚窦瘤、恶性畸胎瘤和胚胎癌等所组成。第五，合并良性成熟型畸胎瘤。无论哪种类型恶性生殖细胞肿瘤，有 5% ~ 10% 的患者对侧卵巢可合并良性成熟型畸胎瘤。

一、卵巢生殖细胞肿瘤与不孕

（一）卵巢生殖细胞肿瘤的治疗原则

卵巢恶性生殖细胞肿瘤，多发于幼女、少女和年轻妇女，平均年龄为 18 ~ 21 岁。除无性细胞瘤预后较好外，其余均为高度恶性。过去的传统做法是全子宫 + 双附件切除术，即使部分患者能治愈，但却永远失去了生育功能。随着联合化疗的应用，使患者的生存率逐渐提高。患者的长期生存，使她们有了生育愿望。自从 Forey 报道了 1 例 18 岁内胚窦瘤患者经切除一侧附件及化学治疗后成功妊娠以来，保留生育功能的手术开始为妇科肿瘤医师和患者所接受。目前，恶性生殖细胞肿瘤的治疗观念发生了根本的改变，保留生育功能已成为其治疗的一个基本原则。保留生育功能治疗已成为相当安全的治疗方法，不论期别，只要对侧卵巢正常，都可进行保留生育功能手术。北京大学第三医院研究了 22 例恶性生殖细胞肿瘤及性索间质肿瘤患者，接受了保留生育功能手术及术后化疗，无复发。

卵巢生殖细胞肿瘤可行肿瘤剥除术尽可能保留患者生育功能。如未发生卵巢肿瘤蒂扭转，不论单侧还是双侧，良性时均可进行肿瘤剥除，手术过程中尽可能保留正常卵巢组织以利于保留生育。

综合文献报道，卵巢生殖细胞恶性肿瘤保留生育功能手术治疗是可行的。手术可行性原因如下。

1. 肿瘤为单侧恶性

生殖细胞肿瘤不同于上皮性卵巢癌，绝大多数在就医时病变都限于一侧卵巢，除无性细胞瘤有 10% ~ 15% 为双侧肿瘤外，单侧占 90% 以上。Kurman 报道 71 例内胚窦瘤，64 例为单侧。Norris 报道 58 例未成熟型畸胎瘤，除 1 例已转移至对侧卵巢外，均为单侧病变。北京协和医院收治 79 例初治的恶性生殖细胞肿瘤患者，74 例为单侧性。正是由于恶性生殖细胞肿瘤的单侧发病倾向，这样为手术时保留正常的一侧卵巢和未受到侵犯的子宫奠定了基础。

2. 复发部位很少

在对侧卵巢和子宫：如内胚窦瘤恶性程度高，预后极差，应予全子宫加双附件切除，但内胚窦瘤绝大部分为单侧性，复发往往不在对侧卵巢，而在盆腔或腹腔其他部位。

3. 对化疗方案很敏感

自 20 世纪 70 年代联合化疗方案问世以来，恶性生殖细胞肿瘤的治愈率不断提高。开始采取长春新碱 + 放线菌素 D+ 环磷酰胺（VAC）方案、顺铂 + 长春新碱 + 博来霉素（PVB）方案和博来霉素 + 依托泊苷 + 顺铂（BEP）方案化疗，是卵巢生殖细胞肿瘤治疗的重大突破，使过去导致患者几乎 100% 死亡的卵巢恶性生殖细胞肿瘤成为疗效最佳的卵巢恶性肿瘤，使临床Ⅲ期患者的持续缓解率达 50% ~ 100%。

4. 切除对侧

正常卵巢和子宫并不能改善患者预后，临床期别并不能作为盆腔器官去留的依据，对于已有腹腔转移的Ⅲ期病例，甚至已有肝实质转移的Ⅳ期病例来说，切除未受肿瘤侵犯的子宫和对侧附件，不会对改善预后有所帮助。文献报道，Zanetta 等认为不论肿瘤类型及临床期别，只要子宫及对侧卵巢未受累且要求保留生育功能者，均可选择保守性手术并辅以化学治疗，保留生育功能。因此，对年轻要求生育的患者，除非对侧卵巢或子宫已受累，否则均可作为保守手术的对象。

5. 较好的肿瘤标志物

卵巢内胚窦瘤能产生大量的甲胎蛋白（AFP），原发性绒癌能产生大量的绒毛膜促性腺激素（HCG），混合性生殖细胞肿瘤和胚胎癌则可同时产生 AFP 和 HCG，或两者之一。除 AFP 存在于胚胎组织及少数肝癌患者，HCG 存在于妊娠和滋养细胞肿瘤外，很少存在于其他肿瘤或正常人，故为内胚窦瘤和原发绒癌所特有，敏感性高，可作为病情监测的可靠依据。有了这些敏感性高的肿瘤标志物，对于了解保留生育功能患者对治疗的反应及长期随诊，监测病情变化起到了重要作用。

6. 未成熟畸胎瘤向成熟逆转的特点

卵巢复发性未成熟畸胎瘤上有自未成熟向成熟转化的特点。北京协和医院 25 例复发肿瘤共 62 次的反复手术的结果揭示了这种良好的生物学行为，时间间隔在 1 年以内者大部分为未成熟型，病理分级与原发瘤的分级相同，时间间隔超过 1 年者，全部为成熟型。国外也有过有关未成熟畸胎瘤恶性程度逆转的个案报道。

沈铿等认为，保留生育功能的治疗对本病的预后无不良影响，对于年轻需要生育的患者，无论其期别的早晚，只要有正常卵巢组织存在，均可保守治疗；即使无正常卵巢组织，也可保留子宫，术后予以激素替代治疗及体外受精。因此，保留生育功能的治疗模式已成为卵巢恶性生殖细胞肿瘤标准的治疗模式。

（二）保留生育功能的手术

卵巢恶性生殖细胞肿瘤中，除成熟囊性畸胎瘤恶变有其不同的治疗方法外，卵巢恶性生殖细胞肿瘤可分为两类，即无性细胞瘤及非无性细胞瘤。

1. 无性细胞瘤

因无性细胞瘤对放疗敏感，早期患者采用全子宫、双侧附件切除及术后放疗，无性细胞瘤的治疗可达 100%。但放射治疗破坏了卵巢功能，使患者失去生育能力。目前，对早期患者，可以只做单侧卵巢或附件切除。Bjorkholn 也有相关报道有 8 例生育子女，他们认为早期无性细胞瘤应行保守手术。

术中注意：①送腹水或腹膜冲洗液进行细胞学检查，包括分别收集盆腔和两侧结肠旁沟等

3 处的标本。②剖视对侧卵巢并做楔形切除，进行活体组织检查，以排除对侧卵巢隐匿性镜下转移。③仔细探查主动脉旁和盆腔淋巴结，如有肿大，必须切除进行活体组织检查。④进行大网膜切除。

2. 非无性细胞瘤

目前主张只进行单侧输卵管、卵巢切除而保留对侧卵巢和子宫是合理的手术措施。又因为这些肿瘤多为单侧发生，由于卵巢活检可能导致的粘连及卵巢衰竭造成不育，对侧肉眼正常的卵巢，不需要进行活检剖视。但是无性细胞瘤及非无性细胞瘤成分的混合型生殖细胞肿瘤应属例外。如对侧卵巢合并有良性囊性畸胎瘤，可行囊肿剥除，保留正常的卵巢组织。

Zanetta 等报道采用保留生育功能的术式辅加化学治疗，恶性畸胎瘤、无性细胞瘤、内胚窦瘤及混合型恶性生殖细胞肿瘤患者的 5 年生存率与采用不保留生育功能的传统术式辅加化学治疗者的疗效相近。但内胚窦瘤由于恶性程度高，病程发展快，多数患者就诊时已有转移，在对这些患者进行保留生育功能的手术时要严格选择对象且需密切随访。目前有学者认为，无须考虑患者的临床分期和病理类型，卵巢恶性生殖细胞肿瘤患者均可采用保留生育功能的术式辅加化学治疗。

（三）卵巢生殖细胞肿瘤与化学治疗

1. 化学治疗适应证

除 I A 期无性细胞瘤和 I A 期 I 级未成熟畸胎瘤患者术后无须行化学治疗外，I 期其他生殖细胞肿瘤和所有晚期生殖细胞肿瘤患者，术后均需化学治疗，且化疗方案是影响预后的因素。

2. 化疗方案的选择

化疗方案有 PVB 方案、VAC 方案及 PEB 方案等，目前公认最为有效的化疗方案是 PEB，亦被称为“金标准”方案。生殖细胞肿瘤中除无性细胞瘤预后较好外，其他肿瘤的恶性程度很高，死亡率居卵巢恶性肿瘤之首。但自从采用有效化疗方案，特别是 PVB 和 PEB 方案后，患者的存活率已明显上升，复发率显著下降，预后良好，是目前疗效最佳的卵巢恶性肿瘤。

PEB 方案的实施，使卵巢恶性生殖细胞肿瘤的预后明显改善。例如，无性细胞瘤虽为生殖细胞中度恶性肿瘤，但其对放射治疗及化学治疗特别敏感，手术原则也是无论期别早晚，只要对侧卵巢和子宫不受累及，均可行保留生育功能手术。也有学者认为化疗疗程数对长期生存无明显影响，但化疗疗程数是影响肿瘤复发的显著性因素。有报道称，术后化疗＞ 4 个疗程者的死亡相对危险度是 1 个疗程者的 68.1%，即下降了 31.9%，因此认为，术后化疗疗程数对患者预后有明显影响。

3. 化学治疗药物对生殖的影响

（1）化学治疗对卵巢的影响：主要影响卵泡的生长发育和成熟过程，导致卵泡的破坏和卵巢的纤维化，使卵巢总卵泡数的储存下降，严重损害卵巢的功能，从而引起月经不规律、不育及过早绝经等。化疗药物可引起卵巢包膜增厚，间质纤维化，并有透明样变性、钙化，且存在大量停止发育的卵泡。但化学治疗药物停用后半年，患者的卵巢功能可逐渐恢复。此外，化学治疗对卵巢功能的影响程度还取决于患者的年龄、采取的用药方法及药物剂量等。故保留卵巢的患者尽可能避免使用对卵巢功能影响大的化疗药物。

（2）化学治疗对子宫的影响：化学治疗对子宫几乎没有影响，也不影响其后的生育和妊娠结果，而对卵巢的影响依据于化疗药物种类与剂量、化疗周期及患者的年龄。有统计学分析，化学治疗对妊娠结果无影响，且在可追踪的出生婴儿中未见先天畸形。研究报道显示，甚至在恶性生殖细胞肿瘤患者孕期辅助化疗，亦未见对出生婴儿有影响。

（3）化学治疗对子代的影响：Sagae 等对 26 例（ⅠA～ⅠB 期为 17 例，ⅢA 期以上为 9 例）卵巢恶性生殖细胞肿瘤行保留生育功能手术的患者观察后发现，平均随访 67 个月，所有患者均存活，已婚的 10 例中，3 例妊娠（1 例接受辅助化疗，2 例未化学治疗）。Tung 等观察 86 例卵巢恶性生殖细胞肿瘤患者 64 例行保留生育功能手术，其中试图妊娠的 38 例（辅助或不辅助化疗）中，29 例（76%）成功妊娠。化疗组和非化疗组妊娠结果比较，差异无显著意义，且妊娠结果与手术分期无关。彭素蓉报道，卵巢恶性生殖细胞肿瘤患者行保留生育功能手术后辅以化疗，随访的第二代 14 个孩子，其发育和智力正常。

（四）卵巢生殖细胞肿瘤与辅助生殖技术

一般认为，在结束化学治疗 1 年后可鼓励患者妊娠。但若患者不能自然受孕，可应用辅助生殖技术，如促排卵或体外受精（IVF）或卵泡浆内单精子注射（ICSI）等完成生育。目前认为可以在有限的刺激周期内对卵巢进行刺激而不会影响其预后。但应用超促排卵药物是否会造成或促进肿瘤复发仍有待进一步研究。

目前，对保存受精卵已有了较为成熟的技术。冻存受精卵也可用于切除子宫后或盆腔接受放射治疗后的患者进行替代妊娠，但在国内还需经过伦理学的论证和法律的支持。为了避免化学治疗对卵巢组织的损害，还可以在化学治疗前将卵巢组织取出，进行冷冻保存，待癌症缓解后选择适当的时机进行卵巢组织移植。但是冷冻技术、移植的位置以及时间目前尚未达成一致。

卵巢恶性生殖细胞肿瘤患者可根据个体需要采用保留生育功能的术式，并辅以适当的化学治疗，患者不仅疗效较好，获得良好的生活质量，同时还可以获得自己的后代。

二、卵巢生殖细胞肿瘤与妊娠

妊娠合并卵巢良性肿瘤中以卵巢生殖细胞肿瘤最为常见，且危害较非妊娠期大，属于高危妊娠范畴，临床应密切监测孕妇及胎儿的安危。

正常的胚胎组织能够产生 AFP，胎盘的绒毛膜组织对 AFP 具有一定的通透性，因此妊娠女性 AFP 的表达水平在一定程度上增高，AFP 在妊娠女性的表达水平同胎盘绒毛膜的功能密切相关，在绒毛膜功能异常或发生病变导致通透性增高时，AFP 的表达水平往往明显上升。

研究中也发现，AFP升高的产妇，其不良妊娠的发生率明显增高，而且其中胎盘不良、子痫前期及新生儿窒息的比例偏高，也提示AFP对不良妊娠结局的发生具有一定的预测价值。血清CA199在卵巢癌上皮组织及卵巢良性畸胎瘤中有较高表达。国内也有相关类似报道，血清CA199浓度与卵巢畸胎瘤有明显的相关性，其中与畸胎瘤的大小、畸胎瘤的成分及是否出血、水肿、坏死、炎性反应等因素直接相关。因此CA199的检测在妊娠期仍有较高的应用价值。

此外，剖宫产术中常规检查附件能及时发现妊娠期未能诊断的包块并做相应处理，故应强调剖宫产术时常规检查双侧附件。腹膜外剖宫产术式具有不进腹的优越性，但由于术中不能探查附件，可导致漏诊。

（一）卵巢良性生殖细胞肿瘤合并妊娠的治疗

妊娠合并良性肿瘤中以成熟性畸胎瘤最多见，约占50%。妊娠合并卵巢肿瘤的处理既要治疗肿瘤，又要兼顾不影响妊娠，强调治疗的个体化。

早孕期合并卵巢肿瘤，如果未出现并发症，以期待至妊娠3个月后手术为宜，等待期间对肿瘤直径＜6cm，囊性，结合B超判断其性质，密切观察随访。手术最佳时机在妊娠14～18周，此时手术安全性大，术后给予硫酸镁抑制宫缩。故在妊娠18周后发现的卵巢良性肿瘤，如果肿瘤不大，且随诊中无明显变化者，可期待至足月后剖宫产时一并切除或产后手术切除为宜；若随诊中肿瘤越来越大，且囊内出现实性成分，可疑为恶性肿瘤时则应尽快手术治疗。

妊娠合并卵巢良性肿瘤的手术可选择经腹或腹腔镜下进行，无论单侧性或双侧性肿瘤，均可行卵巢肿瘤剥除术，手术注意事项详见卵巢上皮性肿瘤合并妊娠的内容。

（二）卵巢恶性生殖细胞肿瘤合并妊娠的治疗

妊娠期合并卵巢恶性肿瘤的处理原则与非妊娠期相同，手术治疗为主，辅以化学治疗。恶性生殖细胞肿瘤是较为常见的妇科恶性肿瘤，该组肿瘤为高度恶性肿瘤，但对化学治疗敏感，且未成熟畸胎瘤可向良性逆转，故治疗效果有明显改善。保留生育功能的手术可不受期别的限制，对Ⅰ期患者只切除患侧附件、大网膜及腹膜后淋巴结。Ⅱ、Ⅲ、Ⅳ期患者，如子宫和对侧附件正常，可行转移灶切除、大网膜和腹膜后淋巴结切除。保留子宫和对侧卵巢。术后可采用4～6个疗程的化学治疗。

第四节　卵巢性索间质肿瘤与生殖医学

一、卵巢性索间质肿瘤概述

卵巢性索间质肿瘤（OSCST）是一类较少见的卵巢肿瘤，来源于原始性腺中的性索及间质组织，占卵巢恶性肿瘤的5%~10%，由于性索间质肿瘤具有分泌类固醇激素的功能，所以性索间质肿瘤也被称为卵巢功能性肿瘤。主要类型包括颗粒细胞瘤、恶性卵泡膜细胞瘤、支持间质细胞瘤、两性母细胞瘤、环管状性索肿瘤和不能分类的性索间质细胞瘤。其中颗粒细胞瘤最多见，占卵巢性索间质肿瘤的70%以上，好发于50岁左右女性，60%~95%患者为Ⅰ期，多数为低度恶性肿瘤，预后良好。Ⅰ期的10年生存率达90%，但Ⅱ~Ⅲ期的10年生存率仅为44%。复发率为10%~33%，具迟发性复发的特点，平均复发时间在5~10年，复发者的死亡率高达75%。

二、卵巢性索间质肿瘤与不孕

（一）卵巢性索间质肿瘤患者不孕的机制

1. 卵巢性索间质肿瘤治疗前

（1）内分泌因素：部分功能性性索间质肿瘤如颗粒细胞瘤、卵泡膜细胞瘤及留体细胞瘤等可分泌激素引起内分泌失调，抑制了女性特征并刺激男性化，导致月经减少、闭经、卵巢和子宫萎缩等均可引起不孕。

（2）输卵管因素：性索间质肿瘤如囊肿较大或双侧存在，有可能妨碍输卵管的拾卵功能，影响正常受孕。

（3）卵巢结构因素：卵巢肿瘤破裂、出血、蒂扭转等造成卵巢的坏死及局部解剖关系的破坏也可引起不孕。

（4）心理因素：患者婚后未避孕未孕后，出现自卑感，心神不安，精神紧张，社交减少，对生活缺乏兴趣，焦躁多虑，失落感，她们不愿和忌讳与他人交谈生育方面的问题。

2. 卵巢性索间质肿瘤手术治疗后

（1）机械因素引起排卵障碍：卵巢良性性索间质肿瘤手术剥除或有生育要求的恶性性索间质肿瘤患者附件切除术后，仍保留卵巢组织，有排卵功能。但术后创面形成粘连，也可导致不育。个别患者行卵巢肿瘤剥除术后，由于盆腔广泛粘连并继发卵巢功能障碍，导致卵巢周围炎症及被膜增厚，形成多发滤泡囊肿、出血性闭锁卵泡及黄体囊肿、子宫内膜异位囊肿甚至卵巢良性或恶性肿瘤均可导致不孕。

（2）卵巢储备功能下降：卵巢囊肿剔除术后，部分患者有卵巢储备功能下降，甚至卵巢功能早衰的风险。切除了一侧卵巢，由于卵巢的排卵功能较正常人降低，受孕的机会也相对较少。腹腔镜下行卵巢肿瘤手术，术中使用高频电刀不是影响卵巢功能的主要原因，关键在于手术中不能电凝卵巢门组织，以免损伤卵巢血管而影响其血液供应；还须注意术中电灼不当可能导致卵巢组织坏死，因此不能对组织进行过度的电凝等操作。化疗药物破坏成熟卵泡而引起的闭经通常为可逆性，当全部原始卵泡被破坏时会引起持续闭经或卵巢早衰，化学治疗后若闭经持续时间达一年以上，卵巢功能大多不能恢复。

（3）宫腔内环境的影响：术后部分患者可发生输卵管积水，潴留液体流至宫腔，改变了宫腔的内环境，使子宫内膜的容受性降低；同时流入宫腔的潴留液体对移入宫腔的胚胎产生毒性作用，减低其着床能力，由此使种植力降低，进而影响妊娠率。上述降低的种植率和妊娠率可通过切除患侧积水的输卵管得到恢复。

（4）生殖器官的缺失：恶性性索间质肿瘤患者行双侧附件及子宫切除术后直接导致不孕。

（5）性生活质量下降：手术后医源性生育及内分泌功能丧失，性生活质量下降，影响受孕。

（二）卵巢性索间质肿瘤合并不孕的治疗

良性性索间质肿瘤行卵巢囊肿剥除术或患侧附件切除术后，以及恶性性索间质肿瘤行保留生育功能的手术后，及时行规范化治疗可配合以下治疗手段达到治疗不孕症，实现生育的目的。必要时可求助于辅助生育技术。

三、卵巢性索间质肿瘤与妊娠

由于卵巢性索间质肿瘤多具有内分泌功能，可能影响卵泡的发育、排卵、受精卵转运和着床等过程，妊娠合并卵巢性索间质肿瘤发病率低。付晨薇等报道，妊娠合并卵巢恶性肿瘤患者中，卵巢性索间质肿瘤 2 例，均为ⅠC期。翁爱萍等报道，妊娠合并卵巢肿瘤 105 例中，20 例性索间质肿瘤，其中 16 例为纤维瘤，1 例为硬化性间质瘤，1 例为颗粒细胞瘤，1 例为卵巢脂肪瘤，1 例为卵巢间质黄素瘤合并出血。曹冬焱等报道，38 例卵巢恶性肿瘤合并妊娠患者中，卵巢性索－间质肿瘤 3 例（7.9%）。

（一）妊娠对卵巢性索间质肿瘤的影响

1. 妊娠期激素分泌

妊娠期间，胎盘分泌的绒毛膜促性腺激素作用于肿瘤细胞，可产生类固醇而出现相应功能。HCG 可促进卵巢男性化肿瘤分泌雄激素，这些肿瘤包括支持间质细胞瘤、门细胞瘤和脂质细胞瘤、黄体瘤、卵泡膜黄体细胞增生等。颗粒细胞瘤由于 HCG 刺激作用，也可见男性化表现，一般情况下，颗粒细胞瘤伴有男性化情况仅占 2%，妊娠时则为 10% 以上，雄激素来源于活化的卵泡膜细胞。硬化性间质瘤一般没有性激素分泌异常症状，但少数情况下，特别是妊娠期患者可有雌激素或个别雄激素水平升高。

2. 妊娠期盆腔充血

妊娠期盆腔的血运增加，为肿瘤组织提供更多的血液和营养，可促进肿瘤迅速生长或恶变，恶变率为 2%～6%。

3. 妊娠期子宫形态的变化

妊娠子宫随孕周的增加逐渐将附件顶出真骨盆，产后随子宫的恢复到骨盆腔过程中，卵巢肿瘤组织，尤其是肿物大小在直径5cm左右，一边实性一边囊性的包块，特别容易发生蒂扭转。妊娠子宫压迫肿瘤，使其易破裂、出血和继发感染等。发生扭转、破裂、感染及出血的累积风险增加至19%～42%，卵巢恶性肿瘤破裂后临床分期可升级，肿瘤也可能扩散。

（二）卵巢性索间质肿瘤对妊娠的影响

卵巢性索间质肿瘤对妊娠的影响主要取决于转移性肿瘤的来源和性质，以及肿物体积的大小。

1. 肿瘤性质

对妊娠的影响功能性肿瘤因能产生大量内分泌激素，如颗粒细胞瘤可产生雌激素，与正常卵泡发育过程相似，颗粒细胞在FSH作用下，使卵泡膜细胞产生的雌激素芳香化。带有卵泡膜细胞成分的颗粒细胞瘤产生的雌激素为雌二醇，因此，内源性促性腺激素受到抑制，而这种肿瘤生成雌二醇的能力较正常卵泡组织弱得多，如颗粒细胞不含有卵泡膜细胞（单纯颗粒细胞瘤），其产生雌激素的机会较前一种颗粒细胞瘤要少。如肿瘤生成雌激素过多，血中可有较高水平的雌激素，而抑制排卵，即使排卵也多因子宫内膜失去周期性改变而影响着床，或者肿瘤的压迫影响正常孕卵的运行，故合并妊娠机会很少，绝经前患有颗粒细胞瘤的妇女，可以月经正常。

2. 肿瘤大小

对妊娠的影响卵巢肿瘤患者受孕后主要影响如下：①可能增加自然流产或早产的发生率。②较大的肿瘤可影响胎位并造成分娩时产道梗阻，据统计发生梗阻性分娩概率为17%～21%，导致宫缩乏力、滞产及难产的发生。③胎儿宫内发育迟缓；胎位不正，妊娠合并性索间质肿瘤的难产发生率为14%（5/36例）。④产褥期因肿瘤分泌物增多延长，影响子宫复旧，增加引起上行性感染机会。

3. 肿瘤并发症

对妊娠的影响蒂扭转并发的感染、发热及肠梗阻导致机体酸中毒。水和电解质紊乱，导致严重产科并发症如胎儿宫内缺氧、早产及早产儿急性呼吸窘迫综合征等。

4. 肿瘤类型

对胎儿的影响理论上讲，若在妊娠早期母亲即表现有明显的男性化征象者多可影响胎儿的正常性分化，尤以女胎易发生泌尿生殖窦和外阴畸形，而妊娠中、晚期发病者仅引起外阴畸形、阴蒂肥大。妊娠合并卵巢男性化肿瘤可能会引起胎儿畸形，据Haymond和Weldon报道，卵泡膜细胞增多症妇女所孕两胎中，一为双侧隐睾，一为女胎男性化。妊娠合并性索间质肿瘤，胎儿死亡率为0～24%。ZemLickis等报道，排除化学治疗因素后，患恶性肿瘤的妊娠妇女的死胎危险率是正常妊娠妇女的4.23倍。

5. 卵巢性索间质肿瘤妊娠的激素

（1）雌激素：颗粒细胞瘤约75%具有雌激素标记。颗粒细胞瘤、泡膜细胞瘤、卵巢环管状性腺肿瘤及硬化性间质瘤通常有雌激素增高。高、中分化支持－间质细胞瘤患者中，由于肿瘤细胞除含较高的睾酮外，也含有一定量的雌二醇，少数有雌激素分泌现象。但这些肿瘤的内分泌激素情况不能提示其形态学特征，雌激素升高的程度与病情并不相一致。雌激素的水平和疾病过程并不关联。Leydig 细胞肿瘤（莱迪细胞瘤），不论来源于卵巢门细胞或间质细胞，其最典型的特征为卵巢产生睾酮，男性化表现突出，可能是性腺外激素向雌激素转化，也可能是肿瘤同时分泌雌激素。

（2）雄激素：外周血液循环中睾酮水平的增高或雄烯二酮的增高对于 SCSTs 的诊断提供了强有力的证据。临床上血清睾酮水平高于 200g/dL 或硫酸脱氢表雄酮（DHEAS）水平超过 8000ng/dL，或者高于女性血清睾酮正常值高限 2.5 倍时，提示可能患有分泌雄激素的肿瘤。睾酮多 200ng/dL，而 DHEAS 正常者可排除卵巢肿瘤。

支持间质细胞瘤大部分分泌雄激素，少部分分泌雌激素。由于肿瘤细胞分泌雄激素的功能，多数患者体内激素水平检测均有变化，最明显的变化是血清中睾酮及雄烯二酮浓度的明显升高。中度或分化不良的支持间质细胞瘤中，黄素化间质及支持细胞较多，主要生成的激素为睾酮，血清中脱氢表雄酮、雄烯二酮及尿中 17- 酮类固醇的量表现为正常或中度升高。在分化好的、仅含有成熟支持细胞成分的肿瘤患者中，男性化临床表现不常见，有些颗粒细胞瘤还具有男性化功能，如见于较年轻妇女中的囊性颗粒细胞瘤，产生睾酮，而血中雄烯二酮水平正常，尿 17- 酮类固醇正常。Sertoli 间质细胞肿瘤主要表现为雄激素升高。硬化性间质瘤肿瘤细胞分泌雄激素。留体细胞瘤为雄激素增高占优势。

两性胚细胞瘤为罕见的性索间质瘤，这种肿瘤患者为男性化、女性化或两者同时存在，但对这类肿瘤缺乏内分泌研究。

（3）血清钾：有报道卵巢支持细胞肿瘤中醛固酮生成患者可伴有严重高血压及低血钾，体外研究推断黄体酮可转变成盐皮质激素。

6. 血清肿瘤标志物检查

（1）抑制素：是一种由一个 α 亚单位和 1/2 个 β 亚单位组成的二聚体糖蛋白激素。抑制素是转化生长因子 β 家族中的一员，主要生物学特性是抑制垂体合成和分泌 FSH。卵巢颗粒细胞瘤（granulosa cell tumour，GCT）患者的血清抑制素水平要高于正常女性，切除病灶后抑制素水平在持续下降，而在复发前再次升高。

（2）卵泡调节蛋白（FRP）：是由颗粒细胞产生的。正常月经妇女的血清中可以检测到这种蛋白，颗粒细胞的分化影响 FRP 的分泌。部分 GCT 患者中 FRP 水平升高。但是 FRP 的临床意义目前还不是十分清楚。

（3）米勒管抑制物（MIS）：也称抗米勒管因子（AMH）。MIS 由卵巢生长卵泡中的颗粒细胞产生。进展期颗粒细胞瘤患者中血清 MIS 水平可高达 6.8 ~ 117.9μg/L。至少在复发前 11 个月，临床上可检测到血清 MIS 和抑制素 A 水平升高。大多数病例在临床缓解期间，其血清 MIS、抑制素 B 及雌二醇水平都是正常的。

（4）胶原和层黏连蛋白：有报道卵巢颗粒细胞瘤患者血清胶原和层黏连蛋白水平上升，术后下降，有助于诊断、预测预后、监测转移和复发。

（5）CA125：卵巢 Meigs 综合征患者血清及腹水 CA125 升高。低于 1000U/mL 居多，但少数可高达每毫升数千单位。

7. 阴道细胞涂片检查

观察雌激素影响，上皮细胞营养角化情况。该法简单易行，但对诊断颇有帮助。

（三）妊娠合并卵巢性索间质肿瘤治疗

1. 妊娠合并良性性索间质肿瘤的治疗

（1）妊娠早、中期合并良性卵巢性索间质肿瘤：可行患侧卵巢囊肿剥除术或附件切除术（附件缺血坏死），术中应确定卵巢肿瘤良、恶性，应该剖视肿物，必要时做快速冰冻切片组织学检查，以确定手术范围。一旦确定为良性，手术立即结束，给予保胎治疗。

（2）妊娠晚期合并良性卵巢性索间质肿瘤：如果胎儿成熟或胎肺已成熟，医院具备保证新生儿存活的条件，可以先行剖宫产，同时行患侧卵巢囊肿剥除术或附件切除术，术中应做冰冻病理学检查确定卵巢肿瘤性质，如为良性可行上述手术。

有学者认为，妊娠早期手术影响卵巢黄体功能易致流产，如为小型卵巢囊性包块（直径 <6cm），多为卵巢非赘生性囊肿，无须处理，如胎儿无异常，观察随访，其可随妊娠进展或分娩后消失，如卵巢肿瘤直径大于 6cm，不影响妊娠进展，可观察随访。也有学者认为，对于卵巢良性性索间质肿瘤，有生育要求患者，妊娠 18 周以后，肿瘤随着增大的子宫进入腹腔，发生肿瘤蒂扭转的机会增加。妊娠 14 ~ 18 周，此时子宫的敏感度降低、胎盘形成，流产的发生率明显下降；另外子宫也不大，基本不影响手术操作，如果肿瘤包膜完整、单侧者，可行患侧卵巢剥除术，继续妊娠至足月。还有学者认为，妊娠 28 周后手术则较困难，临产后肿瘤有妨碍胎头下降，甚至破裂的危险。妊娠晚期发现合并良性卵巢性索间质肿瘤者，如果胎儿成熟或医院具备保证新生儿存活的条件，可尽快行剖宫产，同时切除肿瘤，手术范围依照肿瘤的类型和期别而定。郭春燕等报道，1 例单侧卵巢颗粒细胞 – 卵泡膜细胞瘤，足月妊娠剖宫产分娩新生儿 Apgar 评分 6 分，后经复苏为 9 分，直至 10 分。

2. 妊娠合并恶性卵巢性索间质肿瘤治疗

手术治疗为主，化学治疗为辅，必要时给予放射治疗，其中最重要的是妊娠期间手术时机的选择。

（1）妊娠早期合并恶性卵巢性索间质肿瘤：肿瘤期别较早或有生育要求的患者，行患侧卵巢囊肿剥除术，保留生育功能。

（2）妊娠中期合并恶性卵巢性索间质肿瘤：期别较早或有生育要求患者，行患侧卵巢囊肿剥除术，保留生育功能，术中行快速冰冻病理学检查，可行全面分期手术。

期别较晚或生育已完成患者，胎儿不具有生存能力者，行全子宫＋双附件切除术＋全面分期手术／肿瘤细胞减灭术。有NICU急救条件且胎儿具有生存能力者，剖宫取胎同时行根治性手术。

（3）妊娠晚期合并恶性卵巢性索间质肿瘤：经病理证实的期别较早或有生育要求的患者，如果胎儿成熟或医院具备保证新生儿存活的条件，可以尽快终止妊娠，阴道分娩后或剖宫产终止妊娠，行患侧附件切除术和全面分期手术，保留生育功能，手术后配合化学治疗；无生育要求者终止妊娠后，可行全面确定分期手术，手术后加用化学治疗及其他治疗。

3. 急腹症治疗妊娠合并卵巢

良性肿瘤蒂扭转或卵巢肿瘤破裂一经确诊，应立即开腹手术。术中行腹水细胞学、规范探查。肿瘤的快速冰冻检查，在排除恶性肿瘤的情况下，如卵巢已坏死行附件切除术，如患者年轻且卵巢未坏死可行卵巢肿瘤剥除术。妊娠期因并发症行急诊剖腹探查妊娠结局较择期手术者差。

4. 手术方式的选择

手术重点是如何处理肿瘤，如手术中首先根据肿瘤所见可疑处取材并送快速冰冻病理学检查，根据肿瘤性质进行处理。

（1）患侧卵巢囊肿剥除术：对于妊娠合并良性卵巢性索间质肿瘤，包膜完整、无粘连，无缺血、坏死者。术中应确定为良性肿瘤，可行患侧卵巢囊肿剥除术，术中取腹水或腹腔冲洗液（应取盆腔和上腹部），应该剖视肿物，必要时做快速冰冻切片组织学检查，以确定手术范围，术后辅以化学治疗，至终止妊娠时评估疗效，决定是否扩大手术范围及是否继续化学治疗。

（2）患侧附件切除术＋对侧卵巢活检术：年轻渴望保留生育功能，ⅠA～ⅠC期，分化良好（高、中分化），包膜完整、无粘连，能严密随访者。①取腹水或盆、腹腔冲洗液行细胞学检查。②切除患侧附件或完整摘除肿瘤。③触摸和直视下检查对侧卵巢，行楔形切除活检。术后给予化学治疗，至终止妊娠时评估疗效，决定是否扩大手术范围及是否继续化学治疗。

（3）全面分期手术：ⅡB期以上恶性卵巢性索间质肿瘤，希望保留胎儿者。①取腹水或盆、腹腔冲洗液行细胞学检查。②切除患侧附件或完整摘除肿瘤。③触摸和直视下检查对侧卵巢，行楔形切除活检。④盆、腹腔可疑病灶活检，包括粘连部位。⑤左右结肠旁沟、子宫膀胱窝及盆腔两侧壁腹膜随机活检。⑥右横膈活检。⑦盆腔淋巴结取样。⑧横结肠下大网膜切除。⑨腹主动脉旁淋巴结取样。⑩阑尾切除。术后给予化学治疗，至终止妊娠时评估疗效，决定是否扩大手术范围及是否继续化学治疗。

（4）附件切除术：Ⅲ期以上，希望保留胎儿并有再次生育要求者，在有条件的医疗机构，如对侧卵巢无异常，可在术中冷冻对侧卵巢，以备日后辅助生殖用。

如果胎儿尚未成熟，手术方式如下：①开腹。②取腹水或腹盆腔冲洗细胞学检查。③连同卵巢原发肿瘤切除患侧或双侧附件（病变为双侧的患者）。④腹盆腔可疑病灶活检，右横膈活检或搔刮做细胞学检查。⑤左右结肠旁沟、子宫直肠窝、子宫膀胱窝及两侧盆壁腹膜随意活检。⑥常规或选择性盆腔淋巴结切除。⑦沿横结肠切除大网膜。⑧选择性切除主动脉旁淋巴结或取样。⑨切除阑尾。⑩冲洗腹腔，缝合后腹膜，关腹。术后辅以化学治疗，同时根据附件切除的情况和妊娠期对雌孕激素的需求给予激素补充治疗，维持妊娠到胎儿能够存活时终止妊娠，再做根治性手术。

如胎儿已成熟，可在术中行剖宫产娩出胎儿的同时行根治性手术。如无医疗条件冰冻保存对侧卵巢者，可在术中保留对侧卵巢，术后立即用PEB或TC方案化学治疗。维持妊娠到胎儿能够存活时剖宫产行二次探查，必要时或行子宫附件切除，配合化学治疗。

（5）双附件除术+子宫全切术：Ⅲ期以上，无生育要求者，可在术前经阴道引产终止妊娠，或者术中先行剖宫取胎术或剖宫产术。①开腹，取腹水或腹盆腔冲洗细胞学检查。②剖宫娩出胎儿，缝合子宫。③连同卵巢原发肿瘤切除双侧附件。④腹盆腔可疑病灶活检，右横膈活检或搔刮做细胞学检查，左右结肠旁沟、子宫直肠窝、子宫膀胱窝及两侧盆壁腹膜随意活检。⑤行保守性子宫切除术。⑥常规或选择性盆腔淋巴结切除。⑦沿横结肠切除大网膜。⑧选择性切除腹主动脉旁淋巴结或取样，切除阑尾。⑨冲洗腹腔，腹腔内放置化疗药物。⑩缝合后腹膜。术后辅以化学治疗。

（6）肿瘤细胞减灭术：Ⅳ期无生育要求者，术前可行引产术，或者术中剖宫娩出胎儿。①手术探查。②剖宫，娩出胎儿，缝合子宫。③盆腔肿瘤细胞减灭术，分离盆腔腹膜后间隙—切除卵巢原发肿瘤—分离膀胱浆膜，推下膀胱—常规全子宫切除或逆行性子宫切除。④腹腔内肿瘤细胞减灭术，腹膜剥脱术—横膈手术大网膜切除术—脾切除术—肠切除术—腹膜后淋巴结切除术。术后辅以化学治疗。

（7）经腹腔镜手术：近年来，腹腔镜手术已经成为卵巢良性肿瘤的标准术式，妊娠期腹腔镜下行卵巢肿瘤剥除术，是一种简单安全的手术方式。其主要优势有以下几点：①手术时间短，切口小，术后恢复快，减少妊娠相关的血栓栓塞之危险。②胃肠道激惹少，胃肠功能恢复快，减少了术后肠粘连、肠梗阻的发生。③腹部切口美观，切口疝少。④术后疼痛轻，降低了胎儿窘迫率。⑤住院时间短。孕妇术后可迅速恢复到正常的生理状态，流产、早产率下降，效果优于开腹手术。

由于妊娠期患者的生理特点使腹腔镜的风险增加，由于妊娠期间子宫增大，影响了手术视野及卵巢的暴露；加之盆腔充血，术中易出血，手术难度加大，可能会造成子宫损伤，而且过大的子宫会影响手术操作。国外曾有报道穿刺气体误入羊膜腔而致胎儿死亡；二氧化碳气腹可影响妊娠妇女的心血管及呼吸功能，腹内压增高可能减少母体静脉回流及心输出量，母体产生低氧血症，直接导致胎儿低血压及缺氧，另外CO_2气体吸收可增加母体动脉CO_2分压，有可能造成胎儿酸中毒。据Yuen等统计，妊娠早期腹腔镜手术流产率为12%，中期为5.6%，晚期手术早产的潜在危险为40%，故妊娠早、中期为手术的安全时期。术前需综合评估患者的情况，决定是否实行腹腔腔镜手术，手术须由经验丰富的麻醉医师与手术医师协作完成。

（8）无气腹腔镜手术：有研究者提出无气腹腔镜在妊娠期的应用，从而避免了气腹可能带来的各种并发症。但是在国内该方面的报道较少。

在具体处理过程中，首先应考虑是否存在卵巢肿物或附件包块；其次考虑该肿物是功能性还是赘生性；若是赘生性，是良性可能性大，还是恶性可能性大；若有手术指征，最后决定手术时机、方式及可能采取的预防措施，防止胎儿丢失。若为卵巢肿瘤蒂扭转、破裂或产程中妨碍胎头下移，或者B超发现肿物内部回声不规则、强弱不均，囊壁轮廓不清、边缘不整、囊壁及隔较厚，有突向囊腔的实性区，甚至伴有腹水，高度疑似卵巢癌时，均宜及时剖腹探查。

术中动作要轻柔，尽量避免刺激子宫；选择对胎儿无不良反应的麻醉药及术后用药；术后给予镇静、保胎治疗及预防感染。

有报道，妊娠合并颗粒细胞瘤，分娩女婴阴蒂肥大。术后患者痤疮可消失，声音恢复如妊娠前，阴蒂大小如术前。随访2年，女婴阴蒂无明显增大，但仍比同龄儿大。

5. 妊娠期化学治疗

患者是否化学治疗应根据肿瘤的分期、组织学类型和分级及妊娠时期，权衡母亲、胎儿的获益及危险而定，选择适当的化学治疗时机。另外，母亲及家属的知情选择也至关重要，否则会引起不必要的医疗纠纷。

由于卵巢性索－间质肿瘤罕见，无法进行大规模随机对照研究。关于术后辅助治疗也无统一的标准。现有的化疗方案均来自临床经验报道。Ⅱ～Ⅳ期对局限性病灶进行放疗（2B级证据），化学治疗首选方案为博来霉素＋依托泊苷＋顺铂（BEP）方案或紫杉醇＋卡铂（TC）方案。

为预防紫杉醇可能出现的不良反应，采取以下措施：①给药前12h及6h，口服地塞米松，每次10mg。②化学治疗前30min，肌内注射苯海拉明50mg，静脉注射雷尼替丁50mg，部分患者应用盐酸雷莫司琼及泮托拉唑静脉滴注。③在给予紫杉醇的过程中，进行心电监护，并注意观察有无过敏反应。④为减轻末梢神经炎，治疗期间给予B族维生素口服。

对于绝大多数卵巢恶性肿瘤而言，妊娠并不影响疾病的预后。但妊娠中、晚期由于顾及即将成熟的胎儿，有时术后未能及时化学治疗，可能影响患者的预后。有报道在产前采用铂类联合化疗方案，在化学治疗中可能出现急进性羊水减少，而被迫行急诊剖宫产终止妊娠，但未发现有药物相关的胎儿发育迟滞、宫内死亡或新生儿畸形，但化学治疗对胎儿出生后的长期影响值得关注和总结。

多数学者认为，妊娠早期化学治疗所致的胎儿畸形率很高，对于确需化学治疗的妊娠早期患者应终止妊娠。妊娠中、晚期妊娠胎儿器官除大脑和性腺外均已发育完全，化学治疗相对安全，此时化学治疗主要引起胎儿发育迟缓、早产及可能发生的大脑、性腺发育受损。目前多数文献报道，妊娠中、晚期化学治疗可取得良好的妊娠结局，新生儿无畸形，且短期观察身心发育均正常，但尚无相关可靠的远期并发症的文献报道。不应该由于患者妊娠而影响对其进行挽救生命的治疗方式。对黄素化卵泡膜细胞瘤等潜在恶性肿瘤，妊娠期对这类肿瘤进行化学治疗对母亲是否有益还不能肯定。

6. 激素治疗

某些颗粒细胞瘤可分泌雌激素，并且不少学者发现颗粒细胞瘤中存在着孕激素受体，这为孕激素治疗提供了依据。对于一线化疗失败的颗粒细胞瘤，甲羟孕酮可诱导肿瘤缓解。近年来发现促性腺激素释放激素激动剂（GnRH）治疗激素依赖性肿瘤方面有一定疗效，其机制可能通过调节血黄体生成素（LH），或者直接作用于肿瘤细胞而起作用，在卵巢肿瘤的组织中存在 LH 受体和 GnRH 受体均支持此假设，因此选择激素治疗可能成为对耐药的颗粒细胞瘤患者一种新方法。

（四）妊娠合并性索间质肿瘤预后及随访

1. 预后妊娠

合并性索间质肿瘤多数类型为良性或潜在低度恶性，生长较慢，预后较好，少数为明显恶性。有文献报道晚期颗粒细胞瘤的 5 年、10 年生存率均为 95% 以上。Vandessel 等认为对于绝大多数卵巢恶性肿瘤而言，预后与肿瘤手术病理分期及肿瘤直径有关，对于早期高危因素的认识尚有争议。

2. 预后监测指标

（1）细胞有丝分裂指数（MI）：许多研究认为颗粒细胞瘤的细胞有丝分裂指数（MI）是影响预后的重要因素。Malmstrom 等的研究显示，Ⅰ期患者若平均 MI ＞ 10/10HPF（高倍镜视野）则生存率明显下降。Fujimoto 等评估了肿瘤分期、p53 基因状态、病理分型、MI 及脉管浸润等因素，结果仅 MI 和脉管浸润是独立的预后因子。MI<4/10HPF 的患者 80 个月无瘤生存率为 90%，而 MI ≥ 4/10HPF 的患者仅为 25%。与妊娠、手术方式、化学治疗与否无关。粒层细胞肿瘤分属低恶性（潜在恶性），肿瘤的扩散或复发多数较晚，幼年型复发时间较成人型早，往往在 3 年内复发。而成人型复发多在 5 年内，甚至术后 20 ~ 30 年才复发，远处转移少见，多数复发和转移灶均可切除，并有较好效果，所以对复发转移患者亦应积极治疗。

（2）临床期别：临床发现多为Ⅰ期，其 5 年生存率为 80% ~ 97%，10 年生存率为 49% ~ 86%。

（3）肿瘤体积：肿瘤体积＜ 5cm 的 5 年生存率为 90%，6 ~ 15cm 的 5 年生存率为 57%。高分化（滤泡型）与低分化（肉瘤型）的 5 年及 10 年生存率分别为 87%、64% 和 82%、29%。

（4）病理性核分裂象：瘤细胞核分裂象 2/10HPF 及＞ 3/10HPF 的 10 年生存率为 70% 及 37%。

3. 随访

（1）妊娠期随访原则：此类肿瘤有晚期复发的特点，所以应坚持严密长期随访，包括全身及盆腔、阴道细胞学、激素水平、胸部 X 线检查、盆腹腔超声扫描及血雌激素测定等。

颗粒细胞瘤在手术后的第一年内，应坚持化学治疗 6 ~ 8 个疗程，方可有效抑制肿瘤复发，取得较好疗效。术后一年可行二次探查手术，阴性可以停止化学治疗；阳性应调整化疗方案，继续化学治疗或辅以其他治疗。

随诊内容有以下几点：①全身体检腹部尤以注意，触摸有无包块，有无腹水发生。②认真仔细的妇科盆腔检查，对于盆底、子宫直肠窝及侧穹隆等处出现的增厚、结节要十分警惕，了解有无复发病灶出现。③内分泌检查随诊阴道涂片变化，检测血内、尿内雌激素、孕激素及睾酮水平的变化。④影像学检查：胸部X线检查，了解有无远处转移；盆腔B超、MRI及CT均可了解盆腔、腹腔脏器有无转移及手术区域内有无复发。⑤肿瘤标志物测定是最有意义的随诊监测手段。颗粒细胞瘤：CA125及抑制素；Sertoli-leydig细胞瘤：CA125及AFP。合并Peutz-Jeghers综合征的微小型SCTAT因为消化道多发息肉的存在，消化道出血、肠梗阻甚至息肉恶变的问题也要引起注意，应该请专科医师随诊、治疗。

（2）有生育要求和患者随访：除一般随访外，注意如何促进生育，如促排卵、卵泡监测及辅助生育等。

（3）卵巢功能的监测与保护：卵子相关的生育能力的下降也被称为卵巢储备能力的下降。只有经过辅助生殖技术治疗后显示出卵巢对控制性超排卵（COH）的反应性降低时，才有绝对证据说明卵巢储备能力下降。在ART时，促性腺激素需求量的增加（FSH及LH）、外源性卵泡刺激时卵泡和卵子数量较少，以及血清雌二醇水平较低是卵巢储备能力下降的一种反映。卵巢储备能力筛查实验包括第3天血清FSH水平、柠檬酸氯米芬负荷试验（CCCT）、血清抑制素B水平，以及阴道超声检查评估窦卵泡数量或卵巢大小。

据报道卵巢硬化性间质瘤为良性肿瘤，行患侧附件切除术，术后预后良好，无复发。不育者肿瘤切除后月经恢复正常，可妊娠及正常分娩。对于两侧卵巢切除后或术后化学治疗或放射治疗导致卵巢早衰的患者，将丧失生育功能。近年来，随着生物技术在辅助生殖技术中的应用，有学者报道早期卵巢癌术前进行促排卵，术中取成熟卵泡，并予以冻存，以避免术后化学治疗对卵巢功能的影响。

第五节　卵巢转移性肿瘤与生殖医学

一、卵巢转移性肿瘤发病特点

卵巢转移性肿瘤（metastatic ovarian tumor）是卵巢恶性肿瘤中较为少见的一种，据石一复等研究报道，约占卵巢肿瘤的2.38%，占卵巢恶性肿瘤的9.7%。其中胃肠道是最常见的来源。卵巢转移性恶性肿瘤原发部位依次是胃肠道、乳腺、生殖器（子宫颈、子宫体和输卵管）、肺和膀胱等。临床常见的有胃癌、直肠癌、结肠癌、乳腺癌、宫颈癌、子宫内膜癌、小细胞肺癌、膀胱癌、绒癌和输卵管癌等。卵巢转移性肿瘤常为实性，一般如拳头大小，表面光滑，有光泽，在盆腔内无粘连。较小者保持卵巢正常形状，较大者则表面呈脑回状或分叶状，也可因变性而形成囊腔。70%～90%的卵巢转移瘤为双侧生长。

卵巢转移性肿瘤确诊主要依靠手术病理分期，主要的治疗手段是手术切除全子宫和双附件，同时切除原发病灶，根据病情和患者的身体情况决定是否行肿瘤细胞减灭术，术后配合放射治疗和化学治疗等综合治疗。因系晚期肿瘤，卵巢转移性肿瘤预后不良，文献报道患者大多数在确诊后1年左右死亡。

二、卵巢转移性肿瘤与不孕

（一）卵巢转移性肿瘤患者不孕的原因

卵巢恶性转移性肿瘤是恶性肿瘤的晚期表现，治疗的原则是首选全子宫和双附件切除术，可提高生存率；只要有可能，应同时切除原发灶。因转移性卵巢肿瘤比较隐匿、恶性程度高，进展迅速，手术难以根治。

全子宫及双附件切除术加转移灶切除术或肿瘤细胞减灭术，加上术后化疗是延长患者生存期的重要手段，术后一般辅以腹腔化疗并配合全身化疗，必要时可配合放疗。故卵巢转移性肿瘤确诊经治疗后患者均失去正常的生育功能。

（二）卵巢转移性肿瘤患者不孕的治疗

如果手术治疗时患者仍然有生育愿望，只能是在手术治疗前采用卵巢全部或部分组织冰冻保存的方法保留卵泡，利用辅助生殖技术中的代孕技术完成生育。

三、卵巢转移性肿瘤与妊娠

妊娠合并卵巢转移性肿瘤的患者年龄范围为18～43岁，多数是妊娠期检查时发现。据报道，卵巢恶性肿瘤在妊娠期少见，为每8000～20 000例分娩中有一例。由于卵巢转移性肿瘤患者多属于晚期，恶性肿瘤产生的多种毒性细胞因子会严重影响卵泡的发育、排卵和受精功能，妊娠的机会明显降低，目前已知卵巢转移性肿瘤合并妊娠的发生率极低。

（一）妊娠对卵巢转移性肿瘤的影响

1. 妊娠期盆腔血流变化对肿瘤的影响

理论上讲，妊娠期妇女盆腔血流增加，对卵巢转移性肿瘤组织的生长起到促进作用。但迄今为止，尚无规范的临床对照研究结果证明妊娠对恶性肿瘤的生长和侵袭会产生什么样的后果。

2. 妊娠期激素分泌对肿瘤的影响

（1）性激素：妊娠期间，胎盘分泌的绒毛膜促性腺激素可作用于肿瘤细胞，产生类固醇合成而呈现相应的功能。HCG可促进卵巢卵泡膜黄体细胞增生产生雄激素，可促进具有雄激素受体的转移性肿瘤的生长，患者可表现出雄激素增多的症状和体征。妊娠期分泌的大量雌激素可促进雌激素依赖性乳腺癌手术后卵巢转移病灶的发展。

（2）糖皮质激素：妊娠期糖皮质激素的浓度随妊娠期的发展逐渐增多，由于糖皮质激素可抑制细胞免疫功能，促进恶性肿瘤的种植和生长，因此可能会对妊娠合并卵巢转移性肿瘤造成不良临床后果。

（3）其他激素：妊娠期其他一些激素，如胎盘催乳激素及孕激素等也会对转移性肿瘤造成不良影响。例如，胎盘催乳激素会对乳腺癌卵巢转移的患者其原发病灶有促进作用。有研究显示使用泌乳素抑制剂可缓解乳腺癌导致的疼痛。

3. 妊娠期子宫体积的变化对肿瘤的影响

妊娠晚期随着子宫的逐渐增大，盆、腹腔脏器位置随之发生改变，增大的子宫体、胎儿及羊水等回声均可能有碍恶性肿瘤的发现，且超声检查时往往更注意胎儿及其附属物的观察而易忽略对卵巢的检查。妊娠对卵巢肿瘤的影响引起的并发症主要是卵巢肿瘤蒂扭转和破裂。妊娠前期发现卵巢肿瘤的妇女，由于认识不足，恐惧手术影响日后妊娠而未能及时手术。

（二）卵巢转移性肿瘤对妊娠的影响

1. 转移性肿瘤性质的影响

部分功能性转移性肿瘤因能产生大量内分泌激素，血中可有较高水平的异常激素，可能抑制排卵，即使排卵也多因子宫内膜失去周期性改变而影响着床，或者肿瘤的压迫影响正常孕卵的运行，故合并妊娠机会很少。

2. 肿瘤体积大小的影响

卵巢转移性肿瘤患者受孕后，由于多为两侧同时发病，其体积较大，可能造成以下妊娠期并发症：①由于肿瘤扭转或破裂增加的急诊手术可造成自然流产或早产的发生。②较大的肿瘤可影响胎位并造成分娩时产道梗阻导致宫缩乏力、滞产及难产的发生。③胎位不正。④产褥期因肿瘤组织的异常分泌影响子宫复旧，增加上行性感染机会。

（三）卵巢转移性肿瘤合并妊娠的诊断

卵巢转移性癌的临床表现的有无及出现的症状常与原发瘤的部位、肿瘤扩散的范围及肿瘤的大小等有关。多数认为继发肿瘤的表现常比原发瘤更为突出。

卵巢转移性肿瘤来自胃肠道、乳腺及子宫最多，约占所有病例的90%。如果已知存在卵巢外恶性肿瘤，同时出现一个或多个卵巢肿瘤时，就容易做出正确诊断。病史有卵巢外黑色素瘤存在则提供参考恶性黑色素瘤转移至卵巢。

1. 症状

（1）月经紊乱、阴道流血：其主要原因是由于肿瘤的间质细胞发生黄素化或产生雌激素，因此患者可出现月经异常，不规律阴道流血，经检查发现已妊娠。

（2）男性化表现：部分患者也会在妊娠期出现男性化症状，如声音嘶哑、体毛、痤疮、喉结。Papakonstantinou 等报道，一例 27 岁孕妇因男性化表现检查发现胃癌转移到卵巢。多数人认为是肿瘤间质内缺乏酶，不能把已衍化为雄激素的激素转化为雌激素，而表现闭经或月经量减少。

（3）腹痛、腹胀和腹部肿物：表现为腹部肿块、腹水，同时，还应注意有无因肿瘤压迫而出现的疼痛，因肿瘤播散和转移而引起胃肠道症状如腹胀、纳差等，但由于妊娠子宫的影响而以上症状不明显，多数被患者忽略。

（4）原发疾病症状：在卵巢转移性恶性肿瘤的患者中，只有一部分患者先有原发瘤的病史，而后再出现卵巢转移癌的病史。但也有相当比例的患者两者同时发现，或先发现卵巢转移瘤，而后才找到原发部位，这也造成卵巢转移性恶性肿瘤特别是在妊娠期术前诊断率不高的原因。

2. 体征

（1）妇科体征：晚期卵巢恶性肿瘤患者体检常发现腹部膨隆、盆腔肿物及腹水征。应注意乳腺、区域淋巴结、肝、脾及直肠检查。肿块生长迅速，已出现恶病质。晚期患者还可有大网膜肿块、消化道梗阻或肝脾大。

（2）原发疾病体征。

1）胃肠道肿瘤：①胃癌：有时可扪及腹部包块。可有左锁骨上淋巴结肿大，肝大、腹水、皮下结节及直肠窝肿块等。②结、直肠癌：可有恶病质，患者消瘦，皮肤皱缩、无弹性，皮下脂肪少，肌肉萎缩，结膜苍白，有时可在腹股沟部扪及肿大的淋巴结。有表浅淋巴结转移时，可在局部触到转移的淋巴结。直肠指诊时可触到突出、质地坚硬、表面高低不平的肿块，早期可移动；以及与黏膜下层及肌层粘连固定，有时可摸到边缘向外翻的溃疡，指套上染有血迹；晚期可摸到狭窄环，但手指不能伸入环内。

2）乳腺癌：乳腺触诊可触及乳腺肿物，肿物可位于乳腺边缘区如腋下、胸大肌外侧缘、锁骨下及锁骨旁。推动肿块时常随周围的乳腺组织一起活动。体积较大的乳腺癌常常较为固定。可有乳头溢液（单管、多管，单侧乳头、双侧乳头），溢液性状（无色透明、浆液性、乳汁样、棕色及血性），腋窝、锁骨上等乳腺引流区淋巴结肿大。

3）生殖道肿瘤：①宫颈癌：外生型者宫颈可见息肉状、菜花状赘生物，常伴感染，质脆易出血；内生型表现为宫颈肥大，质硬，颈管膨大；晚期癌组织脱落形成溃疡或空洞伴恶臭。阴道壁受累时可见赘生物生长；宫旁组织受累时，三合诊检查可扪及宫颈旁组织增厚、结节状、质硬或形成冰冻骨盆。②子宫内膜癌子宫明显增大，合并宫腔积脓时可有明显触痛，宫颈管内偶有癌组织脱出，触之易出血。癌灶浸润周围组织时，子宫固定或在宫旁触及不规则结节状物。

4）小细胞肺癌：胸部压痛、上腔静脉综合征、咽下困难、呛咳、声音嘶哑、Horner 综合征（左侧瞳孔缩小、眼裂变小及左侧面部无汗）及肺部感染；可转移至淋巴结：锁骨上淋巴结转移多固定，质地坚硬，逐渐增大、增多及融合，多无痛感；可转移至胸膜：引起胸痛、胸腔积液，胸腔积液多为血性；可转移至骨：多呈隐匿经过，仅1/3有局部症状，如疼痛、病理性骨折，当转移至脊柱压迫脊髓神经根时，疼痛为持续性且夜间加重，脊髓内转移可于短时间内迅速出现不可逆的截瘫综合征；可转移至脑：可由于颅内病灶水肿造成颅内高压，出现头痛、恶心及呕吐的症状。也可由于占位效应导致复视、共济失调、脑神经麻痹、一侧肢体无力甚至偏瘫；可转移至心包：出现心包积液，甚至出现心包压塞的表现，呼吸困难，平卧时明显，颈静脉怒张，血压降低，脉差缩小，体循环淤血，尿量减少等；可转移至肾上腺、肝脏等部位，引起局部周围脏器功能紊乱。

3. 肿瘤标志物检查

（1）胃肠道肿瘤来源：MMP-9、VEGF及Ki-67表达阳性与患者术后生存时间呈负相关。卵巢的转移性胃癌与转移性肠癌不同，通常CK20阴性或局灶阳性，而CK7在胃癌通常阳性，肠癌常阴性。癌胚抗原（CEA）：在原发性卵巢黏液性癌和胃肠卵巢转移癌中可升高，有参考价值。

（2）乳腺癌来源：有60% ~ 70%的乳腺癌患者表达ER/PR > 1%肿瘤细胞核阳性即可为ER/PR阳性。有25% ~ 30%乳腺癌有基因的扩增 / 过表达，其过表达提示细胞增殖旺盛，侵袭力强，与肿瘤恶性程度高、淋巴结转移、分期晚、肿瘤复发、无病生存期和总生存期短、预后差呈正相关，与ER/PR表达呈负相关，是目前公认的乳腺癌重要的预后 / 预测因子。HER2过表达预示着患者对化学治疗尤其是CMF方案的抵抗，而对蒽环类为基础药物的化疗方案敏感，对内分泌治疗相对不敏感。50% ~ 70%的乳腺癌患者有p53基因突变，分化差和有淋巴结转移的患者p53蛋白表达明显增多。在乳腺癌的预后研究中，Ki-67与HER2、p53等一同被列为仅次于激素受体、组织学级别的乳腺癌第二类预后指标。Ki-67过表达者总生存率和无病生存率低于低表达者。EGFR在超过35%的乳腺癌组织中表达，且表达与乳腺癌患者预后有关。腋淋巴结阴性者EGFR过表达提示内分泌治疗效果差，且预后不良。在乳腺癌中VEGF表达与年龄、绝经状态无关，与ER、PR水平呈负相关，高表达者易转移复发，预后不良，且内分泌治疗和化学治疗效果差。TopoⅡ在乳腺癌组织中的阳性表达率高于正常组织，Topo Ⅱ的表达与恶性进展和增殖活性的病理分级一致。30% ~ 40%的家族性乳腺癌是基因突变引起，在乳腺癌组织中阳性表达率比癌旁正常乳腺组织中阳性率明显降低，基因表达降低可能与乳腺癌的发生有关系。乳腺癌中BRCA-I的阳性表达与肿瘤的大小、组织学分级和淋巴结转移率呈负相关。

（3）小细胞肺癌来源：约80%原发卵巢癌CA125 > 65U/mL，平均630U/mL，而转移性卵巢癌CA125很少高于500U/mL。CEA不是恶性肿瘤的特异性标志，在诊断肺癌时只有辅助价值，结合细胞学检查，可使肺癌的诊断率提高。

（4）泌尿道肿瘤来源。

1）膀胱癌：①膀胱肿瘤抗原（bladder tumor antigen，BTA）是较早用于检测膀胱癌的肿瘤标志物，敏感性随着肿瘤分级和分期上升而提高，泌尿系感染、结石及血尿等可以导致假阳性结果。②核基质蛋白22（nuclear matrix protein，NMP-22）是核基质蛋白的一种，当细胞恶变时，NMP-22 合成激增并通过凋亡细胞核的溶解释放入尿中，采用酶联免疫定量实验，以 10kU/mL 为临界值，检测膀胱癌的敏感性和特异性分别为 47% ~ 100% 和 55% ~ 98%。NMP-22 在低分级和低分期膀胱癌中仍能保持较高的敏感性，是一种很有价值的膀胱癌早期诊断标志物。ImmunoCyt 实验是一种免疫细胞学检查，采用单克隆抗体结合免疫荧光细胞学方法检测与膀胱癌密切相关的抗原，敏感性和特异性分别为 52% ~ 100% 和 62% ~ 82%，在各分级膀胱癌中均有较高的敏感性，G_1、G_2 和 G_3 肿瘤的敏感性分别为 85.7%、73.9% 和 83.3%。③荧光原位杂交（FISH）：采用荧光标记的核酸探针检测 3、7、17、9P21 号染色体上的着丝点，以确定染色体有无与膀胱癌相关的非整倍体，检测膀胱癌的敏感性和特异性分别为 70% ~ 86% 和 66% ~ 93%，与 BTA、NMP-22 相比，特异性较高，FISH 比膀胱镜能够更早地发现膀胱癌复发。美国 FDA 已经批准 BTA Stat、BTA、Trak、NMP-22、ImmunoCyt 和 FISH 用于膀胱癌的诊断和术后随诊检查。上述方法除 FISH 以外均已应用多年，总体来看，仍存在敏感性和特异性不足的问题。④近年来发现了很多新的具有诊断潜力的肿瘤标志物，如端粒酶、存活素（survivin）、透明质酸和透明质酸酶、黏液素 -7、核基质蛋白（BLCA-4）、微卫星序列分析和单核苷酸多态性分析等，在诊断膀胱癌的研究中显示了较高的敏感性和特异性，但其临床实用价值还有待于进一步研究观察。以上所述肿瘤标志物虽然敏感性较高，但是其特异性却普遍低于尿脱落细胞学检查，特别是对于分级低的膀胱癌，目前还难以根据单一标志物的结果对膀胱癌的诊断和术后随访做出判断，仍不能取代膀胱镜和尿脱落细胞学检查。

检测的标准化和可重复性也是妨碍上述标志物临床应用的原因。采用合理的多种标志物的联合检测方法，可以优势互补提高敏感性和特异性，也许会成为一种非常有效的检测膀胱癌的无创方法。

2）肾癌：可用于肾癌诊断的特异性肿瘤标志物有：肿瘤Ⅱ型丙酮酸激酶、端粒酶活性检测、生长激素、S-100 蛋白、DR-0、CA50、高血糖素、角蛋白及波形蛋白等。

4. 超声检查

（1）卵巢超声表现。

1）超声声像图：酷似内胚窦瘤和未成熟畸胎瘤，对于怀疑卵巢转移肿瘤者，必须行全面的上腹部探查，以防遗漏原发灶。在盆腔内探及形态不规则并进行性生长较快，破坏力很强，而且邻近周围组织浸润延伸，大小在 2 ~ 10cm 的肿瘤。肿瘤的包膜不完整，边界不整齐，不规则，与周围组织分界不清。由于肿瘤生长速度快，血液供应不足，而容易发生坏死，在声像图上表现为内部回声不均，为实性回声、低回声及等回声，较大的团块中心出现不规则的液性回声。又由于肿瘤坏死脱落形成底部高低不平及浸润，肿瘤的后壁回声模糊不清和不规则的增厚、增强；腹腔内多伴有不同程度的液性暗区；肿瘤组织内的血流为高速度、低阻力。

2）二维灰阶声像图：显示多为双侧，实性，呈肾形或卵圆形，表面光滑，常见结节状突起，被膜光滑、薄。不典型者可呈多种表现。当肿瘤合并出血坏死时，瘤内呈复合回声或以囊性为主，类似卵巢囊腺瘤，与浆液性囊腺瘤不易鉴别；常伴有腹水，但不是其特征性表现；有时盆底可见肿大的淋巴结。超声检查有明显的肿瘤边缘的库肯勃瘤，一个不规则的高回声的实像图中有虫蛀的囊肿。妊娠合并卵巢转移性肿瘤中库肯勃肿瘤分类描述基于超声特征分为实性、混合和囊性三类。伴有高速、低阻力血流信号。

3）彩色多普勒血流显像：呈卵巢恶性肿瘤表现，于肿瘤实性部分可探及丰富的低阻力血流信号，绝大部分表现为血流丰富，到目前为止还未发现其血流指数的分布与原发肿瘤有关。最近发现卵巢转移性肿瘤特征性的血流表现是一条主要的外周血管穿入卵巢肿块的中央，形成树枝状结构，即“引领血管（lead vessel）”，在将近 1/3 的卵巢转移性肿瘤中发现，而原发性肿瘤中只有 0.01% 出现该血管特征。引领血管的卵巢转移性肿瘤均为实质性，尚未在多房囊性结构的卵巢转移性肿瘤中发现，可能与病变的结构有关。

（2）宫颈癌超声表现：超声在宫颈癌诊断中，以宫颈不规则增大、实性占位、黏膜中断或消失、内含光斑或光条有较强的诊断价值，对部分ⅠB 期及以上宫颈癌，子宫颈有明显形态学改变的患者可做出明确诊断。一项对 111 例ⅠA～ⅢA 期宫颈癌患者进行术前超声检查及术后病理检查的对照研究表明，超声对宫颈癌的诊断并不优于临床妇科检查。经阴道或直肠超声检查因位置与宫颈更为接近，能更直观地显示宫颈内口或肌层的病变，从而使其对宫颈癌诊断的符合率明显高于经腹超声检查。

（3）子宫内膜癌超声表现：超声检查用于子宫肌层浸润的判断，与病理诊断符合率虽然较高，但是估计肌层浸润深度的精确率相对不高，不能精确地预测肌层浸润深度，有一定局限性。

5. 影像学检查

（1）胃肠道来源：胃肠道的胃镜、胃肠道纤维内镜、纤维结肠镜检及 MRI 等有助于原发瘤的诊断，由于妊娠期 X 线对胎儿可能造成不良影响，因此应避免使用 CT 和造影检查。

Krukenberg 瘤主要影像特点：①结肠管壁不规则增厚。②后腹膜及肠系膜根部淋巴结肿大。③子宫增大，强化明显，双附件不均匀强化灶及多发结节影。④盆壁两侧多发性淋巴结肿大。⑤卵巢肿块中有囊状扩张、囊状分隔及乳头状突起。软组织肿块影，边缘不规则，呈分叶状，肿瘤实质部分可占瘤体一半以上。

（2）乳腺癌：对胎儿采取屏蔽后数字化乳腺摄影表现为子宫两侧附件区的不规则实质性肿块及盆腔淋巴结肿大等。可配合超声扫描、红外线乳腺透视、MRI 扫描及定位穿刺活检来确诊。

（3）生殖道来源。

1）宫颈癌：MRI 在宫颈癌的诊断和分期方面明显优于临床、超声及 CT 检查，具有很高的灵敏度、特异度和准确率，是目前宫颈癌诊断及分期的最佳方法。

2）子宫内膜癌：B 超或 MRI 等影像学检查发现盆腔肿块或腹腔积液等，常见于子宫内膜癌有卵巢转移或子宫浆液性乳头状癌腹腔内播散造成，可能是子宫内膜癌伴有良性卵巢囊肿或第二原发的卵巢恶性肿瘤。Ⅳ期子宫内膜癌患者术前多有腹腔积液和盆腔肿块症状，对于仅有卵巢累及的病例，需区别是子宫内膜癌转移还是子宫和卵巢都是原发肿瘤，往往需病理检查才能明确。

3）MRI 增强扫描对判断Ⅲ、Ⅳ期肿瘤部位和侵犯深度的精确度高于单纯超声检查和 CT；对于淋巴结转移，MRI 诊断精确度与 CT 相同，高于超声检查。

（4）小细胞肺癌：胸部 X 片可发现肺部肿块，纤维支气管镜活检有发现燕麦细胞癌者。胸部、上腹部 CT、脑部 CT 或磁共振均可提示病灶的位置和形态学异常。由于射线对胚胎和胎儿可能造成的影响，检查前要评估其必要性并做好屏蔽保护措施，必要时尽量选择 MRI 检查。

（5）膀胱癌：膀胱镜检查可以直接观察肿瘤的大小、形态及部位，而且可以直接采取瘤组织做组织学检查而确诊。

6. 病理学检查

（1）腹水细胞学检查：对Ⅰ期患者进一步确定分期及选择治疗方案有意义。若有胸膜腔积液（胸水）应做细胞学检查，确定有无胸膜腔转移，并可用于随访观察疗效。腹腔积液找到印戒细胞可提供证据。

（2）针吸细胞学检查：简单的一针穿刺，细胞涂片找到肿瘤细胞，即能尽快诊断恶性肿瘤，较腹腔镜确诊简便易行。另外可对临床可疑癌晚期患者，行肿瘤穿刺找到肿瘤细胞证据行先期化学治疗，再行中间性肿瘤细胞减灭术，使腹水消失，瘤块缩小松动，手术效果更好。

（3）腹腔镜活检细胞学检查。

1）肿瘤浸润间质，间质细胞呈集合状或交叉状，围绕着肿瘤细胞群，有时间质细胞呈片状增生。

2）镜下可见卵巢印戒状黏液细胞，瘤细胞内产生大量黏液，过多的黏液将细胞核挤向细胞边缘，核变得细长，贴近包膜呈半月状，如戒指状，为典型的印戒细胞。

3）小细胞肺癌来源，卵巢组织活检配合肿瘤标志物检查可确诊。

4）子宫内膜癌来源，如子宫内膜癌体积小于 2cm 直径，限于内膜层内生长或仅有稍微侵入浅肌层时，可诊断子宫和卵巢皆为原发癌。例如，能看到髓区内大量淋巴管被癌浸润时，则将有助于转移性癌的诊断。

5）对于输卵管转移至卵巢，局限的肿瘤中心能为诊断提供最好的依据。

6）对于膀胱癌转移至卵巢较少见。其中膀胱印戒细胞癌转移至卵巢较多。应与卵巢原发性移行细胞癌区分。

（四）卵巢转移性肿瘤合并妊娠的鉴别诊断

主要是和原发性卵巢癌鉴别。

1. 发病特点

原发性卵巢癌常发生于年龄较大的妇女，且病灶多为单侧性；而转移癌则多见于年轻女性，病灶多为双侧性。重点要注意原发肿瘤的临床症状和体征。原发于卵巢移行细胞癌应具备：①与原发泌尿道癌的发生相隔至少 3 年以上。②无泌尿道肿瘤。

2. 超声检查

卵巢恶性肿瘤多数表现为形态不规则、轮廓不清晰及包膜不完整，多数出现实性成分，可以表现为不规则实性团块，间隔不均匀增厚含实性成分，囊壁不规则增厚，伴乳头样突起，有些恶性肿瘤可伴有腹水和壁腹膜增厚。血管分布特点是在分隔或实性成分的内部呈多血管弥漫分布，以束状、树枝状或彩球状血管网为主。

3. 影像学表现

超声检查的区别详见有关章节。MRI 检查时比较 Krukenberg 瘤和原发性卵巢癌的影像表现：Krukenberg 瘤边界清楚，呈不规则虫蚀样囊肿；而原发性卵巢癌边界不清楚，无明显的囊性结构，囊内见乳头状结节及不规则增厚的隔。

4. 病理检查和肿瘤标志物检查

卵巢转移癌与卵巢原发性癌的主要区别在于转移性癌大体呈多结节性生长，组织学检查可见淋巴管或血管腔内癌栓，卵巢间质内可有明显的纤维组织反应，行免疫组化染色时 CEA、CA199、CK20、CA125 及 AFP 也有助于鉴别。Ki-67 在库肯勃瘤中阳性表达率高于卵巢上皮癌。MMP-9 在原发性肿瘤和库肯勃瘤之间也有显著性差异。原发性卵巢恶性黑色素瘤来自卵巢畸胎瘤的多为单侧性。如能证实病变起源于浸润前黑色素细胞增生灶，如畸胎瘤内衬的交界活性，那么起源的证据最令人信服。超声检查有明显的肿瘤边缘的库肯勃瘤，一个不规则的高回声的实像图和虫蛀的囊肿。妊娠合并卵巢转移性肿瘤中库肯勃肿瘤分类胃癌描述基于超声特征分为实性、混合和囊性三类。伴有高速、低阻力血流信号。

因此，要提高妊娠合并卵巢肿瘤的诊断率，应定期行妇科检查，最好在妊娠前发现卵巢肿瘤并处理；妊娠早期应行盆腔双合诊检查，必要时行 B 超检查，明确诊断；各妊娠期 B 超检查不应单纯了解宫内情况而忽视附件的检查；剖宫产术中常规检查双侧附件也非常必要。

（五）卵巢转移性肿瘤合并妊娠的治疗

1. 治疗原则

卵巢转移瘤的处理取决于原发灶的部位和治疗情况，需要多学科协作，共同诊治。治疗的原则是有效的控制和缓解症状。以手术治疗为主，合理配合化学治疗和其他治疗。

2. 妇科手术治疗

（1）治疗原则：如果发生在妊娠早期，首选全子宫和双附件切除术，可提高生存率；只要有可能，应同时切除原发灶。因转移性卵巢肿瘤比较隐匿、恶性程度高，进展迅速，手术难以根治，转移灶切除术、肿瘤细胞减灭术及术后化疗对延长生存期更显重要。术后辅以腹腔化疗，通过药物对肿瘤的直接穿透作用，抑制肿瘤生长，以控制腹水，并配合全身化疗，理论上能杀灭残留的癌灶及脱落癌细胞，提高手术疗效。

如果发生在妊娠中晚期，由于患者五年生存率极低，只要患者有生育要求，可以给予保留生育功能的手术配合化学治疗。对于妊娠28周以后合并的卵巢恶性肿瘤，如果胎儿成熟或医院具备保证新生儿存活的条件，可以在终止妊娠剖宫产的同时切除肿瘤，手术范围依照肿瘤的类型和期别而定。由于妊娠期合并卵巢转移性肿瘤多数为双侧肿瘤，手术后对于需要保胎者应给予相应的激素支持。否则多因卵巢切除后雌孕激素不足导致自然流产。

（2）妊娠早期手术：妊娠早期手术影响卵巢黄体功能易致流产，如果为急腹症如肿瘤蒂扭转或卵巢肿瘤破裂一经确诊，应立即开腹手术。术中行腹水细胞学、规范探查。首先行患侧附件切除术，肿瘤组织送快速冰冻检查，根据病理检查结果决定下一步手术方案。术中动作要轻柔，尽量避免刺激子宫；选择对胎儿无不良反应的麻醉药及术后用药；术后给予镇静、保胎治疗及预防感染。

如果确诊妊娠期合并Krukenberg瘤一经发现要尽快终止妊娠。尽可能积极地切除原发肿瘤，手术切除范围要根据患者具体情况而定。不可强行扩大根治手术的应用。对不可切除原发灶的病例，尽可能切除双侧卵巢，其目的是阻止卵巢的分泌功能，切断卵巢雌孕激素对肿瘤的刺激作用。

（3）妊娠中晚期手术：理论上讲，妊娠晚期由于子宫增大手术刺激易致早产。但研究结果表明，妊娠中期手术切除肿瘤后继续妊娠的患者并无自然流产或早产发生，印证了妊娠中期手术对胎儿的安全性。据有关报道，妊娠中晚期合并卵巢转移性肿瘤手术立即终止妊娠同时切除原发病灶并不改变远期预后结局。因此，多数专家认为如果患者有生育要求，妊娠期间的手术应以切除原发部位和卵巢肿瘤为主，手术后配合化学治疗。而大网膜切除、腹膜后淋巴结切除等操作应在剖宫产同时或阴道分娩后再次手术时处理。

反之，如果仅担心手术对妊娠的影响而拖延手术时机，就可能错失治疗时机，使肿瘤的期别和预后发生改变。

3. 原发部位肿瘤的手术治疗

（1）胃肠道来源：原发瘤在胃或结肠等腹腔脏器者，常在转移瘤出现后始得到诊断。对这一部分病例的原发瘤仍应积极对待，如原发瘤在结肠一般恶性较低，应争取和继发瘤一并切除。

（2）乳腺来源：来自乳腺的卵巢转移瘤多数原发瘤在转移前已手术切除。患者为Ⅳ期，治疗以内分泌治疗、化学治疗和中草药治疗为主，不考虑手术治疗。

（3）生殖道来源。

1）宫颈癌：确诊为宫颈癌卵巢转移的患者，标准的初始治疗是同步放化疗，包括盆腔外照射和腔内近距离放疗联合同期化疗。ⅣA期患者癌症没有浸润到盆壁，特别是合并有膀胱阴道瘘或直肠阴道瘘者，初始治疗可选盆腔脏器清除术（Ⅴ型扩大子宫切除术：包括前盆、后盆及全盆）。ⅣB期应由包括妇科肿瘤学家、放射治疗和化学治疗专家、姑息治疗医师、特殊护理人员、心理学家和造口（瘘）师等的专业组进行治疗。治疗决断应该以患者的行为状态、复发或转移部位、转移的范围及初始治疗措施而决定。

2）子宫内膜癌：子宫内膜癌转移到卵巢属于Ⅳ期，应首选全身化疗及激素治疗。不主张做广泛性子宫切除术，因其可能影响晚期子宫内膜癌生存期及存活率。

（4）小细胞肺癌：小细胞肺癌晚期已转移到卵巢不考虑手术治疗，TNM Ⅳ期的小细胞肺癌患者必要时可以行手术治疗，手术目的旨在缓解症状、支撑气道及减轻瘤负荷。

（5）膀胱癌：膀胱癌转移到卵巢分期属于 T_{4a}，可以行根治性膀胱切除术 + 子宫双附件切除术 + 盆腔淋巴结清扫术。但应除外有严重并发症不能耐受手术治疗者。

4. 化学治疗

（1）化学治疗对胚胎和胎儿的影响：大多数细胞毒性药物如果在孕早期使用，对动物和人类均为致畸药物，使用后均可导致流产、死胎、胎儿畸形和胎儿生长受限等。对胎儿出生后长期影响效应不详。Sokal 等收集 50 例妊娠早期合并卵巢肿瘤化疗患者资料，其中 8 例胎儿异常，16 例自然流产，7 例治疗性流产。而妊娠中晚期化学治疗后未发现明显胎儿异常。尽管妊娠期化学治疗后出现流产和胎儿异常等并发症并非是必然的，但由于缺乏长期的随访研究资料，治疗中要权衡化学治疗可能对胎儿的影响。

妊娠期间针对卵巢恶性肿瘤的化学治疗报道不多，已有文献证实中、妊娠晚期使用顺铂、卡铂、环磷酰胺和紫杉醇等药物的安全性，但由于许多的缺陷通过表面的检查并不能够发现，有可能造成生长、发育、功能和遗传的异常，迄今对胎儿的长期影响缺乏经验和资料。因此，妊娠期肿瘤患者化学治疗对胎儿出生后的长期影响值得关注和总结。

妊娠期间化学治疗对胎儿的影响主要取决于实施化学治疗的孕周。妊娠最初的 10d（胚胎种植期）细胞是全能的，胚胎的存活受化疗期间被杀死细胞的数量影响，表现为“全或无”现象。当足量的细胞保留下来时胚胎将不受影响，继续发展为正常妊娠；如果细胞损害过多，将发生流产。受孕后 10d 至 8 周（器官形成期）化学治疗对胎儿的潜在损害发生率最高，损害的形式与用药种类有关，因此，此期内禁忌应用化疗药物。器官形成期后，眼、生殖器、造血系统和中枢神经系统仍然可能受化学治疗的影响，因此强烈建议 14 周后再开始首次化学治疗。由于化学治疗的血液学毒性可以使母亲和胎儿面临分娩时感染和出血的危险，因此末次化疗至分娩的时间应间隔 3 ~ 4 周，35 周后不宜再使用化疗药。

不同的化疗药对胎儿影响不同。文献报道对胎儿潜在损害最大的细胞毒性药物是叶酸拮抗剂，此类药物中以甲氨蝶呤应用最多；抗肿瘤抗生素阿霉素和表柔比星对胎儿无太多危害；烷化剂（环磷酰胺）及铂类（顺铂及卡铂）在妊娠期使用相对安全，由于卡铂可导致较严重的骨髓抑制，且其蛋白结合性低，可能有利于经胎盘转移，故顺铂较卡铂孕期应用更佳；长春新碱在妊娠期应用历史较长，很多报道证明妊娠期应用相对安全。

Nicholson 等报道，妊娠合并卵巢肿瘤化学治疗 185 例，其中早期患者 110 例，有随访记录的 68 例中，15 例有胎儿异常（10 例使用了叶酸拮抗剂，2 例使用了白消安，其他 3 例）；75 例妊娠中晚期进行化学治疗的患者随访其胎儿未见畸形的记录。对找不到原发灶的转移性卵巢癌的低分化腺癌患者，PVB 化疗方案作为标准治疗方案，有效率可达 60% ~ 70%，完全缓解率可达 25%，长期无病生存率可接近 15%。

（2）化疗方案：卵巢转移性肿瘤的化疗方案的选择，应根据原发瘤的部位及性质选择恰当的化疗药物及方案。另需根据原发肿瘤的部位和性质，选择适当的抗肿瘤药物对患者进行术前或术后化疗。

1）胃肠道来源肿瘤：①胃癌：可用 MMC、5-FU、ADM 及 CDDP 等药物，选用氟尿嘧啶、阿霉素及甲氨蝶呤（四氢叶酸钙解救）（FAMTX）方案。②结肠癌：基本化疗方案是 5-FU/CF；近年来新药：奥沙利铂（Oxaliplatin）及伊立替康；还可采用 5-FU/CF 与上述药物的联合，如 FOLFOX 和 FOLFIRI 方案；也可口服卡培他滨取代静脉 5-FU/CF 来和上述新药联合，如 XEloX 和 XELIRI 方案。新的靶向治疗药物，如血管内皮生长因子受体（VEGFR）拮抗剂贝伐单抗和表皮生长因子受体（EGFR）拮抗剂西妥昔单抗，由于这些靶向药物在治疗晚期转移性结直肠癌具有令人鼓舞的疗效，相信也会给卵巢转移的治疗带来新的希望。

2）生殖道来源：①宫颈癌：ⅣA 期传统选择以放射治疗为主的综合治疗，近年来提出化学放射治疗，合并新辅助化疗成为这阶段病例可选择的方法。ⅣB 期晚期患者预后差，化学治疗作为综合治疗的一部分有一定疗效。晚期子宫颈癌的化学治疗包括：DDP、IFO、BLM、紫杉醇、GEM、脂质体阿霉素、拓扑替康及伊立替康。化学治疗仍然选择以铂类或以铂类为基础的联合化疗。②子宫内膜癌：Ⅳ期应首选全身化疗及激素治疗。

3）小细胞肺癌：CAV 方案是治疗小细胞肺癌最早使用的标准方案之一，一直沿用至今。据报道可获得 10% ~ 15% 的 CR，局限期能获得 40% ~ 60% 的 CR，总有效率为 50% ~ 70%。本方案主要不良反应为骨髓抑制，Ⅲ度白细胞减少为 20% ~ 30%。常用的联合化疗方案有 CAV 方案、EP 方案、CAV/EP 交替方案 JE 方案、PV 方案、VIP 方案、CAP 方案及 CAP/EP 交替方案，其他还可选方案。但有研究表明，PI 方案在改善缓解率和 PFS 方面优于标准的 EP 方案。

4）膀胱癌：有转移的膀胱癌以化学治疗为主，目前最有效的三种化疗药是：顺铂、紫杉醇类和吉西他滨。有效的方案是 2 或 3 药联合，最常用的是 GC（吉西他滨 + 顺铂）和以顺铂为基础的多药联合方案 MVAC。

5）原发部位不明者：找不到原发灶的转移性卵巢癌，选择广谱药为主。①若为腺癌，可考虑下列方案：PVB 方案，顺铂 20mg/（m^2·d），第 1 ~ 5 天，静脉滴注。依托泊苷 100mg/（m^2·d），第 1 ~ 5 天，静脉滴注。博来霉素 30mg/d，第 1 天，第 8 天，第 15 天，静脉滴注。以上用药每 3 周重复疗程，共 4 个疗程。TP 方案：紫杉醇 150mg/m^2，静脉滴注 3h+ 顺铂 80 ~ 100mg/m^2，分 2 ~ 3d 用完，静脉滴注，每 3 ~ 4 周 1 疗程，至少 6 个疗程。②若为鳞癌，除上述两个方案可用外，还可考虑用以下方案：伊立替康 60mg/m^2，每周，第 1 天，第 8 天，第 15 天，静脉滴注 1h+ 顺铂 60mg/m^2，第 1 天静脉滴注，每 4 周 1 个疗程，4 ~ 6 个疗程。托泊替康 1mg/m^2，第 1 ~ 5 天，静脉滴注 1h+ 顺铂 60mg/m^2，第 1 天，每 4 周 1 个疗程，4 ~ 6 个疗程。③若为肉瘤，可考虑 CYVADIC 改良方案：VCR2mg 静脉注射，第 1 天。ADM50mg/ m^2，静脉注射，第 1 天。异环磷酰胺 1.2g/（m^2·d），静脉滴注，第 1 ~ 5 天。DTIC250mg/（m^2·d），静脉滴注，第 1 ~ 5 天。每 28d 重复疗程，共 6 个疗程。

（3）化学治疗对患者未来生育的影响：细胞毒性药物对女性性腺均可能造成影响，不少报道进行化学治疗的患者通常会出现闭经和绝经，尤其是使用环磷酰胺等药物时。化学治疗对女性生殖能力的影响主要和患者的年龄、药物的种类、治疗的剂量和治疗的时间长短有关。由于妊娠合并卵巢转移性肿瘤多属于晚期，相关报道罕见。

5. 放射治疗

由于胚胎期是人一生中对放射治疗最敏感的时期，多种畸形与胚胎期接触放射线有关。妊娠期即使是在膈上的区域进行放射治疗，胎儿也会得到治疗总剂量的 1.2% ~ 7.1%。由于对于胚胎和胎儿来说，最为敏感的时期是第 18 ~ 48 天，在妊娠 40d 后，胎儿的主要器官和系统均已经形成，如果要产生严重的畸形，必须要有一个大剂量的射线照射。因此，如果治疗性放射治疗对于孕妇是必须的，如果患者拒绝治疗性流产，推荐尽量将治疗时间推迟到妊娠中晚期。

妊娠合并卵巢转移性肿瘤放射治疗因根据转移肿瘤的类型和期别决定治疗的方式和剂量。据有关报道，妊娠期分量照射显示胎儿异常的发生率较低。

研究已证明，暴露于电离辐射可以造成基因突变，而且某些隐性突变可能要通过数代后才能有所表现，因此，对于治疗后仍有生育要求的患者建议推迟 12 ~ 14 个月后再考虑妊娠。

6. 随访和预后

（1）随访：手术后一年内，每月 1 次，术后 1 ~ 2 年，每 3 个月 1 次；术后 2 ~ 3 年，每 6 个月 1 次；术后 3 年以上，每年 1 次。卵巢赘生性肿瘤直径＜ 5cm 时每 3 ~ 6 个月复查 1 次。随访具体内容如下：①全身体检腹部尤以注意，触摸有无包块，有无腹水发生。②认真仔细的妇科盆腔检查，对于盆底、子宫直肠窝及侧穹隆等处出现的增厚及结节要十分警惕，了解有无复发病灶出现。③内分泌检查随诊阴道涂片变化，检测相关激素水平的变化。④影像学检查：X 线胸片检查，了解有无远处转移；盆腔 B 超、MRI 及 CT 均可了解盆腔、腹腔脏器有无转移及手术区域内有无复发。⑤肿瘤标志物测定是最有意义的随诊监测手段。

（2）预后：大多数有卵巢转移的患者预后差，有报道称 5 年总生存率约为 20%，其中来自非妇科器官的卵巢转移癌切除后 5 年生存率为 5% ~ 19%，而来自妇科器官的卵巢转移癌切除后 5 年生存率约为 47%。

目前妊娠合并卵巢转移性肿瘤的重点仍应放在预防和早期发现、早期诊断、早期治疗上。一旦发现卵巢转移肿瘤，即提示原发病灶已处晚期，腹腔可能已广泛转移，因而患者预后不佳。

影响妊娠合并卵巢转移性肿瘤预后的因素很多，如诊断时间（原发灶、转移灶发现的先后，同时或异时发现等）、月经状况（绝经前或绝经后）、是否行减瘤术及是否行预防性卵巢切除等。由于病例较为少见，目前均无可靠的临床资料的支持。Kim 等认为，手术完整切除且无肿瘤残留是 Krukenberg 瘤患者预后的决定性因素。

7. 预防

（1）定期防癌普查：30 岁以上已婚妇女应每半年至一年进行一次盆腔检查，以早期诊断盆腔肿块。对于其他肿瘤手术或确诊后妊娠的患者，应注意合并卵巢转移肿瘤的可能。

（2）重视产前保健：加强孕妇监护与管理及妇科检查是早期发现妊娠合并卵巢转移性肿瘤的关键；妊娠期应用各种方法监测妊娠胎儿及卵巢肿瘤，给予适时恰当处理是围生医学的重点，每次产前检查应注重检查的内容和质量，以及早发现卵巢肿瘤。故对孕妇出现的症状以产科原因不能解释时，应引起临床医师的高度重视。

第六节　卵巢肿瘤与性

一、卵巢肿瘤患者性功能障碍的原因

1. 卵巢肿瘤治疗前

卵巢肿瘤大多并未妨碍性功能，除非有下列几种情况：①肿瘤破裂造成急腹痛。②卵巢肿瘤蒂扭转导致慢性间歇性腹痛及性交疼痛。③具有内分泌功能的肿瘤分泌雄性激素导致女性性征消失，并发生男性化，包括女性的多毛症、阴蒂肥大、声音变粗、乳房萎缩及肌肉发达，降低了妇女的自信心及体像感。④卵巢恶性肿瘤晚期出现腹水，妨碍躯体活动，也影响性功能。⑤内分泌异常导致影响性反应或性兴趣。⑥颗粒细胞、泡膜细胞、卵巢环管状性腺肿瘤及硬化性间质瘤等雌激素分泌异常导致的功能性子宫出血也导致性功能障碍。

2. 卵巢肿瘤手术治疗后

（1）子宫切除后与性功能障碍：子宫切除的生理解剖变化与性反应有密切的关系。例如，在性反应中子宫起到积极作用的妇女，性高潮时有明确的子宫收缩感，子宫切除后则会影响她们对此收缩的感觉。由于子宫动脉、静脉已结扎，性反应中盆腔充血减少，兴奋期不再有子宫抬高、阴道穹隆膨胀及扩张的帐篷现象产生。由于子宫主韧带、骶韧带及圆韧带切断，在性反应的兴奋期和平台期则感受不到不同程度的性紧张。但是，体验以外阴高潮为主的妇女，子宫切除后则没有上述影响。子宫切除术的并发症包括感染、损伤及伤口愈合不良等，如果不及时治疗会影响性功能。另外，当性交时由于阴道伤口受到突然的冲撞而有可能流血，这将使夫妇双方都感到很紧张，也很恐惧。因此，术后恢复性生活时，要检查确定组织是否完全愈合。

（2）卵巢肿瘤剥除或卵巢切除与性功能障碍：妇女在青春期性发育成熟以后，性欲的维持和性高潮的激发，并不决定于体内的雌激素的多少，双侧卵巢切除并不影响性功能。但卵巢组织部分切除甚至双侧卵巢切除后，体内雌激素水平会突然大幅度减少，影响下丘脑和垂体功能，容易出现全身症状及神经功能紊乱等不适应的更年期症状。性激素抑制剂的使用和不正规的化学治疗等也会导致患者内分泌紊乱甚至绝经，这些都会给大多数的患者带来性功能的改变

甚至障碍。

3. 化学治疗与性功能障碍

卵巢肿瘤化学治疗通常持续3个月以上。长期化学治疗对性功能影响显著。化学治疗的不良反应，如恶心、呕吐、腹泻等明显降低性欲和性频率；脱发等形体改变使患者自信心降低，使患者产生恐惧感，影响自尊，觉得自己失去吸引力而不愿见人，更不愿与配偶接触，严重抑制了性功能；化学治疗抑制卵巢功能，导致激素水平降低，进而阴道上皮变薄、萎缩及失去润滑，由此带来性欲降低、性交困难及性交疼痛等。化学治疗可引起卵巢功能衰竭及低下，影响性功能。

4. 精神创伤

卵巢生殖细胞肿瘤及性索间质肿瘤多见于年轻女性，对女性打击较大，其诊断治疗会产生一系列生理、病理、解剖、内分泌及心理方面的变化，引起了患者器质性的、心理性的性功能障碍。而医师往往重视癌症本身的治疗，忽视疾病本身带来的精神创伤。此外，手术绝经和自然绝经的表现形式尽管相同，但手术导致的绝经症状更加迅速、显著。内源性雌激素和雄激素突然降低，加之手术导致的自卑心理，导致的生理和心理改变更加显著。抑郁、性欲低下等，也较自然绝经者明显。部分卵巢性索间质肿瘤患者及其配偶对生殖器解剖结构及性知识缺乏，有些患者认为切除卵巢、子宫就不再有性能力，其配偶认为切除了子宫、停止了月经就等于失去了女性的特点及女性价值，而不再成为一个完整的人，相互间会无意识地回避性行为。

二、卵巢肿瘤患者性功能障碍的临床类型

1. 性交疼痛和性高潮障碍

盆腔粘连与残余卵巢综合征（residual ovarian syndrome，ROS）可导致盆腔疼痛。盆腔粘连形成的瘢痕挛缩和纤维化使组织之间形成束带，在性交时对组织器官的牵拉或扭转导致疼痛。

手术移除或改变局部器官的解剖结构，从而直接或间接损伤性功能。卵巢切除很快引起绝经期症状，导致性欲降低、阴道干涩缺乏润滑；子宫切除、盆腹膜切除及手术粘连等导致性交疼痛。

2. 性欲减退

卵巢囊肿剔除术后，有卵巢储备功能下降，甚至卵巢功能早衰的风险。子宫全切加双侧卵巢切除的患者，则为手术性闭经，由于手术切除卵巢使女性突然失去雌雄激素来源，可能干扰女性不大稳定的神经内分泌轴。手术切除卵巢后会使性兴奋及性能力下降，雌二醇（E_2）及孕酮（P）促进脑功能发育，同时促进女性会阴、外生殖器神经末梢的发育和敏感性。雄激素对提高性兴趣、性欲激发及对性刺激的反应很重要。雄激素可降低焦虑与失望情绪。因外科手术绝经的妇女雄激素水平下降，出现反应迟钝、精力下降及持续疲劳状态，血清低雌激素水平及低雄激素水平［总雄激素 / 性激素结合蛋白（SHBG）和游离雄激素水平大约是育龄妇女的

1/3］和性欲降低。双卵巢切除妇女性功能损害可能影响女性性生活的各个方面，与年龄相当人群比较，外科手术绝经者伴随心理和生理的改变、雌激素水平不足，导致月经紊乱、阴道润滑剂减少，血管、肌肉、泌尿系统及情绪、睡眠和认知功能的改变都直接或间接影响了性功能，存在性欲望、性唤醒、性交频率、性愉悦和性高潮、满意程度等性问题。

三、卵巢肿瘤治疗后导致性功能障碍的治疗

性医学提出各种疾病的女性患者都具有性欲和性能力，即使是丧失了性器官、性欲和性能力仍有心理的性需要。研究结果显示，妇科肿瘤患者在接受治疗后，对性行为的情趣一般是淡漠的，但仍有性情感和性行为的欲望。患者对今后性生活内心渴望有适当满足的欲望，但是由于自身的缺陷，害怕性表达，造成较大的精神压力及身体不适感，明显抑制了性欲及性反应，因此，在了解妇科恶性肿瘤及其治疗给患者带来的生理、病理变化及对性功能影响的同时，要重视社会、心理及性心理的动态，实施干预措施，促进患者性康复，提高生活质量。

患者接受的肿瘤治疗措施对其卵巢功能和未来生育能力损伤有时很大，所以对这类患者采取卵巢保护措施成为一个越来越重要的问题。手术前后患者的形象评分、性关系及性交频率有明显差异。手术及放化疗后必须了解她们的社会心理、性心理及人际关系方面的变化，掌握她们存在的具体问题，有目的地进行宣教和咨询，使患者术后尽可能获得较高的生活质量。针对个体化主要因素进行干预。常见器质性因素、社会心理因素（错误的性信念和性信息、心理障碍、婚姻冲突、性技巧缺乏及生活方式）及药物因素等。

治疗前要充分了解妇科肿瘤患者治疗后性功能障碍的高危因素：①年轻、未曾体验过生育、抚养及较短暂稳定婚姻者较年长、曾有生育、抚养和美满婚姻者较易发生性功能障碍。②心理调适状态不好，性心理不稳定，遇到威胁就表现抑制者，为高危人群。③顾虑治疗后会影响性功能也为高危因素。考虑可能影响性功能的妇女，在治疗后引起润滑能力下降，性欲减退及性困难发生率比没有顾虑的患者多。④性角色的作用，特别女气的妇女调试障碍评分最高。

主要治疗方法如下。

1. 心理干预和性健康教育

治疗前与患者沟通；随诊时主动向患者了解性生活情况，认真仔细检查可能引起性功能障碍的原因，并给予针对性的治疗；澄清误解；向患者提供坦诚开放地讨论性问题的机会，并提供建议和指导以提高性生活治疗。在治疗前要给患者做好宣传教育工作，使她们有准备，不致在化学治疗中因每日大量脱发而不知所措，要鼓励她们不要丧失信心。强调夫妻共同治疗，帮助患者解决好婚姻及性生活中存在的心理问题，摸索出双方都满意的性爱方式，获取良好的性状态和性感受。恶性肿瘤患者，虽然对性交的兴趣一般是淡漠的，但是对相互身体亲密接触的欲望反而增强。

咨询干预的主要内容为：①认真估计患者的健康状况、心理状态及性功能，估计存在的性困难和性要求。了解患者对疾病的知识及性知识水平，以及对口交、肛交及手淫等性活动的态

度。因为这些可能成为卵巢性索间质肿瘤治疗后暂时或永久性的性替代方法。②要了解患者的错误认识如认为手术后性功能不可能恢复、性交会引起出血等。③将患者的注意力转移到自身仍然保留的特征上，这种特征包括面孔、乳房及体型吸引力等，以消除患者的自卑感和不完整感。要在条件允许下，尽早恢复性生活。④进行必要的性生活指导。

2. 药物治疗

（1）雌激素补充治疗（HRT）：根据有关研究结果显示，在卵巢癌术后应用HRT没有明显增加肿瘤的复发和患者的死亡，但可以改善术后深受内分泌紊乱、骨质疏松及心脏疾病等困扰患者的生活质量。口服外源性雌激素时由于可以提高SHBG，从而降低游离雄激素和雌二醇。

（2）雄激素制剂：手术后切除卵巢，使妇女睾酮水平及其前体物质下降大约50%，故HRT同时给予雄激素替代治疗，尤其适用于雄激素缺乏、手术绝经及卵巢早衰患者。常用的药物有替勃龙和睾酮及其衍生物。

3. 阴道润滑剂

4. 食物

含精氨酸食品、大豆类食品、银杏及参类等可缓解阴道内干涩并提高性欲。

5. 行为疗法和盆底肌训练

指导患者进行放松训练、性感集中训练、盆底肌训练（凯基尔训练）、性高潮肌肉感觉训练及定期性生活等有利于提高性生活质量。

6. 戒烟

7. 性辅助器械及其他物理治疗

仪器有阴蒂真空泵装置（EROS-CTD）和振荡刺激器。另外中医中药、阴道扩张术等在一定程度上可改善性功能。

第七节　卵巢肿瘤与激素补充治疗

卵巢肿瘤患者在手术、化学治疗或放射治疗后虽可获得长期生存，但因治疗带来的人工绝经相关问题却严重影响患者的生活质量。与自然绝经相比，由于肿瘤治疗而导致的早绝经妇女的绝经相关症状更严重，包括睡眠障碍（85%）、潮热（85%）、肌肉或关节痛（72%）、性生活问题（60%）、阴道干燥（55%）和泌尿道问题（55%）等。早绝经还与骨质减少、骨质疏松及骨质疏松性骨折相关。激素补充治疗（HRT）可以缓解这些症状，提高患者的生活质量，但必须注意，应用HRT提高肿瘤患者生活质量的同时不应增加复发率和致死率。随着妇科恶性肿瘤的年轻化趋势，HRT在中国妇女癌症患者治疗后管理中的应用问题将越来越受到重视。

卵巢分泌雌激素，同时又是雌激素的靶器官。甚至有一些理论认为，雌激素受体受到刺激是卵巢癌发生的一项潜在机制。因此，卵巢癌治疗后的HRT是否增加复发率和病死率也一直备受争议。多年来对于HRT在卵巢癌术后患者中的应用是否增加卵巢癌复发风险的研究较少，倾向性意见是卵巢癌患者术后应用HRT未增加肿瘤复发。Guidozzi等报道了一项随机对照试验，共130例晚期高级别浆液性卵巢癌患者在手术和化学治疗后，随机分成HRT组［每天口服结合雌激素0.625mg］和安慰剂组，其随访的中位数时间为4年，结果提示HRT并不增加复发率与病死率。Eeles等回顾性分析了373例59岁及其以下的Ⅰ～Ⅳ期卵巢癌患者，组织学类型有浆液性囊腺癌、黏液性囊腺癌、内膜样癌及透明细胞癌等，分化程度有高、中、低及未分化组。其中78例接受HRT治疗（32例应用ERT，38例应用HRT，6例应用孕激素，2例应用雄激素），开始用药的时间平均为手术后6年，用药时间平均为28个月，其中22%的患者用药时间超过6年。HRT组与对照组的年龄、临床分期、组织学类型及手术等因素相匹配，两组的无瘤期生存率无差别，RR为0.9（95%*CI*：0.5～1.5），其中浆液性、黏液性及内膜样癌患者的预后有改善，HRT组死亡患者的*RR*为0.7（95%*CI*：0.4～1.2），两组的无症状生存期也无明显差异，单独应用雌激素的32例患者与联合应用雌孕激素的38例患者相比，两种HRT方式对生存率的影响无显著性差异，说明HRT不是影响卵巢癌预后的决定因素。UrsicVrscaj等回顾性分析78例上皮性卵巢癌（Ⅰ～Ⅲ期）患者，对其中24例卵巢浆液性囊腺癌患者术后应用HRT进行观察，开始应用HRT平均时间为确诊后21个月，持续用药时间平均为24个月，分析得出结论是HRT未增加肿瘤的复发和死亡。Hopkins等对应用了HRT的卵巢癌患者进行了回顾性分析，对使用HRT平均时间44、34个月和未使用HRT患者的总生存率，以及使用HRT平均时间34、27个月和未使用HRT患者的无瘤生存期进行了随机对照试验，结论是ERT或HRT对卵巢癌治疗后患者的复发、恶化及死亡率似乎没有造成显著的影响，相反，有助于改善患者的生活质量。建议在权衡HRT利弊后对有严重的潮热、焦虑、睡眠障碍及泌尿生殖系萎缩等更年期症状的患者，以及有骨质疏松、冠心病等高危因素的患者可以应用HRT。

目前，无证据表明卵巢上皮性肿瘤术后应用激素补充治疗会降低患者的生存率或增加卵巢癌的复发率。但对于卵巢颗粒细胞瘤，由于其分泌雌激素，普遍认为理论上应尽量避免进行HRT。除颗粒细胞瘤外的性索间质肿瘤更多见于年轻患者，这些类型的肿瘤为非性激素依赖性肿瘤，伴卵巢功能衰退患者，在充分知情同意的情况下，可选择激素补充治疗。伴卵巢功能衰退患者，在充分知情同意的情况下，可选择激素补充治疗。激素补充治疗在肿瘤治疗基本结束后即可开始。

使用前应排除以下可能存在的禁忌证：①绝对禁忌证：新近患心肌梗死，脑血管病，急性肝病，复发性、急性或自发性血栓病和不明原因的阴道流血。②相对禁忌证：严重缺血性心脏病、高脂血症、高血压病、慢性肝病、胆囊病、糖尿病、胰腺炎、偏头痛及癫痫等疾病。这些患者使用HRT时需密切随诊。

1. 口服雌激素制剂

（1）结合雌激素：天然雌激素，由 E_2 和雌酮组成。每日 0.625～1.25mg。

（2）戊酸雌二醇：天然雌激素，每日 1～2mg。

（3）7- 甲基异炔诺酮：1.25mg/d 或 0.75mg/d。

（4）雌孕激素联合用药：仅用于保留子宫的良性性索间质肿瘤术后。戊酸雌二醇 1.0mg+ 甲轻孕酮 2.0mg，每日 1 次，口服。

2. 经皮激素制剂

雌二醇贴剂：每周更换 1～2 次，每日释放雌二醇 25 叫，50 网，100 叫，根据需要选用。

3. 雌激素制剂

阴道内用雌激素制剂雌三醇软膏，阴道内涂抹，每次 0.5～1.0g，每日 1 次，可渐减量。

4. 植物类制剂

莉芙敏为药用植物黑升麻中提取的标准提取物制成的制剂，可以有效缓解围绝经期综合征，特别是缓解潮热、出汗、睡眠障碍及情绪障碍等方面得到国内外临床医学研究广泛认同。通常口服给药，一次一片，一日两次，早晚各服一次；用水吞服，不要含服。莉芙敏片不会立即起效，通常在连续服用 4 周后起效，建议疗程为 12 周。

第九章　输卵管良性肿瘤、交界性肿瘤及恶性肿瘤的生殖医学

第一节　输卵管良性肿瘤的生殖医学

一、输卵管良性肿瘤概述

输卵管良性肿瘤极为少见，迄今文献报道的输卵管原发性良性肿瘤不足500例，而且多为小数量病例报道或仅是个案报道，故很难确切估计输卵管良性肿瘤的发病率。由于肿瘤体积小，无明显症状，加之较罕见，故很少能在术前做出诊断。多数患者常在手术时无意中被发现。预后良好，病死率很低。

（一）病理特征

输卵管原发性良性肿瘤来源于副中肾管或中肾管。理论上，凡在子宫内发生的肿瘤都可以发生于输卵管内，故输卵管良性肿瘤的组织类型繁多。根据在副中肾内细胞的类型可分为如下：①上皮细胞瘤：腺样瘤、乳头状瘤及息肉。②内皮细胞瘤：血管瘤、淋巴管瘤及包涵囊肿。③间皮细胞瘤：平滑肌瘤、脂肪瘤、软骨瘤及骨瘤。④混合性畸胎瘤样肿瘤：囊性畸胎瘤及生殖细胞残迹等。其中输卵管腺样瘤相对多见。

（二）诊断要点

1. 临床表现

输卵管良性肿瘤早期常无临床症状，病变发展时可出现类似输卵管癌“三联症”即阴道排液、腹痛及盆腔包块。

2. 体征

妇科检查常常不易有阳性体征发现，如果包块巨大则可以扪及不规则肿块或长条状的增厚。

3. 辅助检查

（1）B超：是评估附件区包块的首选辅助检查，可以发现有附件区的肿块、积水或者其他异常回声，由于输卵管与卵巢的位置相邻，超声检查很难区分附件包块是来源于输卵管还是

卵巢。因此只有在观察到双侧正常卵巢后，方可判断附件区囊肿来源于输卵管。

（2）CT：进一步了解肿瘤部位、大小、形状及性质等。CT征象为密度不均的囊性肿块，单侧或双侧性，囊壁厚薄不均，边缘光整。

（3）子宫输卵管造影术：可以轻易发现输卵管病灶，但因为输卵管肿瘤术前常不能明确良恶性，如系输卵管恶性肿瘤易引起癌瘤扩散的可能，因而不宜随便进行。

（三）鉴别诊断

1. 输卵管卵巢炎

两者均可有附件区包块，输卵管卵巢炎常有流产、分娩、宫腔操作史或不洁性生活史，可有发热、下腹痛、腰背及骶部酸痛史，炎性病变子宫常后倾，活动差，一侧或者双侧附件区增厚，有压痛，亦可形成肿块。

2. 输卵管积水及输卵管卵巢囊肿

两者均可有附件区包块，输卵管积水或输卵管卵巢囊肿患者往往有急慢性输卵管炎或输卵管卵巢炎病史，在子宫的一侧或双侧可扪及囊性肿块，大多不活动，无压痛。超声可协助鉴别。

3. 卵巢良性肿瘤

两者均可有附件区包块，早期常无典型的临床症状，术前易误诊，由于输卵管与卵巢的位置相邻，超声检查很难区分附件包块是来源于输卵管还是卵巢。多需腹腔镜下或开腹探查方可确诊。

4. 输卵管癌

输卵管良性肿瘤有时也可出现类似输卵管癌“三联症”即阴道排液、腹痛及盆腔包块。但输卵管癌好发于绝经后妇女，且有长期不孕病史，使用多普勒超声可探及输卵管内壁乳头存在血流信号。

（四）治疗原则

发现输卵管肿瘤，建议行手术治疗以明确诊断，可以选择腹腔镜手术或者开腹手术。可以行输卵管肿瘤切（剔）除术、部分输卵管切除术或单侧输卵管切除术。

二、输卵管良性肿瘤有关生殖医学问题

（一）输卵管良性肿瘤与不孕

输卵管在人类生殖过程中起着重要作用，包括卵子摄取、卵子和精子输送、受精和受精卵早期发育、受精卵输送均由输卵管或在输卵管内完成。因此，任何引起输卵管阻塞、通而不畅或输卵管功能不良均可导致不孕。

输卵管良性肿瘤患者以20～40岁的育龄期妇女居多，因为输卵管良性肿瘤以单侧发生为主，故仅部分患者可伴有不孕。

1. 输卵管良性肿瘤发生不孕的可能机制如下

（1）输卵管良性肿瘤常伴有输卵管炎症，而输卵管炎症是输卵管性不孕的主要原因。可能机制有：①输卵管炎性渗出液的pH和其他理化性质改变，影响精子的存活和运动。②输卵管黏膜层炎症充血，纤毛细胞发生不可逆的破坏，影响精子和受精卵的输送。③输卵管管腔的炎性粘连使管道发生阻塞和积水。④输卵管伞端的闭锁和粘连影响"排卵"功能。⑤炎症使盆腔和输卵管炎性物质和细胞、体液免疫因子积聚，造成对受精和胚胎发育不利的免疫内环境。

（2）输卵管良性肿瘤压迫输卵管，造成输卵管管腔狭窄、甚至堵塞，加重输卵管炎症，导致输卵管积水甚至脓肿形成。

2. 输卵管良性肿瘤合并不孕的诊断

因输卵管良性肿瘤常无明显症状，术前诊断困难，多为患者因不孕行手术探查时诊断，且术前需排除其他因素导致的不孕，才能诊断输卵管良性肿瘤引起的不孕。

3. 输卵管良性肿瘤合并不孕的治疗原则

（1）对于合并不孕的患者，首选肿瘤切（剔）除术，在无法行肿瘤切（剔）除术时可考虑行患侧输卵管切除术。

（2）对合并输卵管积水的患者，建议行患侧输卵管切除术。如对侧输卵管缺如或输卵管有疾患如严重炎症粘连堵塞的年轻患者，不希望丧失自然受孕的能力，可行肿瘤切（剔）除术和输卵管造口术，需要向患者讲明，术后输卵管再次积水风险，术后体外受精的成功率是否能像输卵管切除术后一样高也仍属未知。

（二）输卵管良性肿瘤与妊娠

输卵管良性肿瘤对妊娠一般影响不大，多数是在剖宫产过程中发现输卵管良性肿瘤。如果肿瘤较大，也可出现包块破裂或扭转，引起剧烈腹痛，需要急诊手术，手术同非妊娠期，可以行输卵管肿瘤切（剔）除术、部分输卵管切除术或单侧输卵管切除术。

第二节　输卵管交界性肿瘤的生殖医学

一、输卵管交界性肿瘤概述

输卵管交界性肿瘤是生物学行为介于输卵管良性肿瘤与输卵管恶性肿瘤之间的一类肿瘤。输卵管交界性肿瘤很罕见。组织病理学类似特点和生物学行为类似于卵巢交界性肿瘤。恶性程度低，预后好。

（一）病理特征

输卵管交界性肿瘤以单侧发生为主，无特定发病部位，可位于输卵管壶腹部、伞端或累及输卵管全长。大多为中等大小、囊性、表面光滑、内壁有乳头突起。绝大多数为上皮来源，以浆液性交界性肿瘤最多见。Krasevic 和 Seidman 还检测了输卵管交界性肿瘤的 DNA 倍数，发现均为二倍体，提示输卵管交界性肿瘤可能预后较好。

（二）诊断要点

1. 临床表现

输卵管交界性肿瘤患者大多数没有症状，部分患者因体检发现盆腔包块就诊。当盆腔包块破裂或扭转可引起剧烈腹痛。

2. 体征

妇科检查可以扪及附件区囊性包块，呈长条状，表面光滑，活动度好，与周围组织无粘连。

3. 辅助检查

（1）B 超：多可提示附件区中等大小囊性包块，囊内容物为低回声或无回声，囊壁薄、光滑，内壁可见乳头状突起，使用多普勒超声可探及内壁乳头存在血流信号。

（2）CT：结合超声可提高诊断的准确度。

（3）肿瘤标志物：无特异性肿瘤标志物，仅部分输卵管浆液性交界性肿瘤患者血清 CA125 轻度升高。

（三）治疗原则

目前，国内外报道的输卵管交界性肿瘤病例有限，处理尚无规范可循。鉴于在肿瘤发生上的同源性，治疗上应与卵巢交界性肿瘤相同。

二、输卵管交界性肿瘤有关生殖医学问题

（一）输卵管交界性肿瘤与不孕

目前，文献报道的 21 例输卵管交界性肿瘤患者并没有因为不孕而就诊。推测原因可能是输卵管交界性肿瘤多局限于单侧输卵管或系膜，大多数患者可以自然受孕。

（二）输卵管交界性肿瘤保留生育功能

输卵管交界性肿瘤发病年龄较输卵管恶性肿瘤患者年轻约 10 岁，其中以 20 ~ 45 岁的育龄

期妇女多见。其中相当一部分是未曾生育或要求保留生育功能的妇女。

1. 年轻输卵管交界性肿瘤保留生育功能依据

输卵管交界性肿瘤病变多局限单侧输卵管或系膜，诊断时多为早期，预后好，在组织病理学特点及生物学行为上与卵巢交界性肿瘤相似。这些特点都从一定程度上保证了保留生育功能的可行性和安全性。而且目前文献报道的输卵管交界性肿瘤行保留生育功能的手术，在随访时间内均无肿瘤复发。

2. 年轻输卵管交界性肿瘤保留生育功能手术方式

对于年轻且保留生育功能的愿望强烈患者，首选保留生育功能的保守性手术治疗，具体手术方式包括：输卵管囊肿剔除术、部分输卵管切除术或单侧输卵管切除术。目前文献报道的输卵管交界性肿瘤患者中仅有 2 例患者在初次手术时实施全面分期手术，另有 3 例患者为石蜡病理诊断后再分期手术，5 例患者均无输卵管或系膜外的盆腹腔病灶及腹膜后淋巴结受累，随访无 1 例复发，但全面分期手术对于治疗输卵管交界性肿瘤的意义仍有待于观察。

目前对卵巢交界性肿瘤的研究中尚无足够的证据支持积极手术治疗后辅助化疗能延长患者生存期，降低复发率及死亡率。所以对于输卵管交界性肿瘤，多数患者亦不主张术后辅以化疗。

（三）输卵管交界性肿瘤与妊娠

与输卵管良性肿瘤相同，在妊娠期间如果输卵管交界性肿瘤发生破裂或扭转，可能引起急性下腹痛，需要急诊行手术治疗。手术方式：肿瘤切（剔）除术、部分输卵管切除术或单侧输卵管切除术。文献报道 1 例早孕期输卵管交界性肿瘤破裂出现急性下腹痛，行患侧输卵管切除及双侧卵巢活检，随访 41 个月未见复发。如在剖宫产术中偶然发现，可同时行输卵管囊肿剔除术、部分输卵管切除术或单侧输卵管切除术。

第三节　输卵管恶性肿瘤的生殖医学

一、输卵管恶性肿瘤概述

输卵管恶性肿瘤远较良性肿瘤多见，但也仅占女性生殖器肿瘤的 0.5% ~ 1%。输卵管恶性肿瘤分为原发性和继发性，原发性输卵管恶性肿瘤以输卵管癌最常见，其他如绒毛膜癌、恶性中胚叶混合瘤及肉瘤等都极其罕见。继发性输卵管恶性肿瘤较原发性更多见，多由其他女性生殖道恶性肿瘤，如卵巢癌、子宫内膜癌、偶尔也可由宫颈癌转移而来，而非生殖系统肿瘤转移到输卵管的极少见。如由胃肠道或乳腺癌等处的转移仅偶见报道。本节将主要介绍原发性输卵管恶性肿瘤。

（一）输卵管癌

输卵管癌十分少见，占所有女性生殖道恶性肿瘤的0.3%，在组织学特征和生物学行为上，输卵管癌与卵巢癌相似，因此，二者的诊断和治疗方法也基本一致。原发性输卵管癌最常见的发病年龄是40～60岁女性，平均年龄在55～60岁。由于输卵管发病率低，术前诊断率不高，据文献报道术前诊断正确率低于5%。

1. 病理特征

（1）大体所见：输卵管癌多为单侧发生，左、右侧发生率无明显差别，双侧者约占1/3。病变好发于输卵管壶腹部，其次为伞端。输卵管可明显增粗、呈不规则形或纺锤体。输卵管伞端常与周围粘连封闭，因此管腔内常有积液、积血或积脓。根据病程的早晚有所不同，早期外观可正常，仅在手术时见输卵管小结节状增粗，触诊可及柔软结节。若侵犯肌层则结节或肿块硬度增加，若为侵犯浆膜层则浆膜面不光滑。当管腔内充满肿瘤组织时，输卵管可呈香肠或腊肠形。输卵管剖开见输卵管腔内充满灰白色乳头状或颗粒状癌组织。常合并有继发感染和坏死，腔内容物浑浊至脓样液体。

（2）镜下所见：所有卵巢癌的组织学类型均可在输卵管发生，其中以浆液性最常见（占50%～80%），其次为子宫内膜样（约占25%），透明细胞癌、未分化癌或癌肉瘤等，少数也可见其他如鳞癌、腺鳞癌及黏液癌等。输卵管癌的组织学分级为3级，G_1 高分化（乳头型）：分化较好，以乳头结构为主，恶性程度低，肿瘤局限于黏膜，无肌层浸润，肿瘤呈乳头状向腔内突出，乳头被覆柱状立方上皮，复层排列，形态不规则，极性消失，核染色深，有分裂象，常可见到正常黏膜与癌的过渡区；G_2– 中分化（乳头－腺泡型）：乳头结构仍存在，但细胞分化较差，异型性明显，并有小腺泡或腺腔形成，常伴有输卵管肌层浸润；G_3– 低分化（腺泡－髓样型）：细胞分化差，恶性程度高，核分裂象多，细胞弥漫生长成片，其间有时可见腺泡结构，肌层浸润明显。这三种组织类型为逐渐演变的过程，有时在同一标本中可见到三种类型同时存在，往往难以严格区分，此时应根据哪种类型占优势而定分级。

2. 转移途径

输卵管癌的转移途径类似于卵巢癌，通常有3条转移途径。

（1）直接扩散：可能有3种形式：①通过开放的伞端扩散到盆腔或腹腔。②经过峡部到宫体，以至向下侵犯宫颈和阴道，或由一侧输卵管经过宫腔而扩散到对侧输卵管。③穿透输卵管浆膜层扩散到盆腔及邻近器官，如果是穿透输卵管系膜附近，则可以沿阔韧带扩散至腹股沟处。

（2）淋巴转移：输卵管和卵巢有相同的淋巴引流途径。盆腔和腹主动脉旁淋巴是输卵管癌的主要淋巴转移部位。由于输卵管癌的罕见，初次手术病例又很少进行常规淋巴结清扫手术，故确切的淋巴结转移率并不清楚。

（3）血行转移：较少见，晚期癌症患者可通过血行转移至肺、脑、肝及肾等器官。

3. **诊断要点**

（1）症状：输卵管癌典型的“三联症”是阴道排液、腹痛和盆腔包块。然而只有不到15% 的患者出现以上典型的三联症。如以具有特点的阴道排液和盆腔包块作为输卵管癌的“二联症”，其阳性率和诊断率价值均将升高。

1）阴道排液：明道排液是输卵管癌患者最具特殊的症状，排出的液体为淡黄色或血水样稀液，量多少不一，一般无气味，但个别有恶臭。液体可能为输卵管上皮在癌组织的刺激下产生的渗液，由于输卵管伞端常常闭锁或被癌瘤阻塞而通过宫腔自阴道流出。

2）阴道流血：阴道不规则流血也是常见症状之一，流血与排液可解释为同一来源，当肿瘤坏死侵破血管，血液可流入子宫经阴道排出。

3）腹痛：大约半数患者有下腹部疼痛，疼痛一般不重，常表现为一侧下腹间断性钝痛或绞痛。钝痛可能由于肿瘤发展，分泌物聚积，使输卵管壁承受压力有关；绞痛可能是由于输卵管企图排出其内容物而增加输卵管蠕动所致。少数可出现剧烈腹痛，多系并发症所引起。

4）下腹或盆腔包块：仅部分患者自己能在下腹部触及包块，而以腹块为主诉者更属少数。肿块可以是肿瘤本身，也可以是并发输卵管积水或广泛盆腔脏器粘连而形成。

5）其他：由于病情发展，肿块长大压迫附近器官或广泛转移的结果，可出现排尿不畅，部分肠梗阻的症状，以致恶病质，均为晚期的表现。

（2）体征。

1）盆腔检查：由于输卵管癌多合并炎症粘连，盆腔检查时常与附件炎性肿物相似。肿物为实性、囊性或囊实性，位于子宫一侧或后方，有的深陷于子宫直肠陷凹内，多数活动受限或固定不活动。

2）腹水：原发性输卵管癌合并腹水较为少见。

（3）辅助检查。

1）阴道细胞学检查：由于输卵管与宫腔相通，管内液体随输卵管的蠕动排到宫腔，其中也带有脱落细胞。如临床具备输卵管癌二联症，阴道脱落细胞内找到癌细胞，特别是腺癌细胞，而宫颈和子宫内膜检查又排除癌症存在，应考虑为输卵管癌的诊断。

2）子宫内膜的检查：对于绝经后阴道流血或不规则阴道流血、阴道排液者，经一次全面的分段诊断性刮宫，详细探查宫腔以除外黏膜下肌瘤，如宫颈管及子宫内膜病理检查阴性，有助于输卵管癌的诊断。如病检发现癌瘤，首先考虑子宫内膜癌，但不能除外输卵管癌宫腔转移。

3）腹腔镜检查：可以在直视下观察盆腔内情况，故对可疑病例又不能确诊时，可借助腹腔镜检查以明确诊断，但对于晚期病例由于病变播散到盆腹腔器官及卵巢，并伴有粘连，腹腔镜下不易与卵巢癌相鉴别。

4）B 超、CT 和 MRI：能帮助确定肿块的部位、大小、性质和有无腹水，并可以了解盆腔内其他脏器及腹膜后淋巴结有无转移。

5）血清癌胚抗原 125（CA125）的测定：尽管血清 CA125 检查不能作为原发性输卵管癌

的鉴别诊断指标，但其作为输卵管癌的监测指标具有与上皮性卵巢癌相似的价值，部分患者CA125可以显著升高。

4. 鉴别诊断

（1）附件炎性肿块：原发性输卵管癌与输卵管积水或输卵管卵巢囊肿，均可表现为活动受限的附件囊性肿块，盆腔检查时很难区别，而且两者均有长期不孕的病史。但如果患者有阴道排液，则应多考虑输卵管癌。有时两者在剖腹后仍难分辨，因此，当发现肿物壁较厚或者部分实性感时，应在标本取下后立即切开，如在输卵管腔内看到乳头状组织应送冰冻检查，以利于诊断。

（2）卵巢恶性肿瘤：输卵管与卵巢由于位置相近，从体征方面很难区分，在症状方面输卵管癌多偏于阴道排液，而卵巢癌常为不规则阴道流血，如伴有腹水者多考虑卵巢癌，亦可以辅以B超及CT等检查。

（3）子宫内膜癌：往往以不规则阴道流血为主诉，但亦可伴有阴道排液而与输卵管癌相混淆。一般子宫内膜癌没有子宫外的肿块，通过诊刮或子宫内膜活检即可确诊。

5. 手术－病理分期

以往输卵管癌无统一的国际分期标准。由于输卵管癌与卵巢癌有着相似的生物学行为，治疗措施相似，近代大多数学者采用卵巢癌的分期方法。

国际妇产科联盟（FIGO）在新加坡国际妇科肿瘤会议上制定了输卵管癌的手术－病理分期方法。目前采用的是制定的输卵管分期标准。分期的依据是肿瘤细胞减灭术中及病理所见，开腹手术进行输卵管包块切除及子宫切除术是分期手术的基础。应对所有可疑部位，如大网膜、肠系膜、肝、横膈、盆腔和腹主动脉旁淋巴结等进行活检。术后的最终组织学确诊。如果可能的话细胞学诊断应被考虑在分期中。

6. 治疗原则

（1）早期输卵管癌：早期输卵管癌患者（FIGO Ⅰ期和FIGO Ⅱ期）应该进行手术分期，开腹全子宫＋双附件切除术，同时全面评价腹膜后淋巴结，并进行腹腔细胞学检查和活检，以及结肠以下大网膜切除。若最终的组织学诊断为Ⅰ期，分化Ⅰ级，手术后不必辅助化疗。所有的其他患者，应该考虑以铂类为基础的化学治疗。偶然发现的输卵管癌（即患者按良性疾病进行了手术，术后组织学诊断含有恶性成分）应该再次手术分期，若有残留病灶，要尽可能行细胞减灭术，患者应该接受以铂类为基础的化学治疗。

（2）晚期输卵管癌。

1）FIGO Ⅲ期输卵管癌患者应尽最大可能进行肿瘤细胞减灭术，肿瘤细胞减灭术在本病患者中的作用尚不清楚，但是根据上皮性卵巢癌患者的治疗经验，手术应该很有帮助，尤其是可以切除所有肉眼可见的病灶时。与上皮性卵巢癌一样，最有效的化疗药物是铂类和紫杉醇类，因此输卵管癌推荐的化疗方案是铂类和紫杉醇类为基础的联合化疗。对于患者初次诊断时因为医学禁忌证而未行理想的减灭术，应该接受化学治疗 3 个周期后再次评估时可以考虑中间性减瘤术，尽可能切除残留病灶。但这种治疗未经任何前瞻性研究证实。

2）FIGO Ⅳ期输卵管癌，有远处转移的患者必须有原发疾病的组织学证据，因为大多数患者可以切除肿瘤病灶。如果有胸膜渗出的症状，术前要抽胸腔积液。患者如果情况足够好，与卵巢癌类似，术后患者应该接受以铂类药物为基础的化学治疗。如果患者状态太差以致不能耐受化学治疗，可保守治疗。放射治疗在输卵管癌治疗中的作用有限。

（二）其他输卵管恶性肿瘤

1. 输卵管绒毛膜癌

输卵管绒毛膜癌是极少见的恶性肿瘤。临床表现不典型，临床易误诊。输卵管绒毛膜癌的组织发生有两种情况：一为妊娠性绒癌，是由输卵管妊娠的滋养细胞演变而来；另一种则是非妊娠性绒癌，来自异位的胚性残余或具有形成恶性畸胎瘤潜能的未分化胚性细胞。前者多发生于育龄期妇女，临床症状同宫外孕，或伴有腹腔内出血症状，临床上常被误诊为宫外孕而手术。后者更为罕见，多见于 7 ~ 14 岁女性，有性早熟症状。

输卵管绒毛膜癌的治疗可以参照子宫绒毛癌的治疗原则，由于术前很难准确诊断，因此手术是必需的，可行患侧附件切除术，有转移灶者一并切除转移灶。如果年龄大，无生育要求可行子宫及双附件切除术。术后根据预后因素采用化学治疗。如估计病变较晚期，已侵犯阔韧带或盆腔内有转移者，为防止术中可能会碰到难以控制的大出血问题，可先行化学治疗，化疗药物同子宫绒毛膜癌。待肿瘤缩小或局限后再行彻底的病灶切除术，术后继续化学治疗。

2. 输卵管生殖细胞肿瘤

输卵管生殖细胞肿瘤相当罕见，其中多数为恶性畸胎瘤。多发生在有生育要求的年轻妇女。虽然治愈率高，但是进展较快，因此早期诊断和早期治疗十分重要。治疗采用手术治疗，然后根据相关预后因素采用化学治疗。化疗方案同卵巢生殖细胞肿瘤。

3. 输卵管肉瘤

极为罕见，绝大多数肉瘤的组织类型是恶性混合性中胚叶层肿瘤，主要发生在 50 ~ 60 岁的妇女，且确诊时常常是晚期，如果可以切除所有肉眼可见的病灶，术后可以试用以顺铂为主的联合化疗。但本病预后通常很差，绝大多数患者发病 2 年内死亡。

二、输卵管恶性肿瘤有关生殖医学问题

（一）输卵管恶性肿瘤与不孕

输卵管癌与不孕关系密切。有连续性报道称，在原发性输卵管癌患者中，70% 以上患者有原发不孕症。在不孕患者中，双侧输卵管癌更常见。输卵管癌患者几乎都合并输卵管慢性炎症

可能是引起不孕的主要原因，另外输卵管癌使输卵管管腔闭塞及对输卵管管壁的破坏也可能是引起不孕的原因。

（二）输卵管恶性肿瘤保留生育功能

输卵管恶性肿瘤中可以保留生育功能仅限于原位癌、原发性输卵管绒毛膜癌及原发性输卵管生殖细胞肿瘤。

1. 输卵管原位癌

输卵管原位癌的诊断是指输卵管内皮上皮细胞发生病理组织学改变有异型的核分裂象并形成乳头状。原位癌常常与浸润癌并存。

对于输卵管原位癌的治疗，对于年轻、希望保留生育功能、单侧的输卵管原位癌，只有经过仔细评估和充分讨论，才可以考虑行单侧输卵管切除的保守性手术。因为双侧输卵管受累的可能性很大，对于无生育要求的患者，并不提倡保守性手术，至少要行双侧的输卵管切除术，手术后不提倡辅助治疗。对于已经确诊为浸润癌者，保守手术没有意义。

2. 输卵管癌

与卵巢上皮性肿瘤相似，恶性程度相对较高，一般不主张行保留生育功能手术。因为输卵管癌常发生在绝经后妇女，所以年轻患者很少见。Adolph 等报道了一例原发性输卵管癌Ⅱ B 患者，因患者强烈要求保留生育要求，行保留生育的全面确定分期手术，术后给予化学治疗，一年后妊娠，妊娠 9 周发现肿瘤复发，因患者拒绝治疗，要求继续妊娠，分娩后行肿瘤细胞减灭术，术后给予化学治疗。

3. 输卵管绒毛膜癌

近年来，输卵管妊娠后绒毛膜癌的发生有上升趋势，这可能与异位妊娠非手术治疗广泛应用，病灶持续存在，进一步发展及发生病变有关。也有报道 IVF-ET、使用氯米芬和绒毛膜促性腺激素后输卵管绒毛膜癌发生。

输卵管绒毛膜癌同子宫绒毛膜癌一样可以保留生育功能。对肿瘤范围局限，年轻、希望保留生育功能者可考虑行患侧输卵管切除和（或）双侧卵巢黄素囊肿剔除术，术后根据预后因素采用化学治疗。化疗方案同子宫绒毛膜癌。

4. 输卵管生殖细胞肿瘤

输卵管生殖细胞肿瘤组织病理学特点和生物学行为类似于卵巢生殖细胞肿瘤，治疗方案也可以参考卵巢生殖细胞肿瘤、对于年轻、希望保留生育功能患者，任何期别的患者均可以行保留生育的手术，即仅切除患侧输卵管，同时行全面探查手术。术后辅助化疗，具体方案同卵巢生殖细胞肿瘤。

（三）输卵管恶性肿瘤与妊娠

输卵管癌 60% 以上发生在绝经后妇女，而且与不孕关系密切，故有关输卵管癌合并妊娠病例非常罕见。目前文献报道仅 5 例，对于如何处理妊娠期输卵管癌缺乏统一认识。临床缺乏典型症状，因为在妊娠 12 周以后，子宫腔和输卵管的通道被阻断了，所以通常的水样、血性分泌物就不常见了，加之罕见，术前诊断困难。大多数情况下，是在行开腹手术过程中才被诊断的。是否继续妊娠需要充分征求患者及家属意见，如强烈要求继续妊娠，可先行保守性手术，待妊娠至足月分娩后再次全面确定分期手术，术后追加化学治疗。

（四）高级别卵巢浆液性癌的输卵管起源

学者们在对存在乳腺癌易感基因和突变的妇女进行预防性卵巢输卵管切除后发现了一些输卵管上皮内癌或早期癌存在，大部分位于输卵管伞端。再对散发性高级别浆液性卵巢癌的病理标本进行研究发现，70% 的病例存在同样的输卵管病变，且 93% 的病变位于输卵管伞端。进一步的研究发现，起源于输卵管伞端的分泌型细胞，与输卵管纤毛型细胞相比，分泌型细胞增殖能力强，DNA 损伤应答能力弱。在各种 DNA 毒性因素的影响下，分泌型细胞 DNA 发生损伤且不易修复，从而造成 DNA 损伤的蓄积，引起细胞的一系列分子生物学改变，如适应性的 p53 基因突变，导致细胞生长失控，增殖扩张，逐渐形成 12 个以上连续的 p53 蛋白呈强阳性染色的分泌细胞群，即 p53 印迹，而这些细胞在光镜下并无明显异常；部分 p53 印迹病灶可以直接或者通过细胞异型增生进展至输卵管上皮内癌（TIC）。TIC 是如何到达卵巢并形成高级别卵巢浆液性癌的呢？目前推测有两个原因：其一是输卵管伞端与卵巢表面接触密切，其二是 TIC 细胞与细胞之间连接疏松，因此，TIC 细胞可直接脱落种植到卵巢表面，部分再进入卵巢皮质内，从而形成高级别卵巢浆液性癌。

基于高级别卵巢浆液性癌的输卵管起源学说，专家建议对于存在和 SKC42 突变的妇女，在完成生育后进行预防性手术应和卵巢一起将双侧输卵管完整切除。

第十章　睾丸肿瘤

第一节　生殖细胞肿瘤总述

一、病理

生殖细胞肿瘤的发生模型归功于 Dixon 和 Moore，Teilum 以及 Mowtofi 的工作。全能生殖细胞在发展过程中，如果沿正常分化途径会发展为精母细胞，如果分化异常就会发展为精原细胞瘤或胚胎性癌（全能肿瘤细胞）。胚胎性细胞继续沿胚内组织分化则形成畸胎瘤；沿胚外组织发展则形成绒毛膜上皮癌或卵黄囊肿瘤。这种肿瘤模型能够帮助解释某些肿瘤标志物、能够区分肿瘤组织类型的不同。卵黄囊肿瘤产生甲胎蛋白，类似于正常胚胎发生过程中的卵黄囊产生 α–FP。同样的，绒毛膜上皮癌产生绒毛膜促性腺激素，类似于正常胎盘产生的 β–HCG。

二、组织分类

JP Richie 以往各种常用的分类法，做了比较全面的归纳，提出一种新的分类方案。根据这个分类法，睾丸肿瘤可分为原发性和继发性两大类，原发性肿瘤中，又可分为生殖细胞瘤和非生殖细胞瘤，并特地将生殖细胞瘤中最常见的精原细胞瘤单独列出，而将其他生殖细胞瘤列入非精原细胞瘤，这对指导治疗和阐明预后有独到之处。

三、病因

睾丸肿瘤的病因还不十分清楚。隐睾被认为是发生睾丸肿瘤的危险因素，其发生肿瘤的机会比正常睾丸高 20～40 倍。睾丸肿瘤中有 7%～10% 发生在隐睾，其中腹内型隐睾肿瘤发生率为 22.7%，腹股沟型隐睾肿瘤发生率为 6.8%。据观察，10 岁以后手术者不能防止，10 岁前手术可明显减少，3 岁前手术能避免发生肿瘤。另外睾丸肿瘤与遗传、多乳症以及外伤、睾丸萎缩、激素等亦有一定关系。

四、临床表现

1. 睾丸肿大

无痛性睾丸肿大是睾丸肿痛患者最常见的症状。88% 的患者，睾丸呈不同程度肿大，有时睾丸完全被肿瘤取代，质地坚硬，正常的弹性消失。早期表面光滑，晚期表面可呈结节状，可与阴囊粘连，甚至破溃，阴囊皮肤可呈暗红色，表面常有血管迂曲。做透光试验检查时，不透光。

若为隐睾发生肿瘤多于腹部、腹股沟等处扪及肿块，而同侧阴囊空虚，部分睾丸肿瘤患者同时伴有鞘膜积液。有的尚属正常或稍大者，故很少自己发觉，往往在体检或治疗其他疾病时被发现，部分患者因睾丸肿大引起下坠感而就诊。

2. 疼痛

近 90% 的患者睾丸感觉消失，无痛感。所以一般认为肿瘤是无痛性阴囊肿块。值得注意的是在临床还可以见到急剧疼痛性睾丸肿瘤，但往往被认为是炎症，发生疼痛的原因是肿瘤内出血或中心坏死，或因睾丸肿瘤侵犯睾丸外的组织而发生疼痛。

3. 转移症状

睾丸肿瘤以淋巴结转移为主，常见于髂内、髂总、腹主动脉旁及纵隔淋巴结，转移灶可以很大，腹部可以触及，患者诉说腰、背痛。睾丸绒毛癌患者，可出现乳房肥大，乳头乳晕色素沉着，这是因为肿瘤分泌绒促性素刺激睾丸间质细胞生成雌二醇之故。晚期可出现腰痛，骨关节疼痛，表示有骨转移。如出现呼吸窘迫综合征，表示已有严重肺转移，多见于睾丸绒毛膜上皮癌。胃肠道症状常表现为食欲差，恶心、呕吐，恶病质或腹部肿块。

五、转移方式

除绒毛膜上皮癌常发生早期血行转移外，其他睾丸生殖细胞肿瘤主要通过淋巴系统分步转移。引流睾丸淋巴液的淋巴结分布于 $T_1 \sim L_4$ 的范围，但主要是在肾门水平，这与睾丸和肾脏的组织发生起源有关。右侧睾丸肿瘤的淋巴转移部位首先是右肾门水平的腹主动脉和下腔静脉之间的淋巴结，然后随着分步的淋巴转移，可以累及下腔静脉前、腹主动脉前、下腔静脉旁、右髂总动脉、右髂外动脉淋巴结。左侧睾丸肿瘤的首先转移淋巴结是左肾门水平的腹主动脉周围淋巴结，然后是腹主动脉前、左髂总动脉，左髂外动脉淋巴结。如果左侧无睾丸肿瘤，一般不会发生从左至右的交叉转移，但从右至左的交叉转移是常见的。基于这些对淋巴结转移的观察，可以对某些患者进行保留射精功能的手术。某些因素可以改变睾丸肿瘤转移的途径，当肿瘤侵犯附睾或输精管时，肿瘤可能转移到髂外动脉远端和闭孔内肌淋巴结。睾丸白膜和明囊壁遭肿瘤侵犯时，可以发生腹股沟管转移。腹膜后是最常见的转移部位，但在晚期患者也可以发生内脏转移。按发生转移频率大小，依次为肺、肝、脑、骨骼、肾、肾上腺、胃肠道和脾。但绒毛膜上皮癌是个例外，它最常见的是血行转移，特别是肺部转移。绒毛膜上皮癌还可转移到其他睾丸肿瘤较少发生转移的部位，如脾。

六、诊断

1. 病史和体检

无痛性睾丸肿大是睾丸肿瘤最常见的症状，肿大多为渐进性，因此延误就诊的现象并不少见。从患者发病到接受正规治疗的时间一般为 3 ~ 6 个月。延误的时间长短与转移的发生相关。患者接受自我检查和指导对于早期发现睾丸肿瘤是至关重要的。体检时多数可以发现睾丸肿块或者弥漫性睾丸肿大。肿块质地坚韧，无触痛，很容易和附睾分开。有些患者可合并有鞘膜积液。阴囊透光实验有助于诊断。应当避免睾丸穿刺，防止种植转移。腹部触诊可以发现腹膜后肿物。还应该检查锁骨上，肩胛骨以及腹股沟处的淋巴结，并注意有无女性化表现。

2. 彩超检查

超声检查对睾丸肿瘤患者是必要的常规辅助检查，彩超检查能较准确地测定睾丸大小、形态、有无肿块，还能区别肿大的睾丸是炎症、组织水肿或肿瘤。超声还可用于探测腹膜后有无转移肿块，肾蒂有无转移性淋巴结，或腹腔脏器有无转移病灶，有助于肿瘤的分期和疗效的观察。彩色多普勒超声波能探知肿瘤有无高血管区，所在组织有无破坏，但只能初步说明有无变异，无诊断特异性。

3. 放射学检查

胸片和腹部、盆腔 CT 或 MRI 是用于检查睾丸肿瘤最常见的两个转移部位——肺和腹膜后的必要辅助检查。由于特异性较差，胸部 CT 扫描的价值颇有争议。常规胸片可以发现 85% ~ 90% 的胸部转移病灶。应用 CT 进行腹膜后淋巴结扫描时，经足部的淋巴造影（LAG）能提高 10% ~ 15% 的灵敏性，但由于 LAG 是一种介入性检查，且特异性不高，现已很少使用。

4. 血清肿瘤标志物

有 4 种血清肿瘤标志物出现于睾丸生殖细胞瘤，即绒促性素 β -HCG）、甲胎蛋白（α -FP）、乳酸脱氢酶（LDH）及胎盘碱性磷酸酶（PLAP）等，前二者有特异性，建议作为常规检查。后二者较差，只能作为辅助诊断。

（1）β -HCG：是一种多肽糖蛋白，其在放免检测中具有很高的灵敏性和特异性。正常男性的 β -HCG 水平不高，生殖细胞瘤患者的 β -HCG 常增高，其中绒毛膜上皮癌 100% 增高，胚胎癌 40% ~ 60% 升高，纯精原细胞癌仅 5% ~ 10% 增高。

（2）α -FP：是一种单链糖蛋白。其在胎儿血清中含量高，但 1 岁以后血清含量极低。绒毛膜上皮癌和精原细胞瘤患者 α -FP 正常；卵黄囊肿瘤和胚胎癌 α -FP 含量升高者占 15% ~ 90%。

β-HCG、α-FP 两肿肿瘤标志物增高，表示肿瘤在发展，比临床症状和体征要早几个月。肿瘤标志物还可以校正肿瘤的临床分期，使Ⅱ期患者误差下降。如果在手术前后连续测定肿瘤标志物，持续升高者表示手术不彻底或已有转移瘤。

（3）乳酸脱氢酶（LDH）：普遍存在于不同组织的细胞中，故特异性低，易有假阳性，生殖细胞瘤常增高，并与肿瘤大小有关，可供临床分期参考。

（4）胎盘碱性磷酸酶（PLAP）：PLAP 在人体内有多种同功酶，多种组织都能生成，故特异性较低。

（5）基因：细胞遗传学的研究发现人类的 12 号染色体异常的高发生率似乎是睾丸肿瘤形成中的一个早期事件。1、11、12 号染色体上许多基因在睾丸肿瘤中出现表达异常或缺失，对睾丸肿瘤诊断和预后判断可能有作用，但这些仍需进一步研究和观察，目前临床少用。

七、鉴别诊断

睾丸肿瘤常会误诊，初次就诊误诊率可达25%，以致耽误治疗。需要鉴别的疾病有以下几种。

1. 附睾炎

尤其与急性或慢性附睾炎不易鉴别，有时可采用积极的保守治疗，包括有效的抗生素、卧床休息等，如无变化或继续发展者，多表示肿瘤。

2. 鞘膜积液

鞘膜积液出现于 2%～5% 的睾丸肿瘤，应特别注意，患者阴囊肿大，有囊性感，睾丸不易触到，透光试验阳性，超声及 CT 检查常可明确，有助于鉴别诊断。

3. 精液囊肿

精液囊肿多位于附睾头部，囊内含有精子，青壮年多见，病史长，发病慢，体积小，透光试验阳性。

4. 附睾结核

附睾结核多见于附睾尾部，输精管有串珠状结节，易侵犯阴囊皮肤，形成瘘管，晚期病例附睾尾部因有干酪性变，形成一团，易与肿瘤混淆，详细的病史及影像学检查有助诊断。

5. 睾丸外伤

患侧常有血肿、以后可缓慢吸收或机化。

6. 腹股沟疝

一般通过详细病史和体格检查，多能明确诊断。

7. 睾丸梅毒

睾丸较小，肿块光滑，坚硬，无明显沉重感，睾丸感觉消失，冶游史和华康反应呈阳性，有助于诊断。

八、治疗策略及方法

睾丸肿瘤无论哪一种类型都要先做高位睾丸切除术及精索结扎，再根据疾病类型决定下步治疗。对标本应进行多处连续切片，因为可能存在多种成分。治疗的选择应以组织类型决定，如为混合性肿瘤则按恶性程度最高的一种治疗。单纯手术的疗效远不如综合治疗的结果。有人证明就是早期的睾丸肿瘤、淋巴道造影结果呈阴性的患者仍有 10%～15% 腹膜后淋巴结转移，因之手术后的辅助性化疗或放射治疗应作为常规，而不能作单纯睾丸切除及精索结扎。

1. 手术治疗

手术包括根治性睾丸切除、腹膜后淋巴结清除术及其他转移灶切除术等。一般认为，不论何种类型的睾丸肿瘤，首先应行根治性睾丸切除，该项手术强调切口不宜经阴囊，应在腹股沟，并要先结扎精索血管，避免肿瘤转移或皮肤种植，在睾丸探查术中要把睾丸置于手术野中进行处理是怀疑睾丸肿瘤时应当采取的探查方法。切除的睾丸应做病理切片，如为精原细胞瘤要加放疗或化疗；如为胚胎癌或恶性畸胎瘤应加腹膜后淋巴结清除术或放疗；绒毛膜上皮癌应加化疗。

腹膜后淋巴结清除术是治疗睾丸癌的一项重要措施。根据手术范围、操作顺序的不同，本项手术又有根治性（rRPLND）、改良性（mR-PLND）和保留神经性腹膜后淋巴结清除术（nsRPLND）等三种术式。根治性腹膜后淋巴结清除术适用于非精原性生殖细胞瘤或精原性生殖细胞瘤并有 α-FP、β-HCG 升高者。清除范围为上界为两侧肾静脉，左右至输尿管，下面至骼总动脉分支下方 2cm，清除在此范围内的病灶及淋巴结缔组织。由于本项手术的创伤较大，容易发生一些并发症，特别是射精障碍和性功能丧失。近年来，随着对睾丸肿瘤淋巴转移特性的了解，对于早期、低级病例多采用改良性腹膜后淋巴结清除术或神经保留性腹膜后淋巴结清除术。据报道，可减少手术近期并发症，且对肿瘤 5 年生存率无甚影响。

2. 化疗

睾丸肿瘤的化疗效果好，国内外曾积累了不少经验。一般认为化疗对精原细胞瘤的疗效较好，对胚胎瘤和绒毛膜上皮癌也有效，尤其是几种药物联合使用，疗效更佳。但对畸胎瘤疗效较差，对于晚期或复发病例，化疗也有一定作用。

3. 放射治疗

睾丸生殖细胞瘤放射治疗效果较好，常用于以下情况。

（1）精原细胞瘤：对放疗相当敏感，一般常在睾丸肿瘤切除之后进行。但遇腹部隐睾并发精原细胞瘤且肿块较大，也可在术前进行。

（2）非精原细胞瘤：Ⅰ期患者照射范围和方法与精原细胞瘤相同；Ⅱ期患者可于腹膜后淋巴结清除术后进行或术前先照射，然后做腹膜后淋巴结清除术，有阳性淋巴结者还需再作化疗；Ⅲ期患者则以化疗为主。

4. 免疫疗法

免疫疗法又称生物反应调节剂疗法，能使某些功能低下的机体产生免疫增强作用，从而发挥抗肿瘤作用。免疫制剂种类甚多，但多数尚在试用阶段，读者宜谨慎使用，下面介绍两种常见的药物。

（1）白细胞介素 -2（IL-2）：又称 T 细胞生长因子（TCGF），生物功能广泛，主要由单核巨噬细胞和淋巴细胞等多种细胞分泌，作用于各类免疫效应细胞之间，起着“第二信号”的作用。

（2）干扰素：是一种抗病毒和细胞功能调节物质，系重要的抗肿瘤细胞因子，具有直接的细胞杀伤作用及免疫应答的调节作用。在临床应用中多作为放疗、化疗及手术的辅助治疗剂以提高患者的免疫功能。

九、预防与护理

1. 预防

（1）及早治疗睾丸异位和隐睾，预防和治疗睾丸及附睾炎症。

（2）戒烟戒酒，少量或不食辛辣食物。

（3）每天摄入量的新鲜蔬菜和水果，其中丰富的维生素、叶绿素，有很强的抗癌作用。金针菇，富含多种氨基酸和核苷酸，有明显的抗癌作用，应多食。果胶和海带、海藻中含有海藻钠，易和致癌物质结合而排出体外，有较强的防癌作用，宜常食。多食用大蒜，其富含的硒元素有明显的抑制泌尿生殖系统肿瘤的作用。多食用富含精氨酸的食物，如山药、银杏、鳝鱼、海参、墨鱼、章鱼。多食胡萝卜、卷心菜、青瓜、豌豆、银耳、黑木耳及豆类，有利于机体抑制癌变。

2. 护理

（1）注意观察顺铂所引起的消化道反应、肾毒性所带来的一系列症状，以便及时对症处理。

（2）应用 PYM 时要观察患者呼吸的变化，以警惕 PYM 所致的肺纤维化。还要注意口腔炎、发热及过敏处理。

（3）嘱患者要营养饮食，并进行静脉高营养疗法，以保证放、化疗的顺利完成。

第二节　精原细胞瘤

在睾丸生殖细胞瘤中，精原细胞瘤最常见，约占 60%。本病的发病率有种族和地区的差别，白种人多于黑种人，北欧某些国家如丹麦、挪威、瑞典发病率较高。发病年龄多在 30 ~ 49 岁，较其他生殖细胞瘤的年龄稍大。病因迄今未十分清楚，只知与隐睾、外伤、萎缩和内分泌等因素有关。

一、病理分型

从病理组织特点而言，本病可分为三个亚型。

1. 典型精原细胞瘤

典型精原细胞瘤占精原细胞瘤的 82% ~ 85%。发病年龄多在 40 岁左右，儿童或 60 岁以上老人少见。患侧睾丸多呈弥漫性肿大。组织切片肿瘤细胞相当一致，为大圆形或多角形，胞膜清楚，胞浆透明，核大、球形、居中，胞核浓染，肿瘤间质如有淋巴细胞浸润及肉芽肿性反应者，一般预后较好。

2. 间变型精原细胞瘤

间变型精原细胞瘤占精原细胞瘤的 10%，发病年龄与典型精原细胞瘤相同。切片大部分肿瘤细胞表现为间变或未分化，瘤细胞不规则，大小、形态和染色质都发生变化。恶性程度高，较易发生转移。

3. 精母细胞性精原细胞瘤

精母细胞性精原细胞瘤占各种精原细胞瘤的 8%，好发于 50 岁以上的老人。另一特点是常为两侧性，约占 6%。瘤体大、质地软，有黏液样或囊性区。本病从不发生于隐睾患者，也不与畸胎瘤混合，不发生转移，预后比典型精原细胞瘤好。

二、临床表现

精原细胞瘤的恶性程度较低，生长缓慢，发病距就诊时间往往较长，发病年龄多在 30 ~ 49 岁。临床症状隐蔽，不易引起患者注意。

1. 肿块

睾丸肿块发展缓慢，初起时阴囊表面光滑，保持原有形状，以后逐渐增大，变为硬质肿块，出现不规则的结节，多数为实质性，少数有波动感，多因肿瘤实质坏死所致。其他如原有隐睾，突然出现增大的肿块，甚而已有远处转移，始来就诊。

2. 疼痛

一般精原细胞瘤并不引起疼痛，初时患者仅有患侧睾丸下坠感，慢慢发展为牵引痛、胀痛等。但当肿瘤实质内出血，睾丸会突然发生疼痛、持续性胀痛、肿大，患侧阴囊红肿，走路或跳动时疼痛加剧。

3. 外伤

有些患者常诉说患侧睾丸有外伤史，可能由于睾丸肿大，较对侧下垂，容易受到碰撞。

4. 鞘膜积水

睾丸肿瘤可并发鞘膜积水，使阴囊肿大，混淆诊断。以往采用穿刺抽液，便于触诊，现用B超、CT，无须穿刺，还能减少肿瘤污染机会。

5. 乳房增大

如睾丸肿瘤中有生成内分泌的肿瘤组织，可造成乳房增生。讯问病史和体检时应加注意。

6. 隐睾

不论是单侧或双侧隐睾，均易诱发肿瘤。如在6岁之前进行隐睾手术，或可避免，10岁以后手术，就难防范，了解此情况，有助于诊断。

7. 胃肠道症状

有些患者诉说下腹部不适、食欲不佳、恶心等胃肠道症状。如再出现腹部肿块，都要怀疑到睾丸肿瘤。

三、诊断

精原细胞瘤的诊断，仍以详细的病史及体检为基础。查体可见患侧睾丸弥漫性肿大，表面光滑，质硬。B超显示均匀的低回声波，可探知鞘膜积水，有无坏死与出血区。多普勒超声也可探知睾丸内部的血行情况。淋巴造影是一种损伤性检查，又有25%假阴性，今多采用CT或磁共振检查。

四、治疗

1. 低分期精原细胞瘤

精原细胞瘤恶性度较低，对放疗及化疗均高度敏感。根治性睾丸切除和之后的腹膜后放疗能够治愈90%～98%的低分期患者。化疗可以作为挽救性治疗，用于放疗后复发的患者。

2. 高分期精细胞瘤

巨大的精原细胞瘤患者应首先行化疗。精原细胞瘤对铂类的化疗药物很敏感。疗效好的化疗方案包括顺铂，博莱霉素、足叶乙苷（etoposide，vp-16）等。90%的低分期患者化疗后可以达到完全缓解。化疗后残留的腹膜后肿块呈纤维化改变。精原细胞瘤化疗后残留肿块的手术适应证为腹膜后肿块直径超过3cm且界限清楚者。

第三节 非精原细胞瘤

睾丸非精原细胞瘤，又称非精原细胞瘤性生殖细胞肿瘤（NSGCTs），主要包括胚胎癌、畸胎癌、绒毛膜上皮癌和卵黄囊肿瘤等。一些精原细胞瘤中混有上述成分的肿瘤，也常归入非精原细胞瘤。

一、病理类型及临床表现

1. 胚胎癌

胚胎癌占睾丸生殖细胞瘤的15% ~ 25%，多发生在20 ~ 30岁，是一种高度恶性肿瘤。肉眼观察肿瘤为实质性，呈灰白色，有点片状出血或坏死区，可破坏睾丸白膜向周围浸润。镜下组织结构复杂多变，完全不分化细胞呈片状排列，细胞染色淡，呈颗粒状；染色质较淡，核圆形或卵圆形，核分裂相明显。细胞分布也可呈腺泡样、脉管样或乳头状，部分区域类似胚胎的间叶组织，也有的区域类似绒毛膜上皮癌样结构。

临床表现随就诊时间而异，早期仅发现睾丸有一小圆形、不规则的肿块。以后随淋巴管或血行侵犯鞘膜、精索、腹膜后淋巴结，到达肺、肝、脑、肾或其他器官。

本病也可发生于睾丸以外，如腹膜后、纵隔、骶尾部，预后很差，5年生存率仅20% ~ 30%。

2. 畸胎瘤

畸胎瘤为胚胎性全能细胞向胚层组织分化形成的肿瘤，由内、中、外三种胚层成分构成，根据分化程度的不同，可分为成熟型、未成熟型和恶性畸胎瘤三种类型。

（1）成熟型畸胎瘤：由分化成熟的二种胚层组织构成，切片可见正常形态的细胞、组织和器官，如内衬立方、柱状、鳞状或移行上皮的囊肿，可含软骨、胰腺、肝、肠、骨骼、平滑肌、横纹肌、神经及各种结缔组织等。虽然组织分化成熟，但仍有29%会发生转移。

（2）未成熟型畸胎瘤：由不成熟的三种胚层组织构成。瘤组织从轻度分化不良至原始细胞不等。在同一肿瘤的不同区域，分化程度差别很大。瘤细胞核大，染色深，分裂活跃，形态异常明显。

（3）恶性畸胎瘤：含有各种分化良好和分化不良的组织，还有胚胎性癌样组织、灶性恶性上皮性组织及间叶性组织如鳞癌、腺癌、肉瘤等。

上述3种畸胎瘤的恶性程度主要取决于细胞分化程度及组织成分，一般婴幼儿畸胎瘤预后较成人畸胎瘤好，儿童成熟型畸胎瘤不发生转移。

3. 绒毛膜上皮癌

睾丸绒毛膜上皮癌少见，常发生于10～29岁，偶见于老年人，极度恶性，肿瘤为实质性、表面光滑或呈结节状。睾丸大小正常或缩小，如有出血、坏死则增大。镜下可见合体滋养细胞，大而形态不规则，胞浆透明，核大而深染。细胞滋养层细胞则呈菱形或多角形，界限清楚，胞浆丰富，染色淡，核圆形，深染，核膜清楚，两种细胞部分混杂或排列如胎盘绒毛结构。此癌常与胚胎癌、畸胎瘤和精原细胞瘤混合存在，早期容易发生血行转移，预后较差。

4. 卵黄囊肿瘤

卵黄囊肿瘤又称内胚窦瘤或胚胎性腺癌，好发于小儿、儿童及青少年，年龄1～35岁，患者除有患侧睾丸肿大外，常无其他症状。由于病程进展迅速，可使肿瘤发生出血、坏死，有类似急性睾丸炎症状。

卵黄囊肿瘤的病理结构比较特殊，诊断不十分困难。显微镜下表现：①腺泡状结构，肿瘤为空泡状腔隙和疏松网状结构相互交叉连成管状，细胞有异形和分裂相，毛细血管丰富。②内胚窦结构，血管周围呈窦样结构，血管周围的肿瘤细胞呈放射样排列，外围肿瘤细胞呈圈状，与原始的肾小球极为相似。

本病还可发生于性腺外部，如纵隔、后腹膜、骶尾部等处。

二、治疗

非精原细胞瘤恶性度高，一旦发现，应根据其病理分类及临床分期，积极地进行治疗。

1. 手术治疗

手术方法可依据临床分期进行选择。

根治性睾丸切除：非精原细胞瘤一般都要行睾丸切除，去除病灶，了解病理变化，便于选择治疗方案。手术切口应在腹股沟，不在阴囊壁；并先结扎精索动、静脉，防止瘤细胞种植或迁徙；分离睾丸时，要注意肿瘤与周围关系，有助肿瘤分期。

腹膜后淋巴结清除术：是否进行应按非精原细胞瘤的临床分期而定，Ⅰ、Ⅱ期患者于睾丸切除后即应做腹膜后淋巴结清除术，术后仍定为Ⅰ、Ⅱa期者，可予观察。由于5%～10%患者复发在最初2年，故要严密随访，常用胸片、肿瘤标志物，每月一次，一年后改为2月一次，2年后复发较少，可改为每年检查一次，数年后才停止；如术后定为Ⅱb期，即腹膜后转移肿块小于5cm，可予PEB方案，用2个疗程，再行观察；因Ⅱc与Ⅲ期在腹部、纵隔或肺部已有转移，因多系淋巴或血行转移，故主张先做PEB化疗4个疗程。病情完全缓解者，可予观察；好转者，加做VIP化疗或骨髓移植；如只部分缓解，应即考虑腹膜后淋巴结清除术，清除的组织病理切片诊为癌肿者，加行VIP化疗；如为畸胎瘤或纤维化组织，即可暂时观察。

非精原细胞瘤的腹膜后淋巴结清除术有以下几种术式较为常用。

（1）根治性腹膜后淋巴结清除术：手术范围广泛，上界逾肾静脉，左右以输尿管为界，下面至髂总动脉分支处，清除所有腹膜后淋巴结组织，创伤大，虽手术死亡率不高，但易发生并发症，如伤口感染、肺不张、肠梗阻、乳糜腹、胰腺炎、血管损伤等。还有射精功能障碍，此并发率可高达 66%，表现为逆行射精，但可不影响性欲；有的阴茎不能勃起，无性快感，甚而造成不育，患者常因此而不愿接受手术。对射精功能障碍的病因研究认为：排精动作的完成，分别受交感神经 $T_{12} \sim L_3$、副交感神经 $S_2 \sim S_4$ 及阴部神经的控制。这些神经交融成神经丛，位于主动脉的分支处，在根治性清除术时容易受损，故曾有多种改进方法提出，其中以改良性腹膜后淋巴结清除术、保留神经清除术及利用腹腔镜做清除术较受重视。

（2）改良性腹膜后淋巴结清除术：是 Narayan 等首先提出的，多被采用。右侧睾丸肿瘤清除的范围是右肾门，外至输尿管，下经右髂总动脉分支，向上重点清除主动脉、下腔静脉之间结缔组织，要向下至脊柱前韧带，保留两侧交感神经链和肠系膜下动脉；左侧肿瘤则清除左肾门、主动脉及下腔静脉间隙组织。肠系膜下动脉要保留清除左髂总动脉时要注意保护骶腹神经丛。

（3）保留神经腹膜后淋巴结清除术：本项手术系 Jewett 等首先使用，要求尽量保护神经，故手术比较费时，但多数可以排精，75% 还能生育。

（4）腹腔镜腹膜后淋巴结清除术：近年来随着光学系统、电灼器及手术器具的不断发展，腹腔镜已越来越多用于腹部手术，本项手术具有简便、创伤少等优点。

2. 放疗

非精原细胞瘤对放疗敏感度较低或不敏感，所以放疗不能作为主要的治疗方法。至于在腹膜后淋巴结清除术后是否加用放疗，取决于肿瘤的病理类型，如为胚胎癌，使用放疗仍有一定作用。

3. 化疗

化疗在非精原细胞瘤中仍有一定地位，主要适应证：①预后不良的 I 期非精原细胞瘤，已侵及精索或睾丸，切除后瘤标仍持续升高者。②Ⅱ a ~ Ⅳ期非精原细胞瘤。③晚期难治的肿瘤复发或用药无效，采用抢救性化疗方案。

第四节　性腺外生殖细胞瘤

性腺外生殖细胞瘤又称睾丸外生殖细胞瘤，比较少见，迄今文献报道仅逾千例。有两种不同类型，即原发性和转移性，后者体积极小，原发病灶往往不易发现，多在手术探查或尸检时才被发现。

本病占所有生殖细胞瘤的 3% ~ 5%。发生部位多在纵隔、腹膜后、骶尾部及松果体。多见于婴幼儿或青年人。组织学上常是良性，但婴幼儿较多为恶性。

一、病因

本病发生的原因有两种见解：其一，认为在胚胎发育过程中，卵黄内皮层移动时，原始的生精细胞发生异位；其二，认为残留的原始全能细胞继续发展，如残留于第3腮裂，日后肿瘤就会发生于纵隔。

二、临床表现

性腺外生殖细胞瘤有时瘤体可以很大。发生的部位不同，症状亦异：发生在纵隔者，始发症状常在30岁左右，有胸部疼痛、呼吸困难、咳嗽、气急等；如发生在腹膜后，则有腰痛、肿块、肠梗阻或其他全身症状；发生在骶尾部者，常为新生儿，局部有肿块，皮肤颜色改变，有带毛黑痣，也可能有肠道或尿路症状；出现在松果体的肿瘤，多见于儿童或青年人，有颅内高压症状如头痛、复视、听力丧失等。

三、治疗

本症以手术切除为主。但发生在纵隔或腹膜后的肿瘤，局部切除比较困难，可先用PEB方案化疗，有报道，效果良好。骶尾部肿瘤要广泛切除病灶，并联合放疗。松果体病灶根治性切除效果不好，只能用放疗局部控制。

第五节　非生殖细胞肿瘤

一、睾丸间质细胞瘤

睾丸间质细胞瘤又称Leydig细胞瘤。比较罕见，占睾丸肿瘤的2%～3%。可发生于任何年龄，但以学龄前儿童及青壮年多见。本病多数良性，约10%可发生恶性变，但多数是在成人。

此瘤主要由间质细胞（Leydig's cell）组成，病因尚未十分明了。与精原细胞瘤相反，本病与隐睾无关。病灶多较小，黄色或褐色，包裹好，很少出血或坏死。

本病常表现为阴囊内无痛性肿块，体积较大，时有坠胀或疼痛。如发生于儿童，常引起性早熟，第二性征发育；在成人则有乳腺增大、性欲下降、阳痿。有的内分泌改变明显，但也有不改变者。本病多数良性，但有10%的患者是恶性。

Davis曾提出恶性间质细胞瘤的诊断标准：①瘤细胞有明显多形性。②有巨大病理性有丝分裂相。③瘤细胞浆内可见褐色脂褐素。④淋巴管内有瘤栓，尤以前两条比较重要。

睾丸间质细胞瘤有一定的恶性度。宜尽早手术，切除睾丸或加腹膜后淋巴结清除术。必要时辅以化疗。本病放疗效果相对较差。长期随访观察，此瘤预后须视肿瘤的恶性度，良性者在睾丸切除后预后尚可；恶性或已有转移，手术后生存率平均约 3 年。

二、睾丸支持细胞瘤

睾丸支持细胞瘤又称男性母细胞瘤。比较少见，约占睾丸肿瘤的 1%。可发生于任何年龄，但以成人多见。

支持细胞瘤的组织学成分多为上皮小管或间质，也可伴有精原细胞瘤、绒毛膜上皮癌及畸胎瘤成分，为未分化间质细胞。有恶性征象，偶可发生转移。

睾丸支持细胞瘤好发于隐睾及两性畸形患者的睾丸。主要表现为睾丸肿块，呈圆形或卵圆形，质地韧，部分患者有疼痛和触痛，肿块生长缓慢，多单发，10% ~ 38% 患者有男性乳腺增大。青春期前患者偶有性早熟，雄性激素、雌性激素、促性腺激素升高，但也可正常。

本症应先行根治性睾丸切除。如为良性肿瘤，切除后，男性肿大的乳腺可很快消失。应定期随访。如有转移，则应按睾丸生殖细胞瘤处理，选用放疗、化疗或腹膜后淋巴结清除术。

三、性腺胚细胞瘤

性腺胚细胞瘤又称性腺发育不全性肿瘤、混合性生殖细胞瘤或性腺细胞瘤，是一种比较罕见的肿瘤，与性腺发育不全有关。可见于各年龄组，但以 30 岁以下为多见。

Scally 提出该肿瘤含有三种成分，即支持细胞、间质组织和生殖细胞，三者的比例差别很大，半数以上患者是以生殖细胞生长占优势，从而演变为精原细胞瘤、胚胎癌、绒毛膜上皮癌或卵黄囊癌。

本症常有三种不同表现：①性腺发育不全，外阴及性腺有畸形。②生殖细胞有恶变。③肿瘤性腺间质具有内分泌功能，产生雄性激素，1/4 患者表现为女性型则有停经、下腹部肿块，3/4 患者表现为男性型则有隐睾、尿道下裂等。

首先应进行根治性睾丸切除。性腺胚细胞瘤混合有生殖细胞者，预后良好。如混合精原细胞瘤或其他生殖细胞瘤，即应按生殖细胞瘤的类型和临床分期进行治疗。

四、睾丸网腺癌

睾丸网腺癌是一种少见、高度恶性的肿瘤，主要发生于成人。临床表现为一无痛性阴囊肿块，常伴有鞘膜积水，病灶发生在睾丸纵隔的睾丸网。

治疗应做根治性睾丸切除术，如出现腹股沟、腹膜后淋巴结转移时再行腹膜后淋巴结清除术，并配合放疗和化疗。预后很差，患者常在 1 年内死亡。

五、睾丸类癌

睾丸类癌是一种少见、低度恶性肿瘤。多发生于中老年人，以 40 ~ 60 岁多见。本病分原发性和继发性，后者是胃肠道类癌的转移灶。根据癌细胞是否分泌 5- 羟色胺，又分为功能性与非功能性肿瘤。组织学上，睾丸类癌分纯型与畸胎瘤混合型。临床表现主要为睾丸无痛性圆形肿块，生长缓慢，无压痛。功能性肿瘤患者可出现类癌综合征症状，有面部潮红、心悸、腹泻、间歇性高血压，并有支气管和肺动脉痉挛等类似组胺作用的症状。治疗应做根治性睾丸肿瘤切除。单纯型类癌只要切除睾丸即可。伴有畸胎瘤者，应按照睾丸畸胎瘤的治疗方案进行治疗。

第六节　睾丸继发性肿瘤

一、睾丸恶性淋巴瘤

本病比较少见，可为原发性睾丸恶性淋巴瘤，也可为全身恶性淋巴瘤累及睾丸。本病恶性程度高，预后很差。可发生于任何年龄组，但 50 岁以上的患者占 80%。大多数双侧睾丸同时受累，或可同时发生或相继出现。

临床特征为无痛性睾丸弥漫性肿大，少数患者伴有疼痛或不适，双侧发病或相继发病，也是睾丸淋巴瘤的另一特征。晚期常延至精索、附睾或浸润血管，并发生血行扩散。也可局部浸润或淋巴转移。由于左右两侧睾丸没有直接的淋巴和静脉相连接，除非是肿瘤多中心，否则，不会相互转移。

本病于施行根治性睾丸切除后，不必再行腹膜后淋巴结清除术。但应作治疗性放疗或化疗。治疗效果多不令人满意，多数患者 2 年内死于全身扩散，仅约 10% 可较长期存活。

二、白血病性睾丸肿瘤

白血病性睾丸肿瘤常继发于急性白血病的儿童。比较恶性，一旦睾丸受累，平均 9 个月左右死亡。

白血病主要侵犯睾丸间质，白细胞浸润，破坏曲细精管，双侧睾丸受累占 50%。除出现睾丸增大外，还有阴囊皮肤变色。

诊断多数靠活检。睾丸切除不是主要治疗方法，应首先行双侧放疗，必要时还可辅助化疗。

第十一章　附睾肿瘤

第一节　附睾良性肿瘤

附睾良性肿瘤主要有间皮瘤（腺样肿瘤）、平滑肌瘤、纤维瘤、浆液性囊腺瘤、皮样囊肿、血管瘤、畸胎瘤，其中以前两种多见。附睾良性肿瘤可发生于任何年龄，以青壮年为常见。多数为单发，左右侧发病无明显差别。其体积一般较小，常在2cm以下，生长缓慢，常无明显症状，故不被注意，易被误诊。

一、附睾间皮瘤

附睾间皮瘤又称腺样肿瘤，是附睾良性肿痛中最常见的类型。据统计约占附睾肿瘤的一半以上。Taxy等通过电镜观察见附睾腺瘤样瘤组织的绒毛、细胞间桥小体、张力丝和丝状结构及扩张的组织间隙与正常间皮细胞和其他部位的间皮瘤一样，认为此瘤起源于间皮。

附睾间皮瘤外观呈圆形或卵圆形，一般包膜完整，表面光滑，切面呈灰白色，偶尔可见黄色区域。显微镜下可见腺样结构，瘤细胞为圆柱状或立方上皮。胞浆内有嗜酸颗粒，细胞核呈圆形或椭圆形。

本病可发生在任何年龄，以青壮年多见。附睾尾部发病比头部高3～4倍，左右侧发病无明显差别，主要症状为生长缓慢的无痛性肿物，肿物呈圆形或卵圆形，直径一般小于3.0cm，表面光滑，边界清楚。与睾丸界限明显，部分呈囊性感，有的伴睾丸鞘膜积液。

本病术前诊断一般较困难，容易误诊为慢性附睾炎、附睾结核、精液囊肿、附睾肉芽肿等。确诊主要依据病理组织学检查。

附睾结核患者，常同时伴有其他脏器的结核病。结核多位于附睾尾部，甚至波及整个附睾，可为双侧性。多为无痛性结节，边缘不规则呈结节状，与周围组织粘连。如输精管受累则增粗变硬或呈串珠样。有的阴囊有慢性窦道。对抗结核药物诊断性治疗有效；慢性附睾炎急性发作患者，附睾肿大、疼痛，肿块质地不硬，压痛明显，有时伴有发热。阴囊局部有典型的炎症表现，对抗生素有效；附睾肉芽肿病程长，病变局限，常发生在附睾头部，多为光滑实质性肿块，境界清楚，质地中等。附睾肉芽肿不累及输精管，对抗生素治疗无反应；精液囊肿多位于附睾头部，肿块圆而光滑，触之有张力或弹性，为囊性感，较大者透光试验阳性。彩色多普勒超声检查在鉴别诊断中也有一定价值。

本病以手术切除为主要方法，一般可在局麻或腰麻下行附睾切除术。未婚或未育青年可考虑单纯瘤组织切除术。预后良好，一般无复发。

二、附睾平滑肌瘤

附睾平滑肌瘤是一种常见的良性肿瘤，组织来源尚有争议，Rubaschow 认为，该肿瘤由 Wolg 管的迷走（错位）而发生；Oberndorger 则提出炎性假肿瘤学说，主要依据该类患者中常有附睾炎病史；组织学上平滑肌纤维排列方向不规则，平滑肌纤维束间可见明显玻璃样结缔组织等，目前多数学者认可前一种学说。

附睾平滑肌瘤外观呈圆形或卵圆形，不与周围组织粘连，切面多呈嫩肉色。显微镜下可见瘤组织由分化较好的平滑肌细胞构成。瘤细胞呈梭形，胞浆丰富。边界清楚。胞核呈柱状，两端钝圆，核分裂相少见。瘤细胞聚集成束，呈编织状、旋涡状或栅栏状排列。

本病好发于壮年，多为单侧发病，双侧同时发病较为少见。肿瘤多发生在附睾尾部，无特殊症状，瘤体生长缓慢。外形呈圆形，常见直径为 0.5 ~ 2.5cm，表面光滑，质硬有弹性。多数患者合并有睾丸鞘膜积液。

本病因无特殊表现，术前诊断很困难，确诊主要依据病理组织学检查。注意与附睾炎、附睾结核及附睾其他肿瘤病变进行鉴别。

手术切除是唯一有效治疗本病的方法，一般做附睾切除即可，如边界不清楚，术中可行快速组织学检查，根据病变性质确定切除范围。预后良好。

三、附睾浆液性囊腺瘤

本病系原发于附睾上皮的良性肿瘤，临床上较少见，一般认为组织来源于残留的苗勒管。其组织形态与卵巢肿瘤相似，故推测其形成原因可能与胚胎时期附睾处残留的部分细胞在静止状态，但具有潜在生长能力。青春期患者在内分泌激素作用下残留细胞由静止变为活跃，逐渐生长为肿瘤。

囊肿一般呈单房或多房，囊壁厚约 0.2cm。囊腔内充满淡黄色清凉液体，可见乳头状结构突入囊腔，显微镜下可见囊肿为薄层纤维组织，内衬立方上皮，乳头上被覆有立方上皮或柱状上皮，部分细胞有纤毛，核大且染色深、其间质为致密纤维组织玻璃样，有些部位可见炎性细胞浸润及肉芽肿性反应。

约 30% 的病例为双侧病变，常合并脑视网膜血管瘤病。主要发生于青年人，为生长缓慢囊性肿块，常感患侧阴囊下坠和酸胀感，肿物一般为花生米或核桃大小，边缘光滑，质地呈囊性但偏硬，与睾丸及阴囊壁粘连。

依据附睾处囊性偏硬肿物，有阴囊下坠感及局部隐痛，肿物与睾丸及皮肤无粘连，确诊尚需靠病理组织学检查，但须注意与单纯性囊肿、精液囊肿做鉴别。

本病以手术切除为主，对所切附睾及肿瘤做病理组织学检查，对疑有恶性囊腺瘤者术中应做冰冻切片，一经确诊必须行根治性手术。术后进行放疗及化疗。

四、附睾畸胎瘤

附睾畸胎瘤相当少见，来源于胚胎组织，为真性肿瘤，由附睾发生异位的多种组织构成。本病虽属良性肿瘤，但有恶变倾向，且随年龄呈上升趋势。

附睾畸胎瘤一般呈圆形，表面高低不平，切面呈灰白色，质如骨样坚硬，内含毛发、牙齿等组织，可有少量乳白色胶冻状物。显微镜下可见肿物由纤维组织构成，并有软骨、神经、脂肪。肌肉及上皮等组织，内含有嗜伊红物质。

本病患者阴囊两侧不对称，在附睾部可触及质硬如石、高低不平肿物。无明显触痛，与阴囊皮肤无粘连，透光试验阴性。

根据肿物硬度、X 线平片、B 超检查有助于本病诊断。确诊主要依据病理组织学检查，一经诊断即应尽早手术。

手术一般行附睾切除术。如病理组织学确定为恶性则行根治性睾丸切除术和腹膜后淋巴结清扫术，并给予化疗、放疗等措施。

五、附睾血管瘤

附睾血管瘤是附睾良性肿瘤之一，比较少见。当其与淋巴管瘤混合存在时又称为附睾血管淋巴瘤。文献认为，本病的发生与局部血管畸形及发育障碍有关。

附睾血管瘤多发生在附睾尾部，呈囊性，壁厚 0.1 ~ 0.2cm，内含物为咖啡样或血样液体。

本病可发生在任何年龄，主要表现为生长缓慢的囊性肿物。肿物挤压时可缩小，透光试验阳性，余无特殊临床表现。

本病患者患侧阴囊有轻度下坠及不适，附睾尾部可触及囊性肿物，肿物与阴囊壁一般无粘连。应注意与精液囊肿和淋巴管瘤进行鉴别诊断。

本病一般行单纯附睾切除术，预后良好。

第二节　附睾恶性肿瘤

原发性附睾恶性肿瘤罕见，占全部附睾肿瘤的 20% ~ 30%。迄今见到的附睾恶性肿瘤有附睾癌、横纹肌肉瘤、平滑肌肉瘤、淋巴肉瘤和恶性黑色素瘤，以癌和肉瘤多见。肿物一般生长较快，瘤体直径多大于 3cm，表面有结节，质硬、触痛、与周围组织界限不清楚。早期即可发生转移，预后很差，多数在术后 6 个月内复发，肺、肝、腹膜等多处转移，60% 患者在两年内死亡。

一、附睾癌

附睾癌是一种发生于附睾固有组织的恶性肿瘤，病理类型包括腺癌和未分化癌两种，临床较少见。病变主要发生在附睾头部。临床表现肿瘤增长迅速，就诊时一般已累及整个附睾，质坚硬，有轻度触痛，附睾与睾丸界限不清，精索明显增粗，肿物与阴囊皮肤可发生粘连。一般不侵犯睾丸组织，常有发热。本病术前诊断困难，主要靠病理检查确诊。当诊断为附睾腺癌时，需进行彻底检查，以排除有可能的原发病灶。条件许可时，应行胃肠道内镜检查。胸部 X 线检查以及腹部、盆腔 CT，以排除其他脏器的肿瘤。转移到附睾的可能方式有沿静脉逆行扩散、动脉栓子转移、淋巴转移和通过输精管的逆行转移。但通过输精管单一途径转移的可能性不大，更多的学者同意淋巴转移学说。该病易误诊为附睾结核或睾丸肿瘤，故应注意鉴别诊断。凡年龄较大，附睾肿块增大较快或原肿块在短期内增大迅速，直径大于 3cm 以上，表面有结节，质硬、有压痛，与周围界限不清者均应高度怀疑附睾癌可能，术中做冰冻切片确诊后做根治性睾丸切除加腹膜后淋巴清扫术。术后辅以化疗，可提高生存率。因附睾未分化癌对放射线较敏感，可在睾丸切除后加以放疗。预后差，多数患者在两年内死亡。

二、附睾平滑肌肉瘤

附睾平滑肌肉瘤是附睾恶性肿瘤之一，肿瘤可分为未分化或分化良好两种。前者瘤细胞较小，呈圆形，胞浆少核圆形，大小及形态一致，核仁和核膜不清晰。后者瘤细胞呈菱形，胞浆丰富，边界清楚、色分红，有些可见平行的肌原纤维。临床表现主要为单侧附睾肿物伴疼痛，阴囊坠胀感。检查可见患侧阴囊增大，肿物质硬，表面高低不平，有轻度触痛，精索增粗，有时有少量鞘膜积液，透光试验阴性。诊断上应注意与附睾炎性包块、附睾囊肿、附睾附件扭转、附睾结核加以鉴别。阴囊 B 超检查有一定价值。本病一经诊断即应行根治性睾丸、附睾切除术，在内环平面处切断精索，为防止远处血行播散，有学者推荐早期对腹膜后主动脉区域行放射治疗，亦有学者主张行腹膜后淋巴结清扫术。预后差。

三、附睾横纹肌肉瘤

附睾横纹肌肉瘤是一种较为罕见的附睾恶性肿瘤，多发于儿童和青少年。国内报告年龄最小者为 14 月龄。本病起源于未分化同质并有黏液瘤样组织，纤维组织及横纹肌组织。多数为胚胎性，极少数为多形性，恶性程度极高，有早期局部扩散倾向，尸检 20%～30% 经血和淋巴扩散到肺和肝。其病理检查见瘤体呈灰白色，表面有结节，质硬、有包膜，切面呈实性，有胚胎瘤，显微镜下可见细胞为大小不等的单核细胞，核深染而浓，胞浆呈深伊红色，有幼稚横纹肌母细胞，细胞的突起相互连接成网状，有明显横纹肌结构。如是多形性瘤细胞及形态各异，多呈菱形。亦有带状，蝌蚪圆形等，胞浆丰富为伊红色，但染色不均，有较多的聚合细胞，呈多形性改变。瘤细胞无一定排列，大部分区域间质少，部分区域有较多的胶原纤维，核分裂相多见。其临床表现为单侧阴囊进行性增大，并有坠胀感，检查见睾丸旁有肿物出现，质地硬，表面有结节，压痛不明显，与睾丸界限清楚，不与阴囊壁粘连。如睾丸鞘膜腔有积液时则肿物质较软、有囊性感，透光试验阳性。术前易与附睾结核、附睾炎合并鞘膜积液相混淆而误诊，故对可疑病例应行腹股沟切口，高位阻断精索血流，切除肿物做冰冻切片，如为恶性即行根治性睾丸切除术。腹膜后淋巴清扫以及放疗、化疗。预后差。

四、附睾淋巴肉瘤

附睾淋巴肉瘤极为罕见，其起病及临床表现与附睾肉瘤基本相似，病理所见，大体呈灰白色，其中散在结节。显微镜下可见密集淋巴细胞，胞浆不明显，核为圆形，核质呈颗粒状，核分裂明显。组织中可见散在平滑肌束，小血管和淋巴管断面，无附睾管，本病易误诊为附睾结核、附睾肿瘤，确诊主要依据组织病理学检查。治疗主要采用根治性睾丸切除术，辅以联合化疗及放疗。预后不佳。

五、附睾恶性黑色素瘤

附睾恶性黑色素瘤是一种恶性程度极高的肿瘤，一般发生在皮肤和内脏，发生在附睾者罕见。病理学特征为瘤体切面呈暗红色，透过外膜可见附睾尾部内有黑色附睾管。病程发展快，早期极易发生局部浸润或淋巴转移，晚期可引起黑血症，黑尿症及恶液质。治疗宜早期行根治性睾丸切除术及局部扩大软组织切除术。预后不佳，患者多在短期内死亡。

参考文献

[1] 归绥琪 . 女性生殖系统肿瘤 [M]. 台北：书泉出版社，1999.

[2] 王晓民，李际桐，陈照彦，等 . 男性泌尿及生殖系统肿瘤的外科治疗 [M]. 北京：科学技术文献出版社，2018.

[3]（美）肖腾弗尔德（Schottenfeld，D.），（美）弗罗梅尼（Fraumeni，jr，J.F.）著 . 泌尿生殖系统肿瘤 第 16 分册 [M]. 上海：上海翻译出版公司，2016.

[4]（美）肖腾弗尔德（Schottenfeld，D.），（美）弗罗梅尼（Fraumeni，jr，J.F.）著 . 上海市杨浦区肿瘤防治院译 . 泌尿生殖系统肿瘤 第 16 分册 [M]. 上海：上海翻译出版公司 .2016.

[5] 郭应禄 . 泌尿男性生殖系统肿瘤诊断手册 [M]. 北京：北京大学医学出版社，2016.

[6] 韩萍，邢军，陈昭 . 医学基础与临床系列丛书——女性生殖系统肿瘤 [M]. 北京：科学技术文献出版社，2017.

[7]（美）肖腾弗尔德（Schottenfeld，D.），（美）弗罗梅尼（Fraumeni，jr，J.F.）著 . 癌的流行病学和预防丛书 第 16 分册 泌尿生殖系统肿瘤 [M]. 上海：上海翻译出版社，2016.

[8] 中山大学附属第一医院制作 . 泌尿、男生殖系统肿瘤 CD-ROM 卫生部医学 CAI 课件 [M]. 北京：北京航空航天大学出版社，2016.

[9] 王强修，李宁，李新功 . 女性生殖系统及乳腺肿瘤 [M]. 上海：第二军医大学出版社，2016.

[10] 张国颖 . 男性泌尿生殖系统恶性肿瘤 [M]. 长春：吉林科学技术出版社，2017.

[11]（美）肖腾弗尔德（Schottenfeld，D.），（美）弗罗梅尼（Fraumeni，jr，J.F.）著 . 上海市杨浦区肿瘤防治院翻译组译 . 泌尿生殖系统肿瘤 [M]. 上海：上海翻译出版公司，2017.

[12] 夏美琼 . 女性生殖系统肿瘤的诊断与治疗 [M]. 福州：福建科学技术出版社，2017.

[13] 贺大林，贺红旗 . 男性泌尿生殖系统肿瘤学 [M]. 西安：陕西科学技术出版社，2019.

[14] 王国民 . 泌尿及生殖系统恶性肿瘤 120 问 [M]. 上海：复旦大学出版社，2016.

[15] 袁耀萼，等 . 女性生殖系统恶性肿瘤 [M]. 上海：上海科学技术文献出版社，2018.

[16] 孙定祥 . 女性生殖系统恶性肿瘤 [M]. 长沙：湖南科学技术出版社，2018.

[17] 宋建国，等 . 泌尿及男性生殖系统恶性肿瘤：现代非手术治疗 [M]. 北京：科技文献出版社，2018.